传染病预防控制

主　编　陈恩富　冯录召

副主编　俞　敏　龚震宇　林君芬　沈　清

人民卫生出版社

·北京·

图书在版编目（CIP）数据

传染病预防控制 / 陈恩富，冯录召主编. —北京：
人民卫生出版社，2024.3（2024.12重印）
ISBN 978-7-117-36093-7

Ⅰ.①传…　Ⅱ.①陈…②冯…　Ⅲ.①传染病防治
Ⅳ.①R183

中国国家版本馆 CIP 数据核字（2024）第 049154 号

人卫智网	www.ipmph.com	医学教育、学术、考试、健康， 购书智慧智能综合服务平台
人卫官网	www.pmph.com	人卫官方资讯发布平台

传染病预防控制

Chuanranbing Yufang Kongzhi

主　　编：陈恩富　冯录召
出版发行：人民卫生出版社（中继线 010-59780011）
地　　址：北京市朝阳区潘家园南里 19 号
邮　　编：100021
E - mail：pmph @ pmph.com
购书热线：010-59787592　010-59787584　010-65264830
印　　刷：北京建宏印刷有限公司
经　　销：新华书店
开　　本：787 × 1092　1/16　　印张：17
字　　数：424 千字
版　　次：2024 年 3 月第 1 版
印　　次：2024 年 12 月第 3 次印刷
标准书号：ISBN 978-7-117-36093-7
定　　价：82.00 元

打击盗版举报电话：**010-59787491**　E-mail：WQ @ pmph.com
质量问题联系电话：**010-59787234**　E-mail：zhiliang @ pmph.com
数字融合服务电话：**4001118166**　E-mail：zengzhi @ pmph.com

编 者

（以姓氏笔画为序）

王　臻　浙江省疾病预防控制中心
王笑笑　浙江省疾病预防控制中心
王慎玉　浙江省疾病预防控制中心
冯录召　中国医学科学院北京协和医学院
边　俏　浙江省疾病预防控制中心
刘碧瑶　浙江省疾病预防控制中心
孙继民　浙江省疾病预防控制中心
李玉刚　中国医学科学院北京协和医学院
李迎君　杭州医学院
杨仕贵　浙江大学
吴青青　浙江省疾病预防控制中心
何寒青　浙江省疾病预防控制中心
沈　清　杭州医学院
张人杰　浙江省疾病预防控制中心
张必科　中国疾病预防控制中心传染病预防控制所
陆　烨　浙江省疾病预防控制中心
陈　彬　浙江省疾病预防控制中心
陈田木　厦门大学
陈恩富　杭州医学院、浙江省疾病预防控制中心
陈深侠　浙江省诸暨市疾病预防控制中心
林君芬　浙江省疾病预防控制中心
周　标　浙江省疾病预防控制中心
俞　敏　杭州医学院、浙江省疾病预防控制中心
柴程良　浙江省疾病预防控制中心
钱　捷　中国医学科学院北京协和医学院
凌　锋　浙江省疾病预防控制中心
龚震宇　杭州医学院、浙江省疾病预防控制中心
蔡　剑　浙江省疾病预防控制中心
潘金仁　浙江省疾病预防控制中心

学术秘书

王笑笑　浙江省疾病预防控制中心
吴瑜燕　杭州医学院、浙江省疾病预防控制中心

序　一

在人类发展史上，传染病流行不仅是影响人类身体健康的重大问题，同时还直接影响社会经济发展甚至改变人类社会发展进程。近 40 年来，全球新发突发传染病更是层出不穷，给传染病防控带来了巨大挑战，引起世界各国的高度关注，尤其是 2019 年新型冠状病毒感染的全球大流行，其造成的超额死亡等疾病负担和公共卫生影响前所未有。全球防疫历程极不平凡，凸显了公共卫生体系重塑的重要性，以及公共卫生等专业人才和防治结合复合型人才培养的紧迫性。同时，挑战往往也蕴含着机遇，新发突发传染病频发也促进了传染病预防控制技术的大力发展。经过严重急性呼吸综合征（SARS）、人感染禽流感、甲型 H1N1 流感、中东呼吸综合征、寨卡病毒病、新冠病毒感染大流行等的历练，传染病预防控制技术的发展也迈上了一个新台阶。

在这样的形势下，我对《传染病预防控制》一书的面世深感欣慰。本书是建立传染病学和流行病学、传染病预防控制理论和实践之间的桥梁，为群医学及公共卫生等专业人才的培养以及传染病防控的教学探索了新途径。同时，这也是一本"接地气"的教材。无论是总论章节，还是具体的传染病防控章节，都将理论和实践相结合，还针对传染病疫情的防控特点，设置专门章节阐述现场流行病学等内容，具有很强的实用性、针对性和可操作性。本书既可作为高校预防医学、基础医学及临床医学等专业本科教材，也可作为群医学及公共卫生相关专业研究生教材，同时又可作为疾病预防控制机构新上岗人员的培训书籍。本书紧跟前沿，不仅有重点病种的防制前沿技术，还纳入了传染病传播动力学等近年来发展迅速的前沿内容，可作为各级传染病防制人员的继续教育培训用书和专业参考书。

此外，本书也充满"挑战"。首先，传染病预防控制依托的学科丰富，外延广泛，既有流行病学、传染病学、微生物学、卫生统计学、群医学、疫苗学等医学相关学科，还涉及社会学、法律等非医学学科，有很强的综合性、应用性和实践性；其次，传染病病种繁多，各有特点，如何让读者通过本书形成清晰的脉络，并举一反三，通过具有代表性的传染病去掌握一类疾病的防制特点和技术，这对编者是一个很大的考验。我十分欣喜地看到，我国从事传染病预防控制一线工作者和研究者，勇担重任，与北京协和医学院、杭州医学院的研究者合作，凭借丰富的传染病防控实践经验、扎实的群医学及公共卫生理论基础、严谨的专业态度和满腔的干事热情，经过两年的悉心工作，交出了满意的答卷，促成了本书的顺利面世。我国近年来的传染病预防控制工作成效显著，尤其是在以新冠病毒感染疫情为代表的新发、突发传染病应对中取得了决定性胜利，保护了人民群众生命安全和身体健康，在全球公共卫生领域留下了浓墨重彩的一笔。

相信本书的出版，不仅将推动高等院校群医学及公共卫生等专业人才的培养，也将助力我国传染病预防控制工作的进一步发展。

杨维中

2023 年 11 月

序 二

　　传染性疾病是全球公共健康和经济稳定的重大风险和挑战，尤其是新发传染病，在全球化背景下，其防控形势更为严峻。随着我国社会经济高速发展，传染病的危险因素愈加复杂，对传染病防控能力的要求也越来越高。作为传染病预防与控制主力军，高素质的公共卫生专业人才需求巨大。我国当前的公共卫生人才培养模式在传染病防控能力方面存在严重不足，由于现有教学课程中实践教学环节弱化，传染病教学体系与真实世界中的传染病防控实践存在较大差异，病因诊断、隔离观察、环境消毒处理和保护易感人群等关键环节的应急处置能力亟待加强。

　　医学教育是卫生健康事业发展的重要基石，传染病预防控制是医学教育的重要组成部分。基于传染病防控体系建设和人才队伍培养的现实需求，北京协和医学院协同浙江省疾病预防控制中心、杭州医学院等公共卫生专业机构和高校，组织传染病预防控制领域理论扎实和实战经验丰富的权威专家，编写了这部时下急需的专著。本书全面系统地介绍了传染病监测预警、隔离治疗、消毒防护、疫苗接种、健康宣教等核心内容，具有两大鲜明特色：一是整合了流行病学、传染病学、免疫学、现场流行病学、卫生应急学、公共卫生监测、卫生检疫、风险评估等传染病防控相关学科的知识和技术，并将其理论化和体系化；二是新增了传染病预防控制实践案例，可使读者较为清晰地认识传染病的预防控制和现场处置实践。

　　本书以公共卫生与预防医学专业的学生及从业者为主要教学培训对象，整合跨学科多领域的知识体系，以传染病预防控制实践能力培养为核心，注重实操、实践和创新能力的培养。因此，本书不仅是医学院校学生和传染病预防控制工作者的实用工具书，更充实了医疗卫生人才培养体系中传染病预防控制相关理论及知识，将有助于提升我国传染病综合防控能力和突发公共卫生事件应急处置水平，对国家公共卫生体系现代化建设和国家卫生健康高质量发展具有重要意义。

曹务春

2023 年 11 月

前　言

当前，传染病尤其是新发传染病日益危害人类身体健康，甚至引起如新冠病毒感染的世界大流行，对人类社会和经济发展造成不可估量的重大损失，传染病仍然是全球重要的健康和公共卫生安全问题。目前国内预防医学专业教学中，《感染病学》作为主要传授发病机制、临床诊断与治疗和简要的预防控制知识，《流行病学》主要讲授流行病学原理与方法，侧重方法学的教学，其中传染病预防控制的有关内容分散在教材的相关章节中介绍，因此预防医学专业毕业生从事传染病预防控制工作，其专业相关知识和技术分别在《流行病学》和《感染病学》教材中获得，显得零散，整体性和系统性不足，给新入职传染病预防控制领域人员造成专业上的困惑，本书的编写力求弥补一些此方面的缺陷。

本书主要在《感染病学》和《流行病学》的基础上，结合现场流行病学的原理和方法，着重介绍传染病预防控制的相关概念、传染病传播动力学以加强读者对传染病流行传播规律的理解；通过对传染病监测预警、现场流行病学调查、预防控制和应急处置等防控环节介绍，使读者掌握传染病预防控制和应急处置流程方法；并对疫苗与免疫预防、消毒和个人防护、传染病相关生物安全等主要防控技术措施进行阐述，力求完整介绍传染病预防控制的原理、技术方法和实践应用。书中还选择了人兽共患病等六类传染病分章介绍，每类传染病选择一种代表性的病种如鼠疫、流感等，重点介绍其疫情特点、监测与防控内容，并对同类传染病的流行特点和防控要点进行拓展，使读者对种类繁多的传染病有概况性认识，便于举一反三。

"传染病预防控制"课程在杭州医学院预防医学本科专业课教学中进行了探索，是预防医学本科专业教学科目改革的一次尝试，将"流行病学"教学中有关传染病流行病学等传染病防控相关内容，补充完善和系统化整合到"传染病预防控制"教学中，使预防医学专业学生更加系统地掌握传染病预防控制的原理、方法和技术措施，了解传染病类突发公共卫生事件的现场处置和重点传染病的监测防控要点，教学设计共 48 个学时，学生反映良好。教学力求使预防医学专业毕业生能够更快地适应传染病预防控制岗位工作，与当前传染病预防控制的实践相契合。

本书也可作为传染病预防控制专业人员的参考书和新入职传染病预防控制工作人员的岗位培训用书。

由于本书编者大多在传染病预防控制机构工作或工作后参与公共卫生教育，虽具有丰富的传染病防控现场工作经验，但限于理论知识水平和教学经验的浅薄，课程教学也在尝试中，出书有抛砖引玉之意，书中难免有许多不当之处，敬请各位专家和读者指正。

陈恩富　冯录召

2023 年 11 月

目　　录

第一章　绪论 ·· 1

第一节　传染病预防控制基本概念 ··········· 1
一、基本概念 ··· 1
二、传播过程与流行因素 ······················ 2
三、理论与技术架构 ······························ 4
第二节　传染病流行史与新发传染病 ······ 6
一、传染病流行史 ··································· 6
二、微生物发现和疫苗、抗生素发明 ····· 8
三、抗疫历程与成就 ······························ 8
四、新发传染病挑战与应对策略 ··········· 11
第三节　传染病预防控制原则 ················· 13
一、原则与目标 ······································ 13
二、法律法规和技术规范 ······················ 15
三、预防控制策略 ··································· 15
四、预防控制措施 ··································· 16
第四节　全球传染病防控进展 ················· 18
一、欧洲 ·· 18
二、美国 ·· 19
三、日本 ·· 20
四、中国 ·· 22

第二章　传染病传播动力学 ··············· 24

第一节　传播动力学 ······························· 24
一、传播动力学概念 ······························ 24
二、发展简史 ··· 24
三、传播能力量化指标 ·························· 25
四、传播能力指标测算 ·························· 26
第二节　常见传播动力学模型 ················· 27
一、常见传播动力学模型 ······················ 27
二、传播动力学模型特点 ······················ 28
三、传播动力学模型应用 ······················ 28

第三节　传播动力学模型构建 ································· 29
　一、模型构建思路 ······································· 29
　二、常用模型框架简介 ··································· 32
　三、常用模型的传播能力计算公式 ························· 35
第四节　传播动力学模型应用实例 ························· 35
　一、实例场景 ··· 35
　二、模型构建和应用 ····································· 36

第三章　传染病监测与预测预警 **40**
第一节　传染病监测 ····································· 40
　一、概念 ··· 40
　二、发展历程 ··· 41
　三、内容与形式 ······································· 44
　四、展望 ··· 45
第二节　传染病监测数据分析 ····························· 46
　一、数据类型 ··· 46
　二、数据采集 ··· 46
　三、数据分析过程 ····································· 47
　四、数据分析方法 ····································· 48
　五、数据展示 ··· 52
　六、注意事项 ··· 57
第三节　传染病预测预警 ································· 58
　一、概念 ··· 58
　二、常用模型与方法 ··································· 59
　三、多点触发预警 ····································· 62
　四、应用实例 ··· 62
第四节　传染病风险评估 ································· 63
　一、概述 ··· 63
　二、方法 ··· 65
　三、适用情形 ··· 66
　四、步骤 ··· 66
　五、评估报告 ··· 68

第四章　传染病现场流行病学调查 **70**
第一节　现场调查概述 ··································· 70
　一、目的 ··· 70
　二、特点 ··· 70
　三、调查启动 ··· 71
　四、调查类型 ··· 71

第二节　传染病个案调查 …………………………………………………… 72
　　一、方法 ……………………………………………………………… 72
　　二、内容 ……………………………………………………………… 73
　　三、步骤 ……………………………………………………………… 75
　　四、难点和不足 ……………………………………………………… 76
第三节　暴发调查 …………………………………………………………… 76
　　一、暴发调查的组织管理 …………………………………………… 76
　　二、暴发调查步骤 …………………………………………………… 77
第四节　传染病现场调查表格的设计 ……………………………………… 85
　　一、设计原则 ………………………………………………………… 85
　　二、调查表基本结构 ………………………………………………… 85
第五节　现场调查报告撰写 ………………………………………………… 86
　　一、现场调查报告作用 ……………………………………………… 86
　　二、撰写原则 ………………………………………………………… 87
　　三、个案调查报告撰写 ……………………………………………… 87
　　四、暴发调查报告撰写 ……………………………………………… 88
　　五、其他报告撰写 …………………………………………………… 90
　　六、报告注意事项 …………………………………………………… 91

第五章　预防控制措施 ………………………………………………… 92
第一节　疫点疫区管理 ……………………………………………………… 92
　　一、概念 ……………………………………………………………… 92
　　二、管理 ……………………………………………………………… 92
第二节　传染源管理 ………………………………………………………… 93
　　一、传染源管理 ……………………………………………………… 93
　　二、风险人群管理 …………………………………………………… 94
第三节　卫生学措施和健康教育 …………………………………………… 94
　　一、卫生学措施 ……………………………………………………… 95
　　二、健康教育与健康促进 …………………………………………… 95
第四节　消毒 ………………………………………………………………… 96
　　一、概述 ……………………………………………………………… 96
　　二、常用方法 ………………………………………………………… 96
　　三、常用消毒剂和消毒器械 ………………………………………… 97
　　四、现场消毒要求 …………………………………………………… 98
第五节　病媒生物防制 ……………………………………………………… 99
　　一、概述 ……………………………………………………………… 99
　　二、病媒生物综合防制 ……………………………………………… 100
第六节　个人防护 …………………………………………………………… 102
　　一、个人防护用品的使用原则 ……………………………………… 102

二、个人防护用品及穿脱程序 ································· 102
三、安全防护要求 ··· 106
第七节 药物预防 ··· 106
一、疫苗接种 ··· 106
二、预防用药 ··· 107

第六章 疫苗与免疫预防 108

第一节 疫苗 ·· 108
一、定义 ··· 108
二、发展简史 ··· 108
三、种类 ··· 110
四、研发 ··· 113
五、应用和挑战 ··· 114
第二节 免疫预防 ··· 115
一、免疫机制 ··· 115
二、免疫规划 ··· 117
三、预防接种 ··· 121
第三节 免疫策略 ··· 121
一、常规免疫 ··· 121
二、补充免疫 ··· 122
三、其他免疫策略 ··· 122
四、免疫程序 ··· 123
第四节 免疫评价 ··· 126
一、安全性评价 ··· 126
二、有效性评价 ··· 126
三、卫生经济学评价 ·· 127

第七章 传染病与生物安全 130

第一节 生物安全概述 ··· 130
一、概念 ··· 130
二、发展史 ··· 133
三、生物安全事件特点 ··· 134
第二节 病原微生物生物安全 ··· 135
一、现场处置生物安全 ··· 135
二、采样与运输生物安全 ··· 136
三、菌(毒)种与感染性生物样本保存和处置 ···················· 136
四、实验室检测生物安全 ··· 137
第三节 病原微生物实验室生物安全 ··································· 137
一、生物安全实验室分类 ··· 137

二、管理要点 ··· 138
第四节　生物安全管理 ······································· 140
一、概念 ··· 140
二、对象和要求 ··· 141
三、法律法规依据 ··· 141
四、现状 ··· 142
五、发展趋势 ··· 144

第八章　突发公共卫生事件应急管理 ··········· 146
第一节　概述 ·· 146
一、概念 ··· 146
二、分级分类 ··· 147
三、突发公共卫生事件的特征 ······························ 147
四、突发公共卫生事件应急管理 ··························· 148
第二节　应急预案 ·· 149
一、预案编制 ··· 149
二、应急演练 ··· 151
第三节　应急处置 ·· 153
一、应急组织体系运行 ·· 153
二、信息报告 ··· 154
三、监测预警 ··· 155
四、调查处置 ··· 157
第四节　风险沟通 ·· 158
一、风险沟通的概念 ··· 158
二、风险沟通的目的和作用 ·································· 159
三、风险沟通的原则 ··· 159
四、工作方案制定 ··· 160
五、风险沟通实施 ··· 160
六、效果评价 ··· 163

第九章　鼠疫与人兽共患病 ························· 164
第一节　概述 ·· 164
一、概念 ··· 164
二、疾病负担 ··· 164
三、流行因素 ··· 167
第二节　鼠疫监测 ·· 168
一、人间鼠疫监测 ··· 168
二、动物鼠疫监测 ··· 168
第三节　我国鼠疫防控历程 ································ 169

一、人间鼠疫控制阶段 ·· 169

二、灭鼠拔源阶段 ·· 169

三、分类控制阶段 ·· 170

第四节 鼠疫应急处置 ·· 170

一、处置原则 ·· 170

二、步骤和方法 ·· 171

三、疫区处置程序 ·· 171

第五节 其他人兽共患病防控要点 ··· 174

一、布鲁氏菌病 ·· 174

二、狂犬病 ·· 174

三、肾综合征出血热 ·· 175

四、钩端螺旋体病 ·· 175

第十章 霍乱与肠道传染病 ·· 177

第一节 概述 ··· 177

一、概念 ·· 177

二、疾病负担 ·· 177

三、流行因素 ·· 179

第二节 霍乱监测 ··· 180

一、病例监测 ·· 180

二、暴发监测 ·· 180

三、危险因素监测 ·· 181

第三节 霍乱预防控制 ·· 181

一、策略 ·· 181

二、原则 ·· 181

三、措施 ·· 182

第四节 霍乱应急处置 ·· 183

一、疫点疫区划定 ·· 183

二、疫点处理 ·· 184

三、疫区处理 ·· 184

四、阳性水体管理 ·· 185

五、应急接种 ·· 185

第五节 其他肠道传染病防控要点 ··· 185

一、细菌性痢疾 ·· 185

二、伤寒、副伤寒 ·· 186

三、诺如病毒感染性腹泻 ·· 186

四、手足口病 ·· 186

五、轮状病毒感染 ·· 186

第十一章　艾滋病与性传播疾病 ································· **188**

第一节　概述 ···································· 188
一、流行情况 ······························· 188
二、检测发现 ······························· 189
三、临床治疗 ······························· 190
四、预防措施 ······························· 190
五、面临挑战 ······························· 191

第二节　艾滋病监测 ···························· 191
一、艾滋病哨点监测 ························· 192
二、艾滋病分子网络监测 ····················· 192

第三节　艾滋病防治 ···························· 193
一、检测发现 ······························· 194
二、感染者治疗管理 ························· 195
三、异性性传播高危人群干预 ················· 196
四、男男性行为人群干预 ····················· 197
五、暴露前后预防 ··························· 198

第四节　职业暴露应急处置 ····················· 200
一、处置程序 ······························· 200
二、暴露后感染调查 ························· 201
三、暴露事件报告 ··························· 201
四、暴露后预防用药 ························· 201
五、暴露后心理疏导和干预 ··················· 202

第五节　其他性传播疾病预防控制要点 ··········· 202
一、梅毒 ··································· 202
二、淋病 ··································· 203
三、生殖道衣原体感染 ······················· 204
四、滴虫病 ································· 204
五、生殖器疱疹病毒感染 ····················· 204
六、人乳头瘤病毒感染 ······················· 205

第十二章　流行性感冒与呼吸道传染病 ··············· **206**

第一节　概述 ···································· 206
一、概念 ··································· 206
二、流行概况与疾病负担 ····················· 207

第二节　流行性感冒监测与防控 ················· 210
一、监测 ··································· 210
二、防控策略和措施 ························· 213
三、暴发疫情处置 ··························· 214

第三节　其他呼吸道传染病预防控制要点 ········· 216

一、人感染动物（禽）源性流感 ┈┈┈┈┈┈┈┈┈┈┈┈┈┈┈┈┈┈ 216

二、新型冠状病毒感染 ┈┈┈┈┈┈┈┈┈┈┈┈┈┈┈┈┈┈┈┈┈┈┈ 218

三、肺结核 ┈┈┈┈┈┈┈┈┈┈┈┈┈┈┈┈┈┈┈┈┈┈┈┈┈┈┈┈┈┈┈ 220

第十三章　登革热与虫媒传染病 ┈┈┈┈┈┈┈┈┈┈┈┈┈┈┈┈┈┈ 223

第一节　概述 ┈┈┈┈┈┈┈┈┈┈┈┈┈┈┈┈┈┈┈┈┈┈┈┈┈┈┈┈ 223

一、概念 ┈┈┈┈┈┈┈┈┈┈┈┈┈┈┈┈┈┈┈┈┈┈┈┈┈┈┈┈┈┈┈ 223

二、疾病负担 ┈┈┈┈┈┈┈┈┈┈┈┈┈┈┈┈┈┈┈┈┈┈┈┈┈┈┈┈┈ 224

三、流行因素 ┈┈┈┈┈┈┈┈┈┈┈┈┈┈┈┈┈┈┈┈┈┈┈┈┈┈┈┈┈ 226

第二节　登革热监测 ┈┈┈┈┈┈┈┈┈┈┈┈┈┈┈┈┈┈┈┈┈┈┈┈┈┈ 227

一、病例监测 ┈┈┈┈┈┈┈┈┈┈┈┈┈┈┈┈┈┈┈┈┈┈┈┈┈┈┈┈┈ 227

二、媒介伊蚊监测 ┈┈┈┈┈┈┈┈┈┈┈┈┈┈┈┈┈┈┈┈┈┈┈┈┈┈┈ 228

第三节　登革热预防控制 ┈┈┈┈┈┈┈┈┈┈┈┈┈┈┈┈┈┈┈┈┈┈┈ 230

一、策略 ┈┈┈┈┈┈┈┈┈┈┈┈┈┈┈┈┈┈┈┈┈┈┈┈┈┈┈┈┈┈┈ 230

二、措施 ┈┈┈┈┈┈┈┈┈┈┈┈┈┈┈┈┈┈┈┈┈┈┈┈┈┈┈┈┈┈┈ 230

第四节　登革热疫情应急处置 ┈┈┈┈┈┈┈┈┈┈┈┈┈┈┈┈┈┈┈┈ 231

一、处置原则 ┈┈┈┈┈┈┈┈┈┈┈┈┈┈┈┈┈┈┈┈┈┈┈┈┈┈┈┈┈ 231

二、处置步骤 ┈┈┈┈┈┈┈┈┈┈┈┈┈┈┈┈┈┈┈┈┈┈┈┈┈┈┈┈┈ 231

第五节　其他蚊媒传染病预防控制要点 ┈┈┈┈┈┈┈┈┈┈┈┈┈┈ 234

一、加强疾病监测，评估发病风险 ┈┈┈┈┈┈┈┈┈┈┈┈┈┈┈┈┈ 234

二、加强病例管理，降低传播风险 ┈┈┈┈┈┈┈┈┈┈┈┈┈┈┈┈┈ 234

三、加强检测能力建设，提高实验室诊断率 ┈┈┈┈┈┈┈┈┈┈┈ 234

四、做好聚集性疫情处置，及时控制疫情 ┈┈┈┈┈┈┈┈┈┈┈┈┈ 234

五、做好媒介控制工作，降低传播媒介密度 ┈┈┈┈┈┈┈┈┈┈┈ 234

六、做好公众健康教育，提高防病知识水平 ┈┈┈┈┈┈┈┈┈┈┈ 235

第十四章　病毒性肝炎 ┈┈┈┈┈┈┈┈┈┈┈┈┈┈┈┈┈┈┈┈┈┈┈┈ 236

第一节　概述 ┈┈┈┈┈┈┈┈┈┈┈┈┈┈┈┈┈┈┈┈┈┈┈┈┈┈┈┈ 236

一、概念 ┈┈┈┈┈┈┈┈┈┈┈┈┈┈┈┈┈┈┈┈┈┈┈┈┈┈┈┈┈┈┈ 236

二、流行概况 ┈┈┈┈┈┈┈┈┈┈┈┈┈┈┈┈┈┈┈┈┈┈┈┈┈┈┈┈┈ 236

第二节　乙型病毒性肝炎监测 ┈┈┈┈┈┈┈┈┈┈┈┈┈┈┈┈┈┈┈┈ 239

一、报告原则 ┈┈┈┈┈┈┈┈┈┈┈┈┈┈┈┈┈┈┈┈┈┈┈┈┈┈┈┈┈ 239

二、急性病例监测 ┈┈┈┈┈┈┈┈┈┈┈┈┈┈┈┈┈┈┈┈┈┈┈┈┈┈┈ 239

三、血清流行病学调查 ┈┈┈┈┈┈┈┈┈┈┈┈┈┈┈┈┈┈┈┈┈┈┈┈ 240

第三节　乙型病毒性肝炎预防控制 ┈┈┈┈┈┈┈┈┈┈┈┈┈┈┈┈┈ 243

一、防控策略 ┈┈┈┈┈┈┈┈┈┈┈┈┈┈┈┈┈┈┈┈┈┈┈┈┈┈┈┈┈ 243

二、安全注射与血液筛查 ┈┈┈┈┈┈┈┈┈┈┈┈┈┈┈┈┈┈┈┈┈┈ 244

三、免疫策略 ┈┈┈┈┈┈┈┈┈┈┈┈┈┈┈┈┈┈┈┈┈┈┈┈┈┈┈┈┈ 244

四、疫苗免疫效果 ┈┈┈┈┈┈┈┈┈┈┈┈┈┈┈┈┈┈┈┈┈┈┈┈┈┈┈ 245

第四节　其他病毒性肝炎预防控制要点 ·· 246
一、甲型病毒性肝炎 ··· 247
二、丙型病毒性肝炎 ··· 247
三、丁型病毒性肝炎 ··· 248
四、戊型病毒性肝炎 ··· 248

附录 ··· **250**

附录 1　外科口罩佩戴与摘除方法 ·· 250
附录 2　医用防护口罩佩戴与摘除方法 ·· 250

主要参考文献 ··· **251**

第一章　绪论

【学习要点】

1. 传染病预防控制基本概念,如感染、传染、新发传染病等。
2. 传染病的复杂性和不确定性。
3. 传染病的传播过程与流行因素。
4. 传染病预防控制的技术架构。
5. 传染病预防控制的原则。
6. 传染病防控历程中的主要里程碑事件。

第一节　传染病预防控制基本概念

一、基本概念

感染(infection):是指病原体和机体之间相互作用的过程。感染的病原体可来自宿主体外,也可来自宿主体内。感染不一定具有传染性。

传染(communication):是指病原体在易感个体之间传播的过程。

感染性疾病(infectious disease):是指病原体或其毒性产物在人体导致健康受到损害的各种疾病。感染性疾病包含传染病和非传染性感染性疾病。

传染病(communicable disease,contagious disease):是指可以在易感个体间传播的感染性疾病,有时也与感染性疾病同义使用。

新发传染病(emerging infectious disease,EID):是指人群中新出现的传染病;或发病水平迅速上升或流行区域迅速扩大的已知传染病,后者也被称为再发(re-emerging)传染病。

传染病预防控制,从其学科属性看,是公共卫生与预防医学的一个重要领域,主要研究传染病的发生发展规律、流行病学特征、监测预警技术、预防控制策略和措施;从其实践属性看,主要内容是依照法律法规对传染病及其引起的相关疫情、突发公共卫生事件开展监测预警、调查处置、科学研究等,制定并实施科学可行的预防控制策略和措施,进而有效预防和控制传染病的发生和流行。

传染病预防控制实践的发展经历了从采取简单的公共卫生措施到现代科技手段综合干预的漫长过程。早期的传染病预防控制主要是通过卫生宣传、饮食卫生、生活环境改善、隔离、检疫等公共卫生和社会措施来控制传染病的传播和流行。20世纪初,人们开始使用疫苗和化学药物来预防、治疗和控制传染病;至20世纪中叶,随着生物技术的发展,免疫技术和分子诊断技术的应用不断深入,使得传染病的发现、诊断和预防控制工作更加有针对性;

近年来,大数据、人工智能等信息技术的应用,使得传染病防控工作更加精准和高效。

(一)传染病预防控制工作的内涵

从防控政策看,传染病预防控制需要制定科学可行的预防控制策略,不同传染病要确定防控目标,实施相应措施,使传染病不发生或少发生,降低传染病流行及危害,达到与社会经济相适应的水平。传染病需要依法依规防控,《中华人民共和国传染病防治法》等法律法规为我国传染病防控工作提供了法律依据,实现了有法可依、有章可循。

从防控过程看,传染病防控一般围绕控制传染源、切断传播途径、保护易感人群三个环节,采取综合干预措施。干预措施可分为药物干预和社会干预。药物干预指疫苗预防接种、医疗救治、药物应用等;社会干预又称为非药物干预措施(non-pharmaceutical intervention,NPI)或公共卫生和社会干预措施(public health and social measure,PHSM),包括洗手、戴口罩等个人卫生和防护措施,以及病例隔离和管控、密切接触者医学观察、限制或取消人员流动、关闭学校、取消集会等措施。此外,传染病防控工作是综合社会行动,具有很强的社会属性,其涉及环节包括但不限于社会动员、健康教育与健康促进、风险沟通与危机管理等。

(二)传染病预防控制的学科基础及外延

传染病预防控制实践是综合社会行动,主要依据公共卫生与预防医学等相关学科理论基础,涉及医学科学、自然科学、人文社会学科各领域。

传染病预防控制依托的主要学科包括流行病学、感染病学、寄生虫病学、群医学、卫生统计学、疫苗学、病媒生物学、卫生学等内涵上相近的学科。流行病学、群医学、卫生统计学等为传染病预防控制提供了疫情监测、预警、干预和评估的方法学基础。感染病学和寄生虫病学的知识和原理为传染病预防控制提供了专业依据和感染者的临床管理,传染病预防控制是感染病学和寄生虫病学在预防方面的拓展,传染病诊治又是传染病预防控制的重要环节。疫苗学为传染病免疫预防的具体实施手段提供知识和技术基础。病媒生物学为虫媒传染病防控提供技术支撑。卫生学如食品卫生学、环境卫生学为研究传染病的风险因素和卫生防控技术提供帮助。

传染病预防控制外延相邻学科主要包括临床医学、病原生物学、兽医学等。传染病预防控制需要与临床医学协同,病例的早期识别、诊断与报告,可为及早干预阻止疫情扩散提供重要支持,患者的治疗与管理是传染病控制的重要措施之一;反之,传染病的有效防控也会减轻临床诊疗病患的负担。病原生物学提供病原微生物的相关数据和认识,包括生物学特性、传播途径、致病机制以及病原微生物耐药性等,帮助制定合理的防控策略与措施。兽医学为人兽共患病的防控提供协同。

还有一些与传染病防控相关的外延交叉学科,如社会学与防控措施落实密切相关;心理学影响人类行为习惯、人际与社会关系进而影响预防控制各处置环节;管理学为政策、策略制定和措施优化提供方法模式等。这些学科研究人类的行为模式、决策过程和行为变化的动力学,可以为传染病预防控制提供重要的理论支持,改进干预设计,增强其可行性和有效性。

二、传播过程与流行因素

传染病的发生是病原体和宿主相互作用的结果。病原体由感染的宿主排出,通过一定的传播途径,侵入易感者机体而形成新的感染,并不断在人群中发生、发展和转归的过程称为传染病的传播过程。传播过程的发生需要传染源、传播途径和易感人群三个基本环节。

这三个环节相互依赖、相互联系,若缺少其中任一环节,传播过程即终止。除了这三个环节外,传染病的流行又受自然因素和社会因素的影响。

（一）基本环节

1. **传染源**　是指体内有病原体生长、繁殖,并能排出病原体的人和动物,包括患者、病原携带者和受感染的动物。

（1）患者:患者体内存在大量病原体,有些症状有利于排出病原体,如呼吸道传染病的咳嗽、打喷嚏,消化道传染病的腹泻、呕吐等,因此患者是重要的传染源。有些传染病无病原携带者,患者是唯一的传染源,如麻疹、水痘等。

（2）病原携带者:病原携带者没有明显临床症状,却能将病原体排出体外,包括带菌者、带病毒者和带虫者。在某些传染病中,病原携带者对疾病传播有重要的流行病学意义,如伤寒、细菌性痢疾和新型冠状病毒感染等。

（3）受感染的动物:人类罹患以动物为传染源的疾病称为动物性传染病,又称人兽共患病。以啮齿动物最为常见,其次是家禽家畜。有些动物本身发病,如腺鼠疫、狂犬病、布鲁氏菌病等;有些动物本身不发病,作为病原携带状态,如地方性斑疹伤寒、恙虫病、流行性乙型脑炎等。病原体通常在动物间传播并延续,只有在一定条件下才能传播给人的疾病称为自然疫源性疾病。这类传染病不会引起人传人的现象,如鼠疫、肾综合征出血热、森林脑炎等。动物作为传染源的危害程度,取决于易感者与受感染动物接触的机会和密切程度、受感染动物的种类和数量、是否存在适宜该病传播的条件和人们的生活习惯及卫生知识水平等。

2. **传播途径**　是指病原体从传染源排出后,侵入新的宿主前,在外界环境中经历的全过程。同一种传染病可以有多种传播途径。

（1）呼吸道传播:存在于空气中的飞沫或气溶胶中的病原体,易感者吸入时感染,如流感、麻疹、结核病、新型冠状病毒感染等。

（2）消化道传播:食物、水源或者餐具被病原体污染,易感者于进食时感染,如伤寒、细菌性痢疾和霍乱等。

（3）接触传播:病原体污染水或土壤后,易感者接触时感染,如钩端螺旋体病、血吸虫病和钩虫病等。日常生活的密切接触也有可能感染,如麻疹、白喉、流感等。性接触可传播HIV、HBV、梅毒螺旋体、尖锐湿疣等。

（4）虫媒传播:吸血节肢动物被病原体感染,如人虱、按蚊、鼠蚤、蜱虫等,通过叮咬将病原体传给易感者。

（5）医源性传播:是指在医疗工作中,由于未能严格执行规章制度和操作规范而造成某些传染病的传播,主要分为两类,一是易感者在接受检查或治疗时由污染的器械而导致疾病传播;二是由于输血或输液所使用的生物制品和药品被病原体污染而造成传播。

（6）垂直传播:是指病原体通过某种方式从母体传给子代的过程,或称母婴传播。主要包括经胎盘传播、上行性传播和分娩时传播三种方式。

3. **易感人群**　对某种传染病缺乏特异性免疫力的人称为易感者。人群作为一个整体对传染病的易感程度称为人群易感性,取决于易感人群在总人口中所占的比例。人群易感性的高低与传染病的流行密切相关。如果免疫人口增加,由于具有免疫力的人不仅免于发病,而且对易感者起到保护作用,则传染病的发病率将降低。人群易感性升高的主要因素有新生儿增加、易感人口迁入、免疫人口减少、病原体变异等;人群易感性降低的主要因素有预防接种、传染病流行、隐性感染等。

（二）流行因素

传染病在人群中的传播过程依赖于传染源、传播途径和易感人群三个基本环节，当其中任何一个环节变化时，都会影响其传播。传染病的流行强度受到自然因素和社会因素的影响和制约，尤其是社会因素。

1. 自然因素 自然因素包括气候、气象、地理、土壤、动植物等因素。其中以气候与地理因素尤为重要。

自然因素可直接作用于传染源，对以野生动物为传染源的疾病、虫媒传染病和寄生虫病的影响更大。例如疟疾、乙型脑炎的流行常受气温、降雨量和湿度等影响。疟疾病例多在春夏季复发，若蚊密度高，复发病例作为传染源的作用就大。自然因素对传播途径的作用亦大，夏秋季暴雨可引起洪水泛滥，如当地鼠或猪中流行钩端螺旋体病，其尿液可污染水体，当人们接触污染的水体后可导致钩端螺旋体病暴发。自然因素对易感人群也有一定作用，低温干燥环境，流感病毒、新冠病毒、呼吸道合胞病毒等病原体在外环境中存活时间长，人群在室内活动多，接触较为密切，常出现呼吸道传染病的季节性流行高峰。

2. 社会因素 社会因素包括社会制度、生产劳动及居住生活条件、风俗习惯、卫生设施、医疗条件、文化水平、疾病预防控制工作、经济、宗教、社会稳定等人类活动所形成的一切条件。社会因素对疾病流行过程既有促进作用，亦有阻碍作用，社会因素对传染病的流行影响较大。

通常情况下，若有一个安定良好的社会制度，较好的生产环境、生活方式、医疗及居住条件，且人们具有较高的经济、卫生、文化水平，则抑制传染病的流行过程。相反，若社会动荡不安，如遭受灾荒、战争等，则可使人们正常生活条件严重破坏，促进传染病的流行。

三、理论与技术架构

（一）相关学科理论

传染病预防控制相关学科的理论与技术架构涵盖了多个学科和领域，本部分将阐述传染病预防控制主要相关学科的理论。

1. 流行病学 其基本理论包括疫情调查方法、流行病学数据分析、流行病学研究类型等，用于研究疾病在人群中的分布、影响因素和传播方式。

（1）流行病学调查技术：通过问卷调查、病例登记和抽样调查等方法，收集和整理疫情数据、人口特征和暴露因素等信息。

（2）统计学与数学建模：利用统计学和数学模型，对疫情数据进行分析，预测疫情趋势，评估干预措施的效果。

2. 病原学

（1）病原体鉴定技术：包括病原体的分离培养、形态学观察和生物化学检测等方法，用于确定导致传染病的病原体种类和特征。

（2）分子生物学技术：如聚合酶链反应（PCR）、核酸测序和基因组学分析等，用于快速、准确地检测和鉴定病原体。

（3）抗菌药物敏感性测试：用于评估病原体对抗菌药物的敏感性和抗药性，以指导治疗用药选择。

3. 免疫学

（1）免疫反应理论：研究机体免疫系统的结构、功能和免疫反应机制，包括细胞免疫和体液免疫等。

（2）免疫诊断技术：如酶联免疫吸附试验、免疫荧光分析和流式细胞术等，用于检测抗体或抗原，确定感染状态和免疫水平。

（3）疫苗研发技术：包括疫苗的筛选、制备和评估方法，用于研发和生产疫苗，提供主动免疫保护。

4. 卫生工程与环境科学

（1）消毒与灭菌技术：研究和开发高效的消毒剂和灭菌设备，用于对水源、空气和物体表面进行消毒和灭菌处理。

（2）卫生设施与基础设施建设：包括饮水安全、卫生厕所和垃圾处理等基础设施建设，提供良好的环境卫生条件。

（3）环境监测技术：通过环境监测仪器和方法，监测和评估水、空气和土壤等环境中的病原体和污染物。

5. 行为与社会科学

（1）卫生教育与宣传理论：研究健康教育和宣传策略，以促进公众对传染病预防控制的认知、态度和行为改变。

（2）社会行为与卫生行为：研究社会因素和个体行为对传染病传播的影响，设计干预措施以促进健康行为的采纳和持久。

（3）卫生政策与管理：研究卫生政策制定、资源配置和卫生系统管理，以支持传染病预防控制的决策和实施。

综上所述，传染病预防控制相关学科的理论与技术架构涉及流行病学、病原学、免疫学、卫生工程与环境科学以及行为与社会科学等学科领域。通过综合应用这些理论和技术，可以制定科学有效的传染病预防控制策略，减少疾病的传播和对人群健康的威胁。

（二）技术架构

传染病预防控制涉及的学科较广，其防控技术架构包括监测与数据收集、流行病学调查分析、建模与预测、诊断与治疗、防控技术与管理策略、健康教育与媒体沟通等。这些技术的应用和集成有助于实时监测疫情、预测疫情发展、准确诊断和治疗病例、制定科学有效的防控策略，并提高公众参与和协作的能力，从而有效应对传染病的挑战。

1. 监测与数据收集

（1）监测数据采集：可设立监测系统采集数据，利用移动应用、在线调查和电子医疗记录等方式，收集疫情相关数据，如感染人数、病例报告和就诊信息。

（2）传感器技术：应用传感器和智能设备，实时监测环境因素（如温度、湿度、空气质量）、个体生理参数（如体温、心率）以及人群行为（如社交接触、移动轨迹）等。

（3）生物监测技术：包括病原体检测方法（如 PCR、快速抗原检测）、抗体检测技术和疫苗接种记录等，用于监测感染状况、免疫水平和疫苗接种情况。

2. 流行病学调查分析

通过现场流行病学调查获取相关数据，应用描述流行病学和分析流行病学技术，对病因进行分析验证，并对防控措施开展效果评价。

3. 传染病建模与预测

（1）统计学与机器学习：利用统计学、人工智能（AI）、机器学习等算法，对疫情数据进行分析和建模,预测疫情走势、评估干预措施效果等。

（2）数学模型:建立传染病传播的数学模型,如传染病动力学模型(如 SIR 模型)、网络传播模型和空间传播模型等,以模拟和预测疫情传播过程。

（3）数据可视化:利用可视化工具和技术,将疫情数据以图表、地图等形式呈现,帮助决策者和公众分析理解疫情情况。

4. 传染病诊断与治疗

（1）检测与诊断技术:病原体培养鉴定,以及包括使用分子生物学技术对传染病病原体快速监测的检测方法和基因测序技术,如 PCR,以提高病原体的早期诊断和鉴定准确性。

（2）药物研发:通过药物筛选,开发和生产有效的药物,以治疗传染病,减少传播机会。

（3）远程医疗与健康监测:通过远程医疗技术,实现医生与患者之间的远程诊断和治疗,以及远程健康监测和随访。

5. 防控技术和策略管理

（1）药物和非药物预防控制技术:包括隔离、检疫、疫点疫区管理、消毒、杀虫、个人防护和社交距离、药物和疫苗免疫预防等措施预防控制传染病。

（2）应急响应技术:制定传染病防控重大疫情应急预案,根据监测和预警系统的报告,启动应急响应,及时处置传染病类突发公共卫生事件。

（3）卫生保健设施改善:改进医院和卫生保健的基础设施和环境卫生,有助于防止院内感染。

（4）传染病预防与控制策略:基于流行病学监测调查数据分析,根据防控目标,制定和优化与防控目标相对应的传染病预防和控制策略等。

（5）卫生政策:制定卫生政策和法律法规,建立有效的监测、防控与响应机制,通过科学管理和卫生资源配置,依法、规范、有序防控,以应对传染病威胁。

6. 健康教育与宣传技术　利用传媒、社交媒体和在线平台等渠道,开展健康教育和宣传,提高公众对传染病防控知识的认知和行为改变,提升其参与传染病防控的积极态度。

传染病防控所需要或依赖的技术还涉及很多,这些技术可以单独或结合使用,共同服务于传染病的预防和控制,减少疾病的传播与影响,维护公众健康。

第二节　传染病流行史与新发传染病

一、传染病流行史

全球传染病流行史悠久而复杂,各种传染病以不同形式影响着人类健康。历史上最致命的传染病之一是黑死病,发生在 14 世纪中期并导致数百万人死亡。此后,天花、霍乱等多种传染病在欧洲、亚洲、非洲等地流行。20 世纪以来,流行性感冒、艾滋病和埃博拉病毒病等古老和新发传染病威胁全球人类健康。预防控制和治疗策略不断发展,如疫苗接种、隔离措施、治疗药物等,大大降低了多种传染病的发病率和死亡率。然而,现代社会频繁快速的人口移动和交流往来也加剧了传染病的传播,尤其是新发传染病的全球暴发。本节以几种重要传染病的首次大流行发生时间为顺序梳理全球传染病流行史。

（一）鼠疫

鼠疫(plague)首次被记录暴发于 6 世纪中期的拜占庭帝国,被称为贾斯汀尼安鼠疫,可能促成了拜占庭帝国的衰落。14 世纪中期的黑死病是历史上最致命的流行病之一，欧洲 30%～60% 的人口死亡。根据世界卫生组织（WHO）的数据，2010—2015 年全球报告了 3 248 例鼠疫病例。鼠疫虽然现在已经有了有效的治疗方法，但仍然是全球某些地区的公共卫生威胁，WHO 在《国际卫生条例》中将鼠疫规定为必须实施国境卫生检疫的国际检疫传染病之一，在我国属于法定报告的甲类传染病。

（二）流行性感冒

流行性感冒（influenza，简称流感）于 1580 年首次在欧洲被发现，但直到 20 世纪该疾病才被正式确认并研发出有效的治疗方法。1918—1919 年的 H1N1 亚型流感是历史上最致命的大流行病之一，据估计全球有 5 000 万人死亡。有两次流感大流行首先在中国被发现，即 1957—1958 年 H2N2 亚型大流行和 1968—1969 年 H3N2 亚型大流行。

流感病毒按其核心蛋白和基质蛋白分为四个型别：甲型（A 型）、乙型（B 型）、丙型（C 型）和丁型（D 型）。人类甲型和乙型流感病毒在全球各个国家都会导致季节性流行。如果出现新亚型或抗原性明显不同的甲型流感病毒，并且可在人与人之间持续传播，则会引发流感大流行。流感仍然是全球严重的公共卫生问题之一。

（三）肺结核

肺结核被认为起源于 7 万年前的非洲。第一次肺结核大流行始于 17 世纪，持续到 19 世纪，与贫困和过度拥挤有关。第二次肺结核大流行始于 20 世纪初，比第一次大流行范围更广，影响了发达国家和发展中国家，与工业化和城市化有关。根据 WHO 的数据，肺结核是全球前 10 大死因之一。2019 年，全球估计有 1 000 万例肺结核病例并有 140 万人死于该病。虽然现在已经有可治疗肺结核的方法，但耐药菌株的出现使治疗变得更加困难。对肺结核的控制工作正在进行中，希望通过全球共同努力在 2030 年终结结核病。

（四）霍乱

霍乱（cholera）第一次大流行始于 1817 年的恒河三角洲，并迅速传播到印度、东南亚、中东、非洲、欧洲、北美等地。自此之后，一共发生了七次霍乱大流行。最后一次霍乱大流行发生在 1961 年，从印度尼西亚迅速传播到亚洲、非洲、欧洲和北美。广义上，第七次大流行至今仍在继续。虽然现在有了有效的治疗方法，但霍乱在全球许多地区，特别是卫生条件较差、缺乏清洁水源的资源有限地区仍然是公共卫生威胁。WHO 在《国际卫生条例》中将霍乱规定为必须实施国境卫生检疫的国际检疫传染病之一。

（五）疟疾

疟疾（malaria）第一次流行发生于 19 世纪，在城市地区普遍存在；第二次大流行始于 20 世纪初，比第一次更广泛，与殖民主义以及人员和物资跨境移动有关。近年来，疟疾控制得到了重新关注，特别是在疟疾最为流行的撒哈拉以南非洲地区。疟疾仍然是一个严重的全球性公共卫生问题，WHO 设定了在 2030 年将疟疾病例和死亡人数减少 90% 的目标，并制定了称为"全球疟疾技术战略"的措施，帮助缓解疟疾疫情对全球造成的影响。

（六）登革热

登革热（dengue fever）最初被认为是对军事方面有重要意义的疾病，因为其影响了驻扎在热带地区的士兵。登革热的第一次大流行发生于 19 世纪末和 20 世纪初，数百万人深受影响；第二次大流行病始于 20 世纪中期，比第一次流行范围更广泛，影响了数亿人，与城市化和热带地区城市的增长有关。WHO 曾设定了在 2020 年将登革热病例和死亡人数减少 50% 的目标，并制定了"预防和控制登革热全球战略"。登革热病毒的复杂性和传播该疾病的蚊子种群的多样性使得控制工作具有挑战性。控制登革热的努力正在进行中,希望在未来几年显著减少全球登革热的流行。

（七）艾滋病

艾滋病,即获得性免疫缺陷综合征（acquired immunodeficiency syndrome, AIDS）是一种危害性极大的传染病。20世纪80年代初,美国发现首个AIDS病例。该疾病最初与同性恋男性和静脉注射药物使用者有关。1983年,确定了人类免疫缺陷病毒（HIV）为AIDS病原体,并发现该病毒通过性接触、输血和共用针具传播。AIDS自20世纪80—90年代起在全球范围内传播,与全球化、城市化和人口跨境移动等因素有关。AIDS在撒哈拉以南的非洲地区尤为普遍。由于对AIDS缺乏认识和教育,以及对HIV感染者的污名和歧视,促进了艾滋病的全球传播。联合国艾滋病规划署已设定了在2030年终结艾滋病疫情的目标,策略包括加强HIV检测和治疗的覆盖率,减少对HIV感染者的污名和歧视,以及加强新的HIV治疗和疫苗研究和开发等措施。

（八）新型冠状病毒感染

新型冠状病毒感染（corona virus disease 2019, COVID-19）于2019年12月底首次被发现;2020年3月,COVID-19被WHO认为构成全球性大流行;2023年5月,WHO宣布COVID-19不再构成"国际关注的突发公共卫生事件"。虽然现在已有针对COVID-19有效的治疗方法和疫苗,但在许多地区,特别是低收入国家和中等收入国家,获得这些治疗方法的机会仍然有限。目前全球依旧在采取措施控制疫情的扩散。

二、微生物发现和疫苗、抗生素发明

微生物的发现和疫苗的发明对人类健康产生了深远的影响。

1665年,英国科学家罗伯特·胡克（Robert Hooke）首次利用自制显微镜观察到微生物,标志着人类正式发现微生物的存在。1676年,列文虎克（Antonie van Leeuwenhoek）用自制显微镜观察到了水中的微生物,并称为"动物世界中最小的动物"——微生物,这一发现揭示出生物世界的更加微小的层面,为随后研究微生物与疾病的关系奠定了基础。

1798年,爱德华·詹纳（Edward Jenner）在英国乡村观察到农民患疱疹病时不会感染牛痘,于是提出了接种牛痘可以预防天花的观点,并以实验证明了这一理论。该项发明是疫苗发展史上的里程碑,预防接种成为现代医学的重要措施。1881年,法国细菌学家路易斯·巴斯德（Louis Pasteur）研制出了人类历史上第一个炭疽杆菌疫苗,用于预防炭疽病,这是第一种细菌疫苗的诞生。1928年,英国细菌学家亚历山大·弗莱明（Alexander Fleming）研发出针对细菌的第一种抗生素——盘尼西林,标志着抗生素时代的开始。

1954年,詹姆斯·沃森（James Watson）和弗朗西斯·克里克（Francis Crick）利用X射线衍射研究,揭示了DNA的双螺旋结构,这一发现奠定了分子生物学的基础,有助于更好地理解细菌、病毒等微生物的基因组结构和表达方式,从而深入研究传染病的发生机制。

微生物的发现、疫苗和抗生素的发明等推动了传染病防治工作的发展,为人类赢得了许多防治传染病的胜利。然而,新发传染病还会随时出现,需要时刻保持警醒,不断完善预防措施,有效控制传染病的流行。

三、抗疫历程与成就

人类社会在长期应对瘟疫威胁的过程中,经历了惨重的教训,也积累了宝贵的经验与方法,在一次次的危机中,人类文明得以不断前进。

(一)世界抗疫成就

人类一直与传染病抗争,并在该过程中逐渐建立与完善应对机制(表1-1)。

表1-1 近代世界主要抗疫成就

时间	疾病名称	成就
1796年	天花	发现牛痘疫苗,开创疫苗接种的先河
1955年	脊髓灰质炎	研发脊髓灰质炎灭活病毒疫苗,降低了小儿麻痹症发病率
1963年	麻疹	研发麻疹疫苗,使麻疹发病率大幅下降
1980年	天花	天花病毒被成功消灭,成为人类历史上第一个被消灭的传染病
1982年	乙型病毒性肝炎	研发乙型病毒性肝炎疫苗,降低乙型病毒性肝炎发病率
1994年	脊髓灰质炎	美洲地区消除脊髓灰质炎,成为第一个消除该病的地区
2000年	麻疹	美国消除麻疹病毒传播
2002年	脊髓灰质炎	欧洲地区消除脊髓灰质炎
2006年	宫颈癌	研发出人类乳头瘤病毒疫苗,降低了宫颈癌的发病率
2015年	埃博拉病毒病	利比里亚成功消除埃博拉病毒传播
2016年	脊髓灰质炎	全球99%的脊髓灰质炎病例已被消除
2020年	COVID-19	多国成功研出COVID-19疫苗,助力抗击新冠疫情

1. **疫苗研发与应用是预防传染病的最有效手段之一** 自从18世纪末发现牛痘疫苗以来,人类已成功研发出多种疫苗,如麻疹、脊髓灰质炎、乙肝、流感等疫苗。这些疫苗的广泛应用显著降低了相关传染病的发病率和死亡率。

2. **传染病消除与控制** 通过WHO和各国政府的共同努力,部分传染病已经成功消除或控制。例如,天花已被成功消灭,成为人类历史上第一个被消灭的传染病;全球脊髓灰质炎病例已减少99%;麻疹在美国等地区已成功消除病毒传播。

3. **迅速高效应对新发传染病** 面对新发传染病的挑战,如严重急性呼吸综合征(sever acute respiratory syndrome, SARS)、中东呼吸综合征(middle east respiratory syndrome, MERS)、埃博拉病毒病、COVID-19等,WHO和各国政府采取了积极的防控措施,减缓了疫情的蔓延。特别是在COVID-19疫情中,多国在短时间内成功研发疫苗,为全球抗击疫情提供了有力支持。

4. **公共卫生体系建设** 各国逐步加强公共卫生体系建设,提高传染病防控能力,包括加强疫苗接种、改善卫生条件、提高医疗水平、加强疫情监测和信息共享等方面的工作。

5. **国际合作与援助** WHO、世界银行等国际组织在抗击传染病方面发挥了重要作用,通过资金援助、技术支持、人员培训等方式,帮助发展中国家提高传染病防控能力。此外,各国之间也开展了广泛合作,共同应对传染病的挑战。

综上,世界抗疫成就的取得离不开WHO和各国政府、科研机构、医疗机构的共同努力。在未来,需要继续加强国际合作,提高传染病防控能力,为人类健康事业作出更大贡献。

（二）中国抗疫成就

中华人民共和国成立以来,高度重视传染病防治工作。成立初期,我国开展爱国卫生运动,通过群防群治、突击性预防接种疫苗等方式,集中力量控制了很多危害严重的传染病。1966—1978年,我国初步控制了鼠疫、白喉、血吸虫病、黑热病等传染病。1979—2002年,麻风病、脊髓灰质炎、猩红热等传染病的防控效果显著。截至2023年,我国已经消灭了天花,并陆续消除了脊髓灰质炎、麻风病、丝虫病、新生儿破伤风、致盲性沙眼和疟疾等传染病(表1-2)。通过有效的防控措施,麻疹、狂犬病、血吸虫病、乙型病毒性肝炎、宫颈癌等感染性疾病都有望被消除或被基本消除。

表1-2　近百年中国抗疫成就

时间	疾病名称	主要措施	主要成就
1910—1911年	鼠疫	加强传染源防治、灭鼠、消毒、患者隔离等综合措施	完全控制和治愈东北鼠疫,世界上第一个成功控制鼠疫的案例,对防治鼠疫和传染病有重要启示和示范作用
20世纪50年代	麻风	建立麻风病专病医院	2000年消除麻风病
20世纪50年代	疟疾	实施疟疾防治计划,创新疟疾药物治疗	2021年消除疟疾
20世纪50年代	天花	全国范围内推广天花疫苗接种	1961年消灭天花
20世纪50年代	新生儿破伤风	推行新生儿破伤风免疫计划	2012年消除新生儿破伤风
20世纪50年代	致盲性沙眼	针对沙眼病原体的防治措施	2014年消除致盲性沙眼
1955年	丝虫病	实施丝虫病防治措施,药物治疗为主	2007年消除丝虫病
1956年	脊髓灰质炎	推广脊髓灰质炎疫苗接种计划	1994年消除脊髓灰质炎
20世纪60年代	霍乱	改善饮食卫生、治理水源、研制治疗药物等	成功控制霍乱疫情
1992年	乙型病毒性肝炎	实行乙型病毒性肝炎疫苗接种计划,并加强筛查和治疗	成功控制乙型病毒性肝炎的传播
1992年	狂犬病	实施狂犬疫苗接种计划,加强犬只管理等措施	成功控制狂犬病在全国范围内的传播
2002—2003年	SARS	患者隔离、疫情监测、药物治疗等综合措施	成功控制SARS疫情
2005年	H5N1禽流感	建设预警体系、管控禽类、病原监测和疫苗研发等	积极监控并有效应对H5N1禽流感疫情
2009年	宫颈癌	人乳头瘤病毒疫苗接种,建立筛查体系	成功降低宫颈癌的发病率和死亡率
2009年	甲型H1N1流感	建立应对机制,强化病原监测和疫苗研发	成功控制H1N1甲型流感疫情
2019—2023年	COVID-19	健康教育、安全社交距离、佩戴口罩、大规模检测和隔离等综合措施	新冠病毒感染流行期间有效减少病例数和降低死亡率

四、新发传染病挑战与应对策略

传染病与人类始终相伴随，给人类带来巨大灾难。随着经济社会的全球化，人流物流频繁，一些传染病被控制的同时，新发传染病形势严峻。

（一）新发传染病的分类

新发传染病通常分为以下 5 类：一是新出现的病原体所致感染性疾病，如 SARS、COVID-19；二是新诊断的与病原体感染有关的已知疾病，如艾滋病；三是再发感染性疾病（re-emerging infectious diseases），即已经控制的、具有重要公共卫生影响的感染性疾病再次出现流行或暴发，如梅毒；四是新出现的耐药病原体所致疾病，如耐药结核病；五是输入性传染病，即某国家或地区尚未发现或已消灭而由国外传入的传染病，如 2011 年境外输入中国的野生病毒株感染导致的脊髓灰质炎等。

（二）新发传染病的特征

新发传染病具有复杂性以及不确定性。

新发传染病的复杂性主要表现为六个方面。一是病原体的复杂性，新发传染病的病原体种类多样，不仅有未知病原体，还有已知病原体的新亚型，病原学特征未知，且不断变异的可能性大。二是新发传染病的传染来源复杂，有超过一半来自动物，对溯源以及追踪造成困难；自然以及社会因素等均可能影响新发传染病，其影响因素复杂多样。三是新发传染病的传播方式复杂多样，可以通过飞沫、飞沫核、气溶胶、密切接触等多种方式传播。四是感染谱复杂，不同病原体感染谱往往存在差异。五是防治难度大，短期内很难得到有效的疫苗、特效药物或有效治疗方法。六是新发传染病的危害严重，不仅严重危及全球人群健康与生命安全，还可能影响经济发展，甚至威胁社会稳定。

新发传染病的不确定性主要表现在其发生、发展的不确定性，防控受不确定的社会因素影响。新发传染病的发生通常是偶然的，没有明确的时间，不可预估地点及范围，甚至寻找其原因都需要较长的时间。在新发传染病的防控过程中，不同国家和地区的文化、宗教信仰、生活习俗、医疗保障系统不同，传染病的防控策略措施和效果也可能不同。而对于新发传染病的发展，也有诸多的可能性，或许会自动消亡，或许造成一场温和的大流行，或许触发一场全球性的致命大流行。

（三）新发传染病态势严峻

近年来，WHO 提出了可能引发大流行或者目前缺少医疗对策的全球重点新发传染病清单，主要包括克里米亚 - 刚果出血热（Crimean-Congo hemorrhagic fever，CCHF）、埃博拉病毒病（Ebola virus disease，EVD）、马尔堡病毒病（Marburg virus disease，MVD）、拉沙热（Lassa fever）、MERS、SARS、裂谷热（Rift Valley fever，RVF）、寨卡病毒病（Zika virus disease）、COVID-19 及疾病 X，其中疾病 X 的提出意在加强国际上对未知病原体的研究和防控准备。此外，基孔肯雅热（Chikungunya fever）及发热伴血小板减少综合征（severe fever with thrombocytopenia syndrome，SFTS）也被列为严重的新发传染病。在过去的三十多年中，至少有 30 种影响人类的新发传染病出现，其中大多数是人兽共患病，其起源与社会经济、环境和生态因素紧密相关。

（四）动物源性疾病高发

据估计，约 60% 的人类感染源于动物，在所有人类新发传染病中，约 75% 是从动物"跨越种属屏障"传染给人类。家畜物种平均与人共有 19 种人兽共患病，而野生动物物种平均与人共有 0.23 种人兽共患疾病。人与家畜的接触率很高,因此,当前涉及人兽共患病的绝大多数动物是家畜(牲畜、驯养的野生动物和宠物)。新的野生动物造成的人兽共患病虽极为少见,但可能影响深远。

在生物安全得不到保证的工业和集约化农业背景下产生的某些病原最终会导致人兽共患病。如人感染高致病性禽流感,多是接触家禽引起的严重疾病,由低致病性病毒演变而成,在野生鸟类种群中生存和传播。裂谷热(RVF)病毒最初在野生动物和蚊子之间传播,野生动物是原生宿主,而家畜是人类感染的中间宿主。尽管新型人兽共患病对社会和经济产生了巨大的实际和潜在影响,并且人们普遍认为预防胜于治疗,但目前从源头上控制人兽共患病仍十分困难。

随着信息和通信技术的飞速发展,涌现出许多新型监测和报告工具,包括新发传染病监测计划、涵盖人兽共患病在内的主要动物疾病全球预警系统、全球疫情警报和反应网络、世界动物健康信息数据库、动物卫生应急预防系统和 Health-Map。尽管野生动物疾病已被纳入其中某些系统,但在全球和国家范围内,野生动物疾病的监测和报告仍有限。有必要建立野生动物疾病和病原体监测信息系统,并与公共卫生和家畜卫生系统建立有效联系,以确保及时有效的协作和共享信息。

(五)新发传染病的应对策略及措施

我国在抗击传染病的历程中已经取得了丰厚的成果,汲取了很多经验与不足。针对新发传染病的应对策略,主要包括以下几个方面。

1. 建立和完善卫生应急法制体系　2003 年,我国出台了首个专门针对突发公共卫生事件的法规《突发公共卫生事件应急条例》;2007 年,《中华人民共和国突发事件应对法》正式实施;此后,针对《中华人民共和国传染病防治法》和《中华人民共和国国境卫生检疫法》中突发公共卫生事件应对不足的内容不断修订与完善。

2. 逐步完善预案体系　具体包括《国家突发公共卫生事件应急预案》《国家流感大流行准备计划与应急预案》《国家突发公共卫生事件医疗卫生救援应急预案》《人感染高致病性禽流感应急预案》等多项预案的出台,以及 2019 年后我国对大流行相关预案的进一步优化。

3. 扩充壮大卫生应急队伍　截至 2022 年,我国已建成国际医疗队 5 支,国家、省、市、县各级已经建立了 1.8 万支各类卫生应急队伍,覆盖传染病、紧急医学救援、中毒和核辐射四大类。

4. 提升传染病监测与预警能力　以呼吸道传染病为例,我国目前已经构建完成的监测预警体系包括"传染病信息报告管理系统""国家传染病自动预警系统""单病种专项监测系统"。未来,结合人工智能等先进科学方法,基于症候群病原检测数据、互联网大数据、人群移动大数据,以及特殊场所哨点预警数据,我国将逐步建设新发呼吸道传染病多渠道监测体系。针对新发传染病的应对措施,主要包括以下几个方面。

(1)布局传染病监测工作网络:周密布局传染病监测网络,开展日常监测工作,科学分布监测点系统,从而敏感掌握传染病及其影响因素的分布特征和变化趋势,捕捉新出现的传染病苗头。

(2)建立传染病实验室监测工作网络并保持常规运转:网络实验室布局覆盖面广、监测内容丰富、参与的实验室和医院多、监测时间长且具有系统性,有统一的监测和检测技术方案和操作规程,严格控制监测、检测工作的质量,从而确保监测、检测结果的可靠性。

(3)建立和运维传染病早期预警的制度和技术平台:我国已将传染病监测和预警工作

纳入传染病防治和突发公共卫生应急的法律法规。加强传染病的监测预警需要达成传染病信息共享的刚性制度，建成信息共享、自动预警的技术平台，以及组建专门的传染病监测预警部门和专业队伍。

（4）建立和完善医疗救治和处置的平战结合、平战转换制度和机制：将卫生应急能力建设纳入区域卫生规划，加强综合医院的传染病救治能力建设。各地区在城乡建设布局规划中应设置突发公共卫生事件临时处置和隔离救治场所，制定、推行体育场馆、展览中心、宾馆等公共场所新的建设标准和规范，使之在应急时能及时转变为临时救治、处置场所，如制定《城乡公共卫生应急空间规划规范》并实施。

（5）制定和完善新发传染病防控预案和物资储备保障：遵循依法、科学、分类指导、分级负责和动态管理的原则，以急性呼吸道传染病为导向，考虑新发突发传染病防控的各种情景，制定各部门、各单位的防控、救治预案，对新发传染病应对的组织管理、职责分工、应急准备、监测预警、响应措施与应急保障等内容进行规范。建立种类齐全、平疫结合、动态调整、实物储备与产能动员为一体的应急医药物资储备体系。

（6）加强新发传染病救治和处置培训和演练：遵循底线思维，设计各种类型、多种场景的传染病处置演练。所有涉及传染病处置的机构都应当定期组织针对新发传染病救治和处置的培训和演练。

（7）研发和贮备通用性疫苗：通用性疫苗可针对变异株建立有效抗体保护，可以较好地抵抗因病毒变异导致的免疫逃逸。因此可能成为未来新发传染病应对以及预防的可行技术手段之一。

总之，社会和经济发展、气候变化、人口和货物流动加速等因素变化使人类不断面临新老传染病的挑战，2019年年底暴发的COVID-19疫情再一次警醒我们要高度重视传染病防治工作。纵观全球以及中国的传染病防控历史，人类在与疾病斗争中不断进步，逐渐完善体系架构。希望在今后，无论是面对已知的传染病还是新发突发传染病，人类都可以从容应对，与自然、生物和谐共生。

第三节　传染病预防控制原则

一、原则与目标

（一）预防为主，医防协同

充分认识传染病预防控制工作的重要性和持久性。我国传染病预防控制工作取得了巨大成就，但必须清醒地认识到，传染病的威胁持续存在，其危害依然严重。我国不少传染病的发病率仍然较高，一些老的传染病再现或抬头，防控工作稍有放松就会出现流行和反复；有些传染病的流行特点和规律还未明确，呈现周期性、隐匿性的流行特征；新发突发传染病不断出现，每隔几年即出现流行甚至全球大流行。此外，传染病疫情不仅影响公众健康和人民福祉，还会波及生产生活、社会经济，甚至威胁国家安全。

传染病防控应依据预防为主、预防为先的原则，预防是对抗传染病最经济有效的措施。传染病防控是社会行动，应该促进医防协同，倡导"同一健康"的大卫生大健康理念，由政府主导，各部门合作，全社会参与，共同推动传染病防控工作。对于跨境传播的传染病，应该加强国际合作，协调行动，共建人类卫生健康共同体。

（二）组织有序，科学规范

传染病预防控制应当遵循国家、地方和卫生部门制定的法律法规、政策和指导方针，确保防控措施的合法性和有效性；并基于科学数据和专业意见，及时制定和调整防控策略，确保决策的科学性和合理性。制定完善的传染病防控应急预案，做好必要的医疗资源准备，以便在疫情发生时能够迅速应对。疫情应急处置的核心要义是做到"早、准、严、实"。"早"指疫情的早发现、早报告、早诊断、早处置（四早）。"四早"中最关键的是早发现，监测是早发现的基础。"四早"要靠严密、专业、敏感的疾病监测体系的运转，因此要完善传染病疫情和突发公共卫生事件监测系统，改进不明原因疾病和异常健康事件监测机制，建立智慧化预警多点触发机制，健全多渠道监测预警机制。加强实验室检测网络建设，提升传染病检测、甄别能力，提高实时分析、集中研判能力，以快制快，减小疫情规模，缩短处置时间。"准"指处理好疫情的同时，尽量减小对社会经济的影响和损失，即将防控措施尽量控制在小范围，使社会代价最小。"严"指依法实施严格、严密的防控措施，无漏洞，分级分类实施管控，对重点人群、脆弱人群加强监测和保护。"实"指防控措施要落在实处，进行精准防控；"大水漫灌"式的防控不仅耗费资源，还可能忽略防控工作的重点。"早、准、严、实"对社会治理水平和防控能力要求更高，其实施的最大意义在于有效防控疫情，最大限度减少对生产生活秩序的影响。

每次疫情处置后，应当总结经验，为今后提供借鉴；同时开展公众卫生宣教，提高防护意识，引导正确的卫生行为。

（三）审时度势，动态调整

预防、控制和消除传染病需要讲究策略和方法，应根据每种疾病在不同时期、不同地区的流行病学特点，制定短期和中期防控规划，某些传染病还需制定长期防控规划，作为社会行动进行部署推进。在疾病防控规划中，既要明确总的防控目标，也要明确分阶段目标；既要提出发病率、死亡率等控制目标，又要提出疫苗接种率、饮水合格率、疫情报告率等过程指标。

传染病防控应采取多措并举的综合策略，将针对传染源、传播途径、易感人群三个环节的防控措施综合考虑，既包括疫苗、药物等科技干预手段，也包括公共卫生与社会措施。同时，还应根据不同疾病的流行特点及现有可及的条件，分清主次，突出各阶段的主导干预措施。疾病防控策略和措施不是一成不变的，随着对疾病认识和研究的深入、环境条件的变迁等，防控策略和措施应不断优化，动态调整。

（四）防控目标：预防、控制、消除、消灭

传染病防控的目标可分为四个层次：预防、控制、消除和消灭，这些目标代表了在不同阶段对传染病的不同管理策略和最终目标。预防（prevention）是最初的目标，旨在防止传染病的发生和传播。通过采取预防性措施，如健康教育、个人卫生、疫苗接种等，可以减少人们暴露于病原体的风险，从而预防疾病的发生。控制（control）是采取相应的预防和控制策略与措施，将传染病的发病率、患病率、死亡率降低并维持在较低的、与该地区社会经济相适应的水平，维持该水平需要继续采取干预措施。消除（elimination）是指通过努力在特定区域内将特定疾病或感染的发生率降低到零，维持消除状态需要继续采取干预措施，如疫苗接种、强化监测和追踪以及跨区域合作。消灭（eradication）是通过努力在全球范围内将特定病原的感染永久消除，使其在全球范围内不再存在。消灭通常需要 WHO 等国际机构的协调合作，以及广泛的全球疫苗接种和健康干预。截至目前，只有天花病毒被宣布已经

被成功消灭。

二、法律法规和技术规范

传染病防控和疫情处置要有法必依。公众依法履行义务,执法、履责机构和执法人员依法办事。在国家层面,我国与传染病防控有关的法律主要有四部,即《中华人民共和国突发事件应对法》《中华人民共和国传染病防治法》《中华人民共和国国境卫生检疫法》《中华人民共和国生物安全法》;行政法规有三部,即《突发公共卫生事件应急条例》《中华人民共和国国境卫生检疫法实施细则》《国内交通卫生检疫条例》;部门规章有多部,包括《中华人民共和国传染病防治法实施办法》《突发公共卫生事件与传染病疫情监测信息报告管理办法》等,以及国务院《突发事件应急预案管理办法》《突发事件公共卫生风险评估管理办法》,原卫生部《全国不明原因肺炎病例监测、排查和管理方案》等规范性文件。上述法律法规和技术规范等构成了较为齐备的传染病应对基本法律框架。

1989年制定、2004年修订的《中华人民共和国传染病防治法》是专门针对传染病防治而制定的特别法,是我国公共卫生领域特别是突发传染病应急体系的重要法律。在吸取2003年SARS疫情经验教训的基础上,其内容更加丰富,在应对突发传染病疫情中发挥了积极作用。《中华人民共和国传染病防治法》(2004年版)大幅度增加了医疗机构在传染病防治工作中的责任和义务等内容,并设立专门的"医疗救治"一章,对医疗机构开展医疗救护、现场救援和接诊治疗等进行规范。《中华人民共和国生物安全法》自2021年4月起正式施行,旨在加强对生物安全的监管和管理,规定了生物安全的原则、措施以及生物安全风险评估和应对措施等方面的内容,以确保生物科技和生物实验的安全。

《突发公共卫生事件应急条例》是依照《中华人民共和国传染病防治法》规定而制定的,着重解决突发公共卫生事件应急处理工作中存在的信息渠道不畅、信息统计不准、应急反应不快、应急准备不足等问题,旨在建立统一、高效、权威的突发公共卫生事件应急处理机制。该条例的颁布实施是我国公共卫生事业发展史上的一个里程碑,标志着中国将突发公共卫生事件应急处置纳入法制轨道。条例中包含预防与应急准备、报告与信息发布、应急处理、法律责任等原则和要求。

为应对传染病出现和国际间传播,WHO于1969年通过了《国际卫生条例》(international health regulations, IHR),IHR有助于对成员国实施有效监督,支持各国卫生基础设施和公共卫生核心能力的建设。2005年该条例的修订版中明确提出:如疾病的国际传播构成对其他国家的公共卫生风险,并可能需要采取协调一致的国际应对措施,这种不同寻常的事件称为"国际关注的突发公共卫生事件"(public health emergencies of international concern, PHEIC)。截至2023年,WHO共宣布七次PHEIC,包括2009年甲型H1N1流感大流行、2014年脊髓灰质炎疫情、2014年西非埃博拉病毒病疫情、2016年寨卡病毒病疫情、2019年刚果(金)埃博拉病毒病疫情、2020年新冠病毒感染疫情、2022年猴痘疫情。

三、预防控制策略

针对不同传染病,要根据宿主和病原的特点,自然和社会环境的影响,干预措施的效果和可及性等因素,确定预防控制策略,实施有效干预措施,降低发病和死亡,减少对公众健康和社会经济的影响。针对动物源性传染病增加、新发突发病原体不断感染人类、病原体持续变异等情况,应倡导"同一健康"理念,加强监测预警,在应对中高效统筹疫情防控与经济社会发展。

（一）倡导"同一健康"理念

"同一健康"（One Health）理念是国际社会大力倡导的应对全球公共卫生问题的新型思维范式，从全球、区域和国家层面，全社会动员，以实现资源的有效匹配和整合，可持续性地促进人类、动物和环境的共同健康与和谐发展。从传染病防控角度看，"同一健康"理念要求加强跨部门卫生治理，加强人兽共患病和传染病大流行的预防、控制和应对。首先应在医疗卫生系统内实现"同一健康"理念，即医防协同，加强医防信息相通、人员相通、资源相通。其次人类要和平相处，不同文化、种族、语言、国家的人群要共筑人类健康命运共同体。再次是优化生态环境防控，平衡人类发展与动物、植物、微生物和谐共存的关系。

（二）强化防控体制机制建设，提高综合防控能力

强化防控体制机制建设，提高综合防控能力是应对传染病和其他公共卫生威胁的重要战略。建立一个全面的传染病防控体制和机制需要政府以及包括卫生部门在内的部门、高校与科研机构以及全社会的跨部门、跨层级的积极参与和协同合作，促进多源信息共享、协同行动。加强法律法规建设，制定适用于传染病防控的法律法规体系，明确各级政府、部门及机构在传染病防控中的权责。建立健全疾病监测、数据收集和信息共享系统，为建立智慧化监测预警机制奠定基础。提升应急响应能力，确保在传染病暴发时能够迅速启动应急预案，包括隔离措施、医疗资源调度等。推动科研创新与国际合作，提升防控手段有效性，共同治理全球健康。加强公众教育，通过健康教育、宣传等方式，提高公众对传染病预防的认识和意识，促进个人行为的积极改变。

（三）依靠科学，提高监测与防控水平

疫情应对过程中，应充分评估疫情传播和发展趋势、波及人口和地区、经济社会影响、卫生应急资源需求、防控措施效果等因素，实施科学精准防控策略和措施。科学精准防控对治理水平要求高，其实施的最大意义在于有效疾病防控，最大限度减少对生产生活秩序的影响，以最小的社会成本实现疾病控制和社会经济建设双统筹。

传染病监测是疾病早期发现、疫情研判、预警和防控最重要的信息基础。通过收集获取传染病相关的多源异构数据，综合研判分析，在传染病应对的有效窗口期内及时实施有效防控措施，从而压低传染病传播和流行高峰，减少对公众健康的影响。完善传染病监测系统，改进不明原因疾病和异常健康事件监测机制，建立智慧化预警多点触发机制，健全多渠道监测预警机制；加强实验室检测网络建设，提升疾病检测、甄别能力，提高实时分析、集中研判能力。基于监测和预警结果进行评估与反馈，是传染病应对决策的重要环节。

四、预防控制措施

当传染病发生或流行时，需要采取干预措施防止疫情蔓延，以消除或减少对公众健康的危害。

（一）药物干预措施

药物干预措施包括预防接种和药物预防。

1. **预防接种**　在传染病流行之前，通过预防接种提高机体免疫力，降低人群易感性，从而有效预防相应传染病。公共卫生实践证明，预防接种是预防、控制、消灭传染病最经济有效的措施。通过接种疫苗，人类成功消灭了一种古老而可怕的传染病——天花，野生脊髓灰质炎病毒所致的麻痹病例以及白喉等传染病的发病变得较为罕见，麻疹、新生儿破伤风

等疾病的发病率也因接种疫苗而显著下降。

2. **药物预防**　对某些有特效防治药物的传染病,在传染病流行时对易感人群采取药物预防可作为一种应急预防措施,如疟疾流行时给易感者服用抗疟药。

(二)公共卫生与社会措施

公共卫生和社会措施(PHSM)指除使用疫苗或药物外可用于减缓传染病在人群中传播的所有措施或行动,如病例的发现与隔离、保持社交距离、限制人口流动、环境卫生措施和个人卫生措施等。在疾病流行和大流行的早期阶段,因为提供特定疫苗需要时间,而且大多数地区没有大量特效防治药物库存,PHSM往往是最容易获得的干预措施。因此,PHSM对减缓和控制传染病在社区环境中的传播发挥着重要作用。重点介绍以下几类措施。

1. **隔离**　隔离是为了控制传染病流行,针对传染源采取的强制性预防控制措施。隔离对象主要是传染病患者、病原携带者。及早隔离是防止传染源进一步向周围扩散病原体的重要措施,是将传染病患者在传染期内置于不再传染健康人群的医疗监护环境中,便于管理和消毒,同时有利于患者的治疗和康复,防止病原体扩散,起到控制传染源的作用。隔离期限依传染病的潜伏期、传染期而定。

甲类传染病患者和病原携带者,以及采取甲类传染病预防、控制措施的乙类传染病患者,必须在特定场所隔离治疗。乙类传染病患者根据病情可在特定场所隔离治疗或居家隔离。丙类传染病中的瘤型麻风患者必须经临床和微生物学检查证实痊愈后才可恢复工作和学习;其他传染病患者临床治愈后即可工作、学习。对疑似患者应尽快明确诊断。

2. **检疫**　检疫是按照法律规定或实际需要对某些可能传播传染病的人群和地区进行的实验室检查和测量的医学活动。根据检疫的对象和方法分为接触者检疫、国内交通检疫、国境卫生检疫。

(1)接触者检疫:接触者是指曾接触传染源而有可能受感染者。凡与传染源有过接触并有可能受感染者都应接受检疫,检疫期为最后接触日至该病的最长潜伏期。对传染病接触者,根据传染病病种、接触方式和程度,对接触者进行医学观察或留验;采取必要的服药或针对性免疫接种;发现患病指征,立即隔离治疗;观察该传染病的一个最长潜伏期未发病或确定未发生感染时,检疫结束。

(2)国内交通检疫:依据《国内交通卫生检疫条例》,发生传染病疫情的疫区,为了发现检疫传染病,对出入检疫传染病疫区和在非检疫传染病疫区的国内列车、船舶、航空器和其他车辆交通工具进行检疫,称为国内交通检疫。检疫病种主要是鼠疫、霍乱以及国务院确定并公布的其他传染病,目的是防止疫情在国内蔓延和扩散。

(3)国境卫生检疫:在一个国家国际通航的港口、机场、陆地边境和国界江河的进出口岸,设立国境卫生检疫机构,对进出国境的人员、交通工具、行李、货物和邮件等实施医学、卫生学检查和必要的卫生处理的综合性措施,称为国境卫生检疫。国境卫生检疫是根据《国际卫生条例》要求针对特定疾病开展的,是防止传染病跨境传播的重要手段。

3. **消毒**　消毒是切断传播途径、控制传染病的重要环境卫生措施。疫源地(infectious focus)指现在存在或曾经存在传染源的场所和传染源可能散播病原体的范围。消毒是对疫源地内污染环境和物品的消毒,分为随时消毒(current disinfection)和终末消毒(terminal disinfection)。

4. **病媒生物控制**　病媒生物是指能够将病原体从人或者其他动物传播给人,威胁人民群众身体健康,影响生产生活的老鼠、苍蝇、蚊子、蟑螂等媒介生物。病媒生物预防控制应当采取以环境治理为主，物理或药物灭杀为辅的综合预防控制措施，消除病媒生物孳生条件，将病媒生物密度控制在国家标准之内。

5. 个人卫生措施　个人卫生措施是在面对传染病时，个体可以采取的一系列预防措施，旨在降低感染风险。常见措施包括注意手卫生，外出回家、饭前饭后或接触呼吸道分泌物后使用肥皂和清水洗手；阻断传播途径，如在呼吸道传染病高发时期或区域正确佩戴口罩；避免接触患者或疑似患者，或减少前往人群密集场所，避免不必要的社交活动；定期做好清洁和消毒，如手机、门把手等，定期开窗通风，保证个人及生活环境的清洁。个人卫生措施的选择和有效性取决于疾病的严重程度、病毒的传播方式等因素。

第四节　全球传染病防控进展

一、欧洲

（一）开端——1848年《公共卫生法案》

从18世纪后半叶开始，工业革命所带来的城市化使得英国的公共卫生状况空前恶化。19世纪上半叶，就有研究者提出社会控制传染病的设想。1831—1832年的霍乱大流行使得公共卫生问题引起英国社会的广泛关注，查德威克（Edwin Chadwick）领导的公共卫生改革运动通过卫生调查向公众揭露了英国社会恶劣的公共卫生状况及其与疾病的关系，建立一批要求进行公共卫生改革的组织机构，得到公众的广泛支持。经过议会激烈的辩论，最终于1848年8月31日通过英国历史上第一部综合性的公共卫生法案——《公共卫生法案》。该法案是英国公共卫生史上第一部系统、全面的公共卫生法案，被视为近代公共卫生历史的开端，开创国家干预公共卫生事业的模式。

（二）成长——1851—1871年

到19世纪中叶，英国制定了一部防疫法——《1853年防疫法》，该法规定所有1853年8月后出生的婴儿必须在出生三个月内接种牛痘疫苗，标志着英国有了一部强制性的防疫法案来"给予强制性的权力开展防疫工作"。

1857年，约翰·西蒙（John Simon）以向卫生署主席提交报告的形式，印发了《防疫和防疫史的报告》。该报告是英国防疫史上划时代的著作，书中详细论述了天花的历史和疾病原理，并且追述了人类与天花作斗争的历史，继而分析了接种疫苗对天花预防控制的意义，最后详细记叙了英国在十九世纪四五十年代的防疫情况。此报告的发表，代表着医学界和政府在制定一项社会政策上开始相互合作。

1858—1871年，英国实行全国卫生状态年度报告报送，其中包括霍乱、疟疾、结核病、职业性肺疾患的发病状况，居民的饮食、住房及医院卫生状况。英国的公共卫生理论和实践影响了整个欧洲和美国，并推动了欧美地区预防医学的发展。

（三）发展——19世纪末到21世纪

19世纪后半叶，霍乱、结核病等传染病的病原体陆续被发现，细菌学和免疫学成为卫生学的一个分支；环境卫生学、营养与食品卫生学及学校卫生学逐渐形成和发展，成为独立的学科。19世纪末到20世纪初，认识到必须对整体进行预防，才能取得显著效益。在实践中，人类积累了免疫接种、隔离检疫、消杀病原微生物和病媒生物、处理垃圾粪便、重视食品和饮用水安全的经验，并认识到国家在城市规划中应首先考虑上下水道和居民、工厂的卫生设施。预防医学形成了较完善的体系,特别为当时降低严重威胁人类的各种传染病和寄生虫病的发病率、死亡率作出了重大贡献。

同时期欧洲成立了许多公共卫生学院及研究所。当时最大的卫生研究机构是科赫(Robert Koch)于1885年在柏林设立的,同年克鲁代利(Tommasi Crudeli)在罗马创立了意大利第一个实验卫生研究所。在巴黎专为研究细菌学设立的巴斯德研究院,对公共卫生实践也有很大影响。克利斯皮(Francesco Crispi)在罗马开办的公共卫生进修学校拥有一批卓越的教师和学者,科赫将该校誉为同类学校的模范。在意大利,各大学的卫生研究所是卫生研究的中心。这些卫生研究机构的建立极大促进了公共卫生与预防医学的发展。

为向卫生官员提供卫生管理训练,德国于1882年在慕尼黑创建世界上第一所公共卫生学院——巴伐利亚卫生部公共卫生学院。1908年,比利时的列日大学医学院建立社会医学和卫生研究所(后改为列日大学卫生学系),开始向医学毕业生提供毕业后公共卫生教育。此后,各国相继建立了公共卫生学院,主要有英国伦敦卫生与热带医学院、法国国立公共卫生学院等,对公共卫生领域实践、科学研究、人才培养等方面都具有重要意义。

英国伦敦卫生与热带医学院是一个世界领先的全球卫生公共研究和研究生教育中心,于1899年由帕特里克·曼森爵士在伦敦的皇家阿尔伯特码头建立。1924年,学院作为伦敦大学的一部分获得了皇家宪章,1929年和2010年,分别在吉宝街大厦和塔维斯托克广场得到扩建。学校开设了包括临床医学、流行病学、统计学、社会科学、分子生物学和免疫学在内的多个学科。学校有许多世界领先的研究中心,专攻各领域如疟疾、结核病、全球心理健康、数学建模、公共卫生干预措施、青少年和儿童健康等。2015年,该校在欧洲研究影响排名中位列第一,且社会科学和公共健康在美国新闻全球最佳大学排名中位列第三。

二、美国

(一)萌芽期——1800—1870年

在19世纪初,美国就有了公共卫生活动。纽约市1798年发生黄热病大流行,为对付瘟疫,市政府首次设立卫生委员会并在1804年任命第一位专职的卫生检察官。当时的公共卫生机构重点是开展环境卫生工作,同时也负责检疫和隔离传染病患者。1849年,马萨诸塞州设立了一个特别卫生委员会,负责全州的卫生问题,开展生命统计(包括建立传染病登记报告制度)、天花疫苗接种、环境卫生、卫生宣传等工作。

(二)成熟时期——1871—1910年

美国南北战争后,随着工业的迅猛发展和欧洲移民的大量涌入,环境卫生问题日益严重,传染病猖獗。1878年,议会通过了国家检疫法,以防止传染病入境。次年,国家卫生委员会成立,负责国际和国内各州间的检疫工作。

截至1900年,各级卫生委员会及所属机构的主要功能仍限于加强卫生法规和控制传染病的流行。此时,人们已经知道传染病的病原体是细菌,免疫接种的原理也已形成,公共卫生机构应对传染病的能力有了极大提升。

1900年美国陆军黄热病研究处征服了黄热病,是现代公共卫生的最大成就之一。

(三)加强预防时期——1910—1934年

1911年,美国有公共卫生官员提出社会保障法必须包括工人医疗保健项目和全面的国家健康保险计划等,但由于私人医生势力强大而不能通过或无法实施。

在20世纪的第二个十年,美国的公共卫生活动取得了良好发展。随着对现代卫生科学的理解不断深入，人们对卫生的需求也不断增加。科学知识的增加、广泛的宣传教育以及合理的卫生条例使得美国在公共卫生方面取得了显著成就，尤其在传染病控制方面。消毒牛奶的措施消灭了牛型结核病，广泛供应牛痘疫苗和白喉抗毒素等措施对预防传染病也起到了重要作用。

1928 年，在美国共有 1 060 个永久性、2 555 个临时性的痨病诊所。1940 年，建成 600个以上疗养院，病床总数约 1 万张。所有入伍军人均需经胸部 X 线检查，许多早期无症状的病例得以检出。

1932 年，美国经济进入大萧条阶段。私人医生收入下降，穷人就医必须靠政府救济，公共卫生工作也因经费不足开展得很少。

（四）壮大和发展时期——1935—1959 年

1935 年实施的社会保障法规定，联邦政府拨款加强公共卫生机构建设，促进了公共卫生的发展。

1944 年，美国公共卫生协会发表了一份关于医疗保健政策的报告，强调"公共卫生机构应该关心卫生服务的各个方面，包括卫生服务的实施"，标志着美国公共卫生发展的一个转折点。1943 年实施全国妇幼保健急救计划，组织医疗保健服务，并制定医疗和医院服务的最低标准和价格等，扩大了公共卫生部门的作用。

1946 年 7 月 1 日，美国疾病预防控制中心在佐治亚州亚特兰大正式成立，主要任务是与各州和地方卫生机构合作控制传染性疾病。1950 年朝鲜战争爆发推动了疫情服务处的建立。美国疾病预防控制中心的工作范围不断扩大，涉及流行病学、监测、免疫、慢性病预防等领域，在全球消灭天花和追踪新发疾病方面取得了显著成效。

（五）全面发展时期——1960—1980 年

20 世纪 60 年代，政府在卫生事业方面的作用和影响逐渐增大。1963 年，卫生职业教育援助计划开始实施。1973 年，联邦政府设立了许多其他类型的社区健康中心。到 1979 年，全国大约有 1 000 个类似的健康中心，这些中心不仅提供预防性的母婴保健和疾病控制工作，还提供全面的初级保健服务。

1965 年通过的社会保障法修正案中包括了老年人医疗救助和穷人医疗救助计划（以下简称"两个救助"），对整个美国卫生事业的发展有巨大影响。

20 世纪 60 年代和 70 年代，其他类型的卫生组织也有了较大发展。如健康维持组织开创了按经济原则组织卫生服务的新途径；职业标准审查组织在美国形成网状组织负责"两个救助"计划中提供的卫生服务的质量监督。卫生宣传对培养人们的健康生活方式有不可低估的作用。公共卫生部门在 20 世纪 70 年代后期工作的重点是预防和促进健康。

在美国公共卫生教育史上占重要地位的第三个报告是 1976 年发表的 Milbank 报告，报告提出了涵盖流行病学与统计学的分析性方法科学，社会政策历史哲学的人文科学，管理和卫生决策科学三大方面的公共卫生教学课程，明确了公共卫生教育应培养未来的卫生政策决策者、专家及研究人员和教育工作者，至今仍对全球公共卫生教育产生积极影响。

三、日本

（一）萌芽期——始于明治维新

1874 年，日本颁布卫生行政组织、医疗管理、药品管理、公共卫生以及医学教育等归于综合法典的医学管理制度。1875 年，日本将传染病防治作为主要任务。地方卫生行政在

1893 年由警察行政接管,通过颁布法律以及饮水管制、清扫厕所等政策来改善环境卫生。1897 年,日本制定了《传染病预防法》,并在其后四十年间在防治急性传染病方面取得了明显成效。

1938 年,日本创立了国立公共卫生学院,是日本厚生省的直属机构,负责教学和科研两大职能,是日本专门培养在职公共卫生技术人员和管理干部的唯一高等学校。同年,东京大学公共卫生学院成立了流行病学教研室,是日本第一个从事流行病学工作的专门机构。

(二)成长期——1945—1964 年

1945 年,战争后日本医药缺乏,粮食供给困难,人民健康水平低下。1946 年,日本制定了新宪法,实施卫生行政改革,国民的生存权也在日本宪法中得到确认,同时伴随着经济发展、生活水平的提高和国家职责义务的加强,公共卫生事业也有了长足发展。1947 年,厚生省制定了《食品卫生法》《劳动基本法》《儿童福利法》,同年 9 月在《保健所法》的基础上,进一步全面修订并颁布了《新保健所法》,规定保健所除健康咨询和保健指导外,还具有医疗、药物、食品卫生和环境卫生等行政管理职能,形成了全国预防保健网络。在《新国民健康保险法》的要求下,日本于 1961 年开始实行健康保险制度,几乎人人都参加了社会医疗保险。

战后二十年间,日本公共卫生取得了很大进展,国民健康水平显著改善和提高。卫生行政通过改革已经走上正轨并逐渐成熟,其主要战略目标仍是传染病防治和环境卫生改善。1955—1964 年,日本有效控制了急性传染病,传染病死亡率和婴儿死亡率大幅度下降。

(三)发展期——1965 年开始

1965 年,以东京奥运会(1964 年)为标志的日本经济腾飞,也把日本公共卫生与预防医学推向一个新阶段,学科研究被广泛应用于疾病监测和控制系统。

1976 年,厚生省发布《强化地方卫生研究所的通知》,进一步明确了其中心工作,即调查研究、考试和检查、研修指导公众卫生情报的分析和提供。各院校也广泛建立公共卫生与预防医学教学科研机构,其中以流行病学为首要发展方向,于 1991 年 1 月成立了日本流行病学协会,会员专业涉及流行病学、公共卫生、临床医学、信息学、传染病学、工业卫生、环境卫生和其他学科,并出版了日本公共卫生领域的第一份英文杂志《流行病学杂志》。

在经济转轨和社会转型的变革时期,公共卫生事件频发,日本公共卫生事件的应对能力应运发展。1999 年,政府颁布《日本情报公开法》,建立信息发布和情报公开制度,要求发生大规模传染病时,政府必须通过包括行政命令在内的一切手段向国民公布,说明情况。1997 年,日本约 42 000 人患肺结核,死亡约 2 700 人。为此,1998 年前后,日本政府对传染病相关法律法规进行大规模修订完善,以健全政府事件管理和指挥体系,主要包括《传染病预防与传染病患者的医疗法》《检疫法》《艾滋病预防法》《关于后天性免疫不全性传染病的预防指针》等法律,以及厚生劳动省《结核病紧急状态宣言》《关于传染病的健康事件实施要领》等条例。针对当时大规模发生结核病的突发事件,地方政府也相应制定了应对管理措施,对因药品、食物中毒、传染病、饮用水污染及其他原因造成危害国民生命或健康安全的事件,提出应对体制及相关对策措施。20 世纪 90 年代以来,日本政府加强了应对公共灾害事件的管理。各都道府县的地方保健所和市町村的保健中心在公共卫生事件的预防工作中起主导作用,基本建立了预防突发事件发生的人、财、物准备与组织体系,应对事件的各种防疫保健服务与信息收集、分析、评估,管理突发事件后的生活恢复等。

四、中国

（一）学科形成期——中华人民共和国成立前

清政府于 1873 年在部分海港设检疫机构制定检疫文件，防止传染病的输入。1910 年东北三省鼠疫流行，清政府在山海关设检疫所。这一时期，我国引入显微镜，以病原学检查的方法开展感染性疾病的病原学、媒介生物以及流行因素等的流行病学调查与研究，提高了寄生虫病等的诊断水平。

1911—1949 年，民国政府设立中央防疫处掌管急性传染病的调查研究、讲习、生物制品检测与研制等事务，民国政府时期各省及重点地区已陆续设立了检疫、防疫机构。1945 年，中央政府设立卫生实验院，北京协和医院建立热带病研究室，成立中华麻风病救济会等组织。

（二）学科发展期（1949—1976 年）

1950 年，我国召开第一届全国卫生会议，1955 年颁布了《传染病管理办法》。1953 年后，国家先后成立了北京流行病研究所、海南疟疾研究所以及流行病、寄生虫病、鼠疫、病毒、细菌、医学昆虫等研究所，负责全国传染病学的研究工作。1950—1954 年，全国逐步建立了三级医疗卫生体系，负责传染病的防治与管理。1954—1960 年，部分省（自治区、直辖市）针对本地严重流行的疾病在省会或疫区组建了鼠疫、疟疾、黑热病、丝虫病等防治、研究所，对相关疾病进行重点防治研究。1950—1960 年，国家先后建立了武汉、昆明、兰州、长春等生物制品所，负责疫苗等生物制品的研制与供应。

中华人民共和国成立后，国家及地方的许多医药院校中都设置微生物学、寄生虫学以及传染病学教研室。1956 年后，全国各地基本建设了一支能全面开展防治、科研、教学工作的传染病学专业队伍。

1949 年 11 月，《中央人民政府卫生部工作方针与任务草案》中提出，把防治各种传染病的流行作为首要任务。1956 年，中共中央发布《1956—1967 年全国农业发展纲要（草案）》，明确提出在一切可能的地方要限期消灭鼠疫、天花、血吸虫病、黑热病、疟疾等目标，极大推动了学科发展。1965 年，在广大农村推广了"赤脚医生"制度，为传染病的防治建立稳定的体系保障。这一阶段，天花、鼠疫、霍乱、伤寒、麻风、血吸虫病等常见传染病得到有效控制，基本消灭性病和血吸虫病。

（三）快速发展期（1978 年至今）

1976 年后，国家高度重视对突发传染病的应急处置工作，包括疾控机构、科研院校、军队等都建立了应急组织，制定了应急管理办法，完善传染病监测系统，不断提高传染病预警水平。

1978 年，卫生部下发《关于加强计划免疫的通知》，在全国实行 4 种疫苗接种的计划免疫。2002 年，把乙肝疫苗，新生儿破伤风、高危育龄妇女破伤风类毒素免疫接种纳入计划免疫管理，极大提高了免疫预防传染病的效果，实现了消除脊髓灰质炎，麻疹发病率降至历史最低水平，大幅降低乙肝病毒感染率等。2008 年又再次将甲肝疫苗、流脑疫苗等纳入实施扩大国家免疫规划。

1978 年国家恢复高考后，前期各大中专医药院校在学科教育方面都基本沿用 20 世纪 60 年代中期之前的建制，即设微生物、寄生虫学和传染病学教研室。1980 年后，部分院校建立公共卫生学院，设热带传染病学、流行病学、微生物学教研室，传染病学的教学内容及学时都明显增加。

1980 年后，学科机构得到了迅速发展和壮大。1983 年，由原属中国医学科学院的五个研究所等为基础，成立中国预防医学中心，后于 1985 年改名为中国预防医学科学院，负责全国预防医学的理论和实验研究，并组织协调全国预防医学科研工作，为省级卫生防疫专业机构提供技术指导和培训。2002 年 1 月，中国预防医学科学院更名为中国疾病预防控制中心，为我国传染病预防控制工作的法律、法规、规章、政策、标准和防治规划等制定提供科学依据。

2003 年的 SARS 流行极大地强化了政府对疾病预防控制的重视，我国疾病预防控制体系得到了空前快速的发展。2003 年后，我国整合各相关机构成立了各级疾病预防控制中心，建成了覆盖全国的 39 种法定传染病报告系统。此外，我国修订了《中华人民共和国传染病防治法》，先后制定了《突发公共卫生事件应急条例》《中华人民共和国突发事件应对法》等法规，发布了《国家突发公共卫生事件应急预案》，为我国传染病防控提供了坚实的法律依据和实践指导，实现了有法可依、有章可循。《中华人民共和国传染病防治法》是我国最重要的传染病防治专门性立法，1989 年颁布实施，经历了 2004 年和 2013 年两次修订。其规定了传染病的分类、监测、报告、隔离、诊断、治疗、消毒、免疫等方面的具体措施，并明确了各级政府及有关部门、医疗机构和个人在传染病防治中的职责和义务。除此之外，针对传染源、传播途径和易感人群三个防控关键环节，以及性病、结核病、艾滋病等重大传染病分别制定了相应的管理办法，形成较为完善的传染病防控法律法规体系。

2013 年人感染 H7N9 亚型禽流感暴发时，我国科学家较短时间内明确了病原的基因结构、分子特征和起源，并阐明了流行特征、重症化的机制，制定有效的预防控制和治疗原则。

2019 年 12 月的新冠病毒感染疫情，成为 20 世纪以来全球发生的传播速度最快、影响区域最广、危害程度最高、持续时间最长的一次特别重大突发公共卫生事件。我国建立联防联控、群防群控机制，将传染病疫情带来的危害降到最低。

疫情应对过程中，我国传染病预防控制和救治的制度体系、防控措施等逐渐完善，未来将建设更为强大的公共卫生体系，持续提升传染病防控和大流行应对能力，最大限度保障人民生命安全和身体健康，保障公共卫生安全和社会经济发展。

（陈恩富　冯录召　钱捷）

【思考题】

1. 传染病的基本环节和流行因素有哪些？
2. 试述新发传染病的特征。
3. 试述传染病预防控制原则。
4. 传染病防控的技术架构包括哪些内容？
5. 简述传染病预防控制技术措施。
6. 简述卫生检疫的分类与作用。

第二章　传染病传播动力学

【学习要点】

1. 掌握传染病传播动力学的概念、常用指标。
2. 熟悉常见的传播动力学模型。
3. 了解传播动力学的特点和应用。

传染病传播动力学(transmission dynamics of infectious diseases)是根据传染病发生、传播、流行规律等传染病特征,以及与之有关的社会环境等因素,建立能反映传染病动力学特性的数学模型,通过对模型的定性、定量分析和数值模拟,显示疾病的流行过程,揭示其流行规律,分析导致流行的影响因素,预测传染病的流行规律和发展趋势,探索预防和控制最优策略,评价控制效果,从而为决策提供理论基础和数据依据。传染病传播动力学是理论流行病学(theoretical epidemiology)的重要方法之一。

第一节　传播动力学

一、传播动力学概念

传染病传播动力学需考虑传染病的四种基本特征(有病原体、有传染性、有流行病学特征、有感染后免疫)和流行的三个基本条件(传染源、传播途径、易感人群)。因此,与传统的统计方法相比,动力学方法能更好地从传染病的传播机制方面来反映流行规律,且通过与生物统计学、计算机仿真等方法的相辅相成、相互结合,能使人们对传染病流行规律的认识更加深入全面,能使建立的理论与防制策略更为可靠。

在传染病传播动力学研究中,数学模型起着重要的作用,其通过假设、参数、变量以及它们相互之间的联系来揭示传染病的传播特征。从使用的数学方法上来看,传染病传播动力学模型可分为确定性仓室模型和随机性仓室模型,因此,传染病传播动力学模型又被称为仓室模型(compartmental model)。常用的确定性仓室模型有常微分方程模型(ordinary differential equation, ODE)、偏微分方程模型、时滞微分方程模型、积分方程模型、差分方程模型、脉冲方程模型等;随机性仓室模型包括随机动力学模型、网络动力学模型、细胞自动机模型等。

二、发展简史

早在 1766 年,Daniel Bernoulli 利用数学生命表描述天花疫苗效果。然而,直到 20 世纪初传染病传播的非线性模型才被真正认识。

1902 年，Sir Ronald Ross 因阐述疟原虫生命周期获得诺贝尔生理学或医学奖，他利用数学模型评估不同疟疾干预措施的效果；1927 年，Kermark 和 McKendrick 发表一系列论文，利用微分方程组描述疾病的传播过程，提出了传播阈值概念；2003 年，SARS 之后，数学建模在评估防控策略方面被大量应用；2009 年，甲型 H1N1 流感大流行，使得理论流行病学的应用进入一个蓬勃发展的时期；2020 年，新型冠状病毒感染大流行，以传播动力学模型为代表的数学模型得到了非常好的应用，在疫情趋势预测、传播模拟、防控措施特别是社交距离、戴口罩、筛查和检测、病例隔离等非药物干预措施（non-pharmacological interventions，NPIs）效果评估等方面，对辅助政府决策和制定防控策略起到了积极作用。

总之，传播动力学模型在国际上的发展和应用已经进入较为成熟的水平，但在我国公共卫生领域的研究和应用仍处于早期阶段。结合传染病流行病学、生态学、病原生物学、遗传学、应用数学、计算机科学等多学科交叉技术，让传播动力学模型在真实世界和大数据时代发挥应有的作用，将对公共卫生策略的制定和全球健康问题的解决产生积极的促进作用。

三、传播能力量化指标

（一）续发率

续发率（secondary attack rate，SAR）又称二代发病率，是用来衡量某种传染病传播能力的重要指标，指某些传染病在最短潜伏期到最长潜伏期之间，易感接触者中发病人数占所有易感者总数的百分比。

续发率通常用来衡量在家庭、班级、营房或其他小范围内封闭群体中的传染病传播概率，可用于比较传染病传播能力的强弱，分析传染病流行因素及评价卫生防疫措施的效果。

（二）基本再生数

基本再生数（basic reproduction number，R_0）是用来衡量某种传染病传播能力的重要指标。其定义为：在易感人群中 1 个传染源在其传染期内预期直接传染的新病例数。R_0 越大，传染病的传播能力越强。计算 R_0 需要比较严苛的条件，即要求全人群易感。

当 $R_0 < 1$ 时，疾病不会流行，染病者数量将单调下降而趋向于零，疾病将逐渐消除；当 $R_0 > 1$ 时，疾病出现流行；$R_0 = 1$ 是传染病传播的阈值。

（三）有效再生数

在真实世界中，非药物干预措施以及疫苗接种会产生一定保护效果，难以完全满足 R_0 计算中全人群完全易感性的前提假设，此时估算得到的再生数为有效再生数（effective reproduction number，R_e），其意义与 R_0 类似。

（四）实时再生数

实时再生数（time-varying reproduction number，R_t）是指在某个区域的给定人群中，在 t 时刻的人口、经济、环境条件以及干预力度下，一个具有传染性的个体在其具有传染性的周期内在易感群体中造成二次传播的期望。t 表示一个时间单位，可以是小时、天、周等，通常计算每一天的实时再生数。随着群体中具有免疫力人数不断增加（易感群体比例下降），R_t 下降，新发病例数会逐渐清零。估计 R_t 有助于评估流行病的实时传播力以及干预措施的效果。

四、传播能力指标测算

（一）续发率计算方法

续发率计算公式如下（式2-1），计算时，分母（易感接触者总人数）应减去初代病例。

$$续发率 = \frac{潜伏期内易感接触者中发病人数}{易感接触者总人数} \times 100\% \qquad （式2-1）$$

（二）R_0、R_e的主要计算方法

1. **直接法**　下面这个简单的例子展示了直接法中如何利用再生数定义计算 R_0 与 R_e。

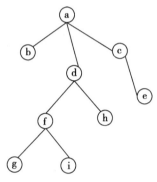

如图 2-1，带字母编号的圆圈表示病例，连线表示病例间的传染关系，假设下层病例由上层病例传染，即病例 a 是初代病例，b、c、d 是二代病例，f、h、e 是三代病例，g、i 是四代病例。此时通过计算流行初期未受到干预的少数几代病例的平均传播人数，可以得到基本再生数 R_0 的估计。例如，取前两代病例估计，则 $R_0 = (3+3)/4 = 1.5$；取前三代病例估计，则 $R_0 = (3+3+2)/7 = 1.14$。

对于有效再生数 R_e，可以截取某一段时间内的传播链，计算这一段时间内平均的 R_e。例如，将时间区间取为从流行开始到结束的整段时间，则这段时间内平均的 $R_e = (3+3+2)/9 = 0.89$。

图 2-1　传播链示意图

在现实场景中确定传播链往往十分困难。多数情况下，无法确定唯一的传播链。此时，可以通过对每一种可能的传播链计算一个再生数，再用得到的一系列再生数来描述再生数的分布。

2. **下一代矩阵法**　下一代矩阵法是动力学模型中最常用、适用性最广的计算再生数的方法。该方法使用下一代矩阵描述不同状态病例（不同仓室）的发展方式，由 Diekmann 和 Heester 于 1990 年提出。下一代矩阵法中最常用的方法为 Van den Driessche 和 Watmough 法，其算法步骤如下。

（1）步骤1：将所有仓室分为两类。第一类是未被传染的，包括易感者（S）、移出者（R）；第二类是被传染的，包括潜伏期者（E）、染病者（I）及无症状感染者（A）。

（2）步骤2：根据转化图写出微分方程，并将第二类仓室的导数向量拆分成两部分：第一部分 F 是新产生的病例，第二部分 V 表示不同患病状态之间的相互转化。

（3）步骤3：将向量 F 和 V 关于各传染性仓室（I、E）求导数，得到相应的 Jacobi 矩阵 F、V。

（4）步骤4：计算 FV^{-1} 的最大特征值 $\lambda_{max}(FV^{-1})$，计算 R_e。

（5）步骤5：将无病平衡点（$S=N$）带入 $\lambda_{max}(FV^{-1})$，得到下一代矩阵法定义的 R_0。

该方法在传播动力学模型中应用时，R_e 及 R_0 的计算公式详见本章第三节。

3. **R_t 的主要计算方法**　实时再生数 R_t 最常用的估计方法是基于代间距的方法。该方法基于"一段小的时间区间内的新感染病例数可能由这段小区间开始以前的任一被感染的病例造成"所描述的等式，并使用感染代际时间间隔的分布表示单个病例的传播能力在时间上的分布，将 R_t 表示为流行曲线和代间距分布的泛函。

自然史中有三个时间节点对代际关系的计算至关重要：被感染的时间、出现传染性的时间、出现症状的时间。根据这三个时间节点，可以引出以下三个关键代际关系指标（图2-2）。

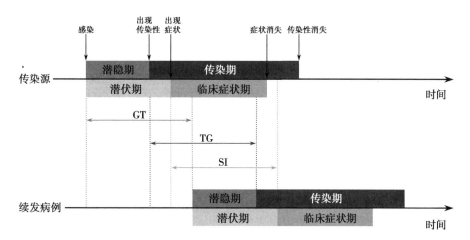

图2-2 代际关系示意图

资料来源：Zhao S. Estimating the time interval between transmission generations when negative values occur in the serial interval data：using COVID-19 as an example［J］. Math Biosci Eng, 2020, 17（4）：3512-3519.

（1）感染代际（generation time，GT）：指传染源和续发病例被感染的时间间隔。

（2）传染性代际（the time interval between transmission generations，TG）：指传染源和续发病例出现传染性的时间间隔。

（3）症状代际（serial interval，SI）：指传染源和续发病例出现症状的时间间隔。

若获得了逐日发病数 $b(1), b(2), \cdots, b(n)$，以及感染代际时间间隔 GT 的概率密度函数 $g(\ )$，即可根据式2-2计算每一个离散时间段的 R_t。

$$b(t) = R_t \int_0^\infty b(t-s) \cdot g(s) ds$$
$$\approx R_t \int_0^\tau b(t-s) \cdot g(s) ds \qquad （式2-2）$$

例如，利用从首例病例开始前 5 天的逐日病例数据 $b(1), b(2), \cdots, b(5)$，带入上述方程，得到（式2-3）：

$$R_5 = \frac{b(5)}{b(4)g(1)+b(3)g(2)+b(2)g(3)+b(1)g(4)} \qquad （式2-3）$$

将由此得到的 R_5 作为第 5 天的实时再生数。类似地，根据 1~6 天的数据，可以计算第 6 天的实时再生数。

第二节 常见传播动力学模型

一、常见传播动力学模型

根据传染病的传播机制及种群分类结果，常见的传播动力学模型有 SI 模型、SIR 模型、

SEIR 模型及 SEIAR 模型等（详见本章第三节）。模型中涉及的仓室主要包含以下几类。

易感者（susceptible，S）：对传染病无免疫力的个体。

潜伏期者（exposed，E）：暴露于病原体但还没有出现症状的个体，即处于潜伏期的个体。

染病者（infectious，I）：感染了病原体并出现症状的个体。

隐性感染者（asymptomatic but infectious，A）：感染了病原体但未出现症状且对易感者有一定传染性的个体。

移出者（removed，R）：从染病者或隐性感染者人群恢复为正常个体，亦称为恢复者。

二、传播动力学模型特点

动力学模型由于具有独特的优越性，是目前国际上数学建模的主流方法之一，具有以下特点。

（一）研究对象数据化

即研究对象在模型中通常是以一组或多组变量数据的形式出现，此外，对研究疾病发生、流行有重要影响的因素也是借助字母来代表，并用数学符号通过表达式将其对疾病的影响表现出来。

（二）研究状态贴近真实世界、模型灵活性大

模型基于传染病自然史、临床特性以及"三环节"和"两因素"等传染病流行病学特征、病原生物学和媒介生物学等证据，能够灵活还原传染病传播过程，并可根据实际情况对模型进行修改，如考虑疾病不同的状态、时滞因素、年龄结构、出生死亡等，进而使得模型与实际更吻合。

（三）研究资料的完整性

理论流行病学研究是比较研究对象发病的理论期望值与实际人群的观察值之间的符合程度，因此，需要有完整的实际人群发病资料。

（四）研究结果对事件发展的预测性

传播动力学模型可以预测疾病发生、发展趋势，探讨对疾病影响的本质因素及内在规律，具有对将来的预测性。

（五）计算量相对较小

能够适应新发传染病早期快速反应的需求，该模型是确定性的群体参数模型，因此在设置参数和初始值后，模型运行速度比较快。

动力学模型也存在以下主要缺点：

1. 该模型是确定性群体参数模型，忽略了疾病在个体水平的异质性和随机性。

2. 不适合散发疫情或传染病传播早期病例比较少时的模拟。

3. 模型对初始值较为敏感，部分参数的设定受主观因素与经验因素的影响较大，个别参数的意义在实际应用中尚不够明确。

三、传播动力学模型应用

（一）解析流行全过程

传播动力学模型是在已知流行过程的基础上建立起来的；但反过来，模型的建立过程就是以实际资料检验理论正确性和准确性的过程，因此，一个成功的模型能够帮助了解传

染病的传播和流行过程。

（二）定量研究各种因素对传染病流行的影响

在模型建立后对某病既往资料的分析可获得该病的传播机制及有关参数，通过改变各种参数，如易感者数多少、潜隐期长短、传染率高低、传染期长短等进行模拟，从而获得不同参数下的不同流行特征，实现流行因素及其效应作用的定量分析。

（三）模拟评价控制传染病流行的策略

模型建立后，可用目标人群的一些基本数据模拟某病在该目标人群中的自然过程，然后将控制措施输入模型，观察各项措施可能出现的结果，然后权衡效果及收益等因素作出选择。模型的好处是将在实验室内不可能出现的人群中自然的流行过程，在计算机荧屏上重现，不仅重现而且可以反复出现，重复试验的结果，从而可进行深入分析比较，最后作出抉择。

（四）预测传染病流行趋势

在建立正确模型及获得相关参数的基础上，研究者可以根据疾病发生背景如实际存在的防控措施、人群易感性等因素确定参数值，进而模拟将来发展趋势，实现疾病流行趋势的预测。

第三节　传播动力学模型构建

动力学模型的建模思路通常从认识疾病开始，即了解和还原疾病自然史。疾病的自然史是指不给任何治疗或干预措施的情况下，疾病从发生、发展到结局的整个过程。传染病的自然史可以理解为从易感者、潜伏期者、病例或无症状感染者再到恢复或死亡的整个过程。

在自然史的设定过程中重点考虑传染病的传染力、致病力、毒力等关键临床特性。

传染力（infectivity）指病原体引起易感宿主发生感染的能力。传染力大小可通过引发感染所需的最小病原微生物量来衡量。在人群中，可通过易感者暴露于病原体后发生感染的比例（续发率）来测量病原体的传染力。

致病力（pathogenicity）即病原体引起宿主患病的能力。以病原体引起疾病的具有临床症状的病例数与暴露于感染人数之比作为测量某病原体致病力的指标。

毒力（virulence）指病原体感染机体后引起严重病变的能力。以严重病例数或致死数与所有病例数之比作为测量某病原体毒力的指标。一般认为，毒力的大小取决于病原体在体内的繁殖速度、组织损伤的程度以及病原体能否产生特异性毒素。

动力学模型基于传染病的"三环节"（传染源、传播途径、易感人群）和"两因素"（自然因素和社会因素）等重要的传播特征进行建模，即传播过程考虑人传人、环境（含食物或水）传人、媒介传人等多种传播途径，同时可以考虑自然因素和社会因素对传播过程的影响。

动力学模型还可结合实际防控措施，如药物防控措施（抗病毒药物或抗生素、疫苗等）和非药物防控措施（通过密切接触者追踪和检测筛查发现与隔离传染源、停课、手卫生、社交距离、戴口罩等）、环境和饮用水消毒、媒介控制等，开展模型构建和参数调整，从而使构建模型更符合传染病在真实世界的传播和控制情况。

一、模型构建思路

（一）构建自然传播状态下的模型框架

根据需要解决的实际问题，结合文献综述提出研究目的，进而确定需要构建的模型种类和框架。模型框架构建是建模中最为核心的一个步骤,是传染病预测预警的基础。对于传染病传播模型而言,其需要结合以下内容开展设计工作。

1. **疾病自然史** 疾病的自然史指不给任何治疗或干预措施的情况下,疾病从发生、发展到结局的整个过程。

2. **人口学特征** 如研究区域的总人口数、年龄和性别构成、家庭人口构成、单位时间内的人口出生和死亡情况、人口流动情况等,这些人口学特征为模型构建提供重要的研究背景。

3. **传染源和传染来源** 传染源是指体内有病原体生长、繁殖,并能排出病原体的人和动物,包括传染病患者、病原携带者和受感染的动物。传染来源则指携带病原体的人、动物、物体(玩具等物品)或物质(食物、水、土壤等),直接将病原体传递给易感宿主(人或动物)并导致易感宿主感染或发病。因此,传染来源比传染源的概念更为宽泛,在传染病建模中具有重要意义。以新冠病毒感染为例,国外通过跨境输入我国境内的病例或无症状感染者可能成为传染源也可能成为传染来源,但境外输入的携带病毒的物品(如冰鲜海产品、肉类等外包装)则不属于传染源而应为传染来源。两者在建模过程中均具有重要意义,是模型框架中的重要基础。如建模需要考虑境外输入的物品造成传播时,其模型框架中需要给出重点考虑物品。

4. **传播途径** 指病原体从传染源排出后,侵入新的易感宿主前,在外环境中所经历的全过程。在外界的病原体必须借助一定的媒介物质,又称传播因素(如水、空气、食物、土壤等无生命物质)或传播媒介(如虫媒等活的生物)才能进入易感宿主体内,如接触性的人传人、环境或物品传人、食源性、媒介传播、自然疫源性等。一种传染病可能通过一种或多种途径传播。同一种传播途径(如人传人)也可能需要考虑不同的传播模式,如跨性别、跨年龄、跨区域等。

5. **病原体特征** 如基因组学或进化特征在某起暴发事件的建模过程较为重要。当病原体亲缘关系比较接近,属于同源时,可以纳入同一起事件进行建模分析;当病原体亲缘关系比较远时,则可能在模型上需要调整。

6. **媒介特征** 涉及媒介传播疾病者还需要结合媒介种类和密度等关键指标。如构建登革热传播模型时,应重点考虑蚊媒种类(白纹伊蚊或埃及伊蚊)、成蚊灯诱密度、叮人率、幼蚊布雷图指数等。

7. **自然因素** 包括气候、地理、土壤和动植物等,以气候和地理因素的影响较为显著。虫媒传染病受自然因素的影响最为明显,应重点考虑。媒介生物的地理分布、季节消长、活动能力以及病原体在媒介生物体内的发育、繁殖等均受自然因素的制约,从而影响模型构建。肠道传染病和呼吸道传染病等也容易受自然因素的影响表现出明显的季节性。

8. **社会因素** 包括人类的一切活动,如生产和生活条件、卫生习惯、医疗卫生条件、居住环境、人口流动、生活方式、风俗习惯、宗教信仰、社会动荡和社会制度等。社会因素可以影响人群的接触度和防控方式的实施力度等,进而影响传播模型的构建。

综合以上各方面因素和实际情况,构建合适的传染病传播模型。如某学校发生急性出血性结膜炎(acute hemorrhagic conjunctivitis, AHC)暴发,AHC潜伏期很短,数小时至48小时,一般为12~24小时;隐性感染比例很低;感染后7~8年内人群有一定的免疫力。AHC暴发疫情模拟和防控措施效果模拟评估适合采用仅包含易感者、染病者、恢复者的SIR模型。如某地发生登革热暴发,由于其潜伏期较长、存在较高比例的隐性感染者且隐性感者又能成为传染源、需要通过伊蚊媒介传播且在媒介中存在较长的外潜伏期，因此需要建立多种群多传播途径的登革热传播模型。在人群中的自然史过程可以采用"易感者 - 潜伏期者 - 病例 - 无症状感染者 - 移出者（susceptible-exposed-infectious-asymptomatic-removed，SEIAR）"模型，而在伊蚊媒介种群中的自然史可以采用"易感媒介 - 潜伏期媒介 - 具有传染性的媒介（susceptible-exposed-infectious，SEI）"模型。

（二）构建干预措施模型框架

对于呼吸道传染病（如流感和新冠病毒感染）等人传人为主的疾病，其防控措施通常可归纳为药物干预（pharmacological interventions，PIs）和非药物干预（non-pharmacological interventions，NPIs）。前者包括特异性药物治疗、预防用药、接种疫苗等；后者包括传染源的发现与管理、病例隔离、密切接触者追踪与管理、保持社交距离、戴口罩、手卫生等。对于水源性或食源性疾病还包括水消毒和食品安全管理，媒介传播疾病还包括媒介控制（如防蚊灭蚊、清理幼蚊孳生地等）。

通常可以构建带有单项或多项防控措施的传播模型，模拟单一措施、联合措施情况下的疫情趋势，进而评估某项或某些防控措施的效果。

（三）模型构建

1. **收集数据** 从以上建模所需内容可知，收集的数据包含人口学特征、病例的流行病学和病原学资料、媒介数据、自然和社会因素数据等。通常而言，人口学特征数据可以通过查阅相关官方资料（如统计年鉴等）获得；病例相关资料需要通过现场调查或历史监测数据获得；媒介数据通常需要现场调查获得；自然和社会因素数据可以通过访问或购买专门数据库获得。

2. **参数估计与初始值设定** 参数通常可以分为病种特异性参数和场景特异性数据两类。病种特异性参数通常指疾病自然史参数，如潜伏期、潜隐期、病程、传染期、隐性感染比例、重症病例比例、病死率等，这类参数在不同病种之间差异性比较大，同一疾病在不同区域之间的参数差别通常不如不同病种之间的差异明显。建模时此类参数可以通过现场一手数据获得，在现场比较难获取时也可以通过参考文献获取，对于来自参考文献的参数应适当开展敏感性分析或不确定性分析。

场景特异性参数指不同地点、不同人群、不同时间的传播均有差别，此类参数以传染率系数为代表，由于不同时间、不同地区、不同人群在有效接触度和接触模式等存在差别导致每个传播"场景"均有特异的传染率系数。这类参数可以通过两种途径进行估计，一种是通过现场调查，如接触度调查等；另一种则通过实际疫情数据进行模拟拟合获得。

在参数估计后需要设置各类变量初始值，如研究区域的易感者人数、传染源数、免疫人群数等。

3. **模型拟合与校正** 模型拟合是检验模型与实际数据贴合程度的一个重要过程。模型拟合的过程是给定模型参数和相关变量初始值后，模型通过多次运行并比对模型模拟数据与实际数据之间的差异，给出差异最小的模型结果。对于微分方程模型，常用的模型求解方法为 4 阶龙格库塔法（Runge-Kutta）。"差异最小"的判断方法通常包括最小二乘法（least square method）、最大似然估计（maximum likelihood estimation，MLE）、最小均方根（least root mean square，LRMS）法、赤池信息准则（Akaike information criterion，AIC）和贝叶斯信息准则（Bayesian information criterion，BIC）等。这些方法给出的最优模型结果与实际数据的差异是否有统计学意义，需要进一步开展拟合优度检验。常用的拟合优度检验方法包括卡方检验（Chi-square test）和决定系数（coefficient of determination，R^2）。

卡方值通过式2-4计算：

$$\chi^2 = \sum \frac{(A-T)^2}{T}$$

（式2-4）

其中，A 和 T 分别表示实际数据和模型模拟数据。

根据卡方检验结果可知，当 $P>0.05$ 时，说明模型模拟数据与实际数据差异无统计学意义，模型拟合效果较好。根据 R^2 和 P 值结果不但可以解决统计学差异问题，还能说明模型能解释数据的百分比，如 $R^2=0.90$ 且 $P<0.05$ 时，说明模型拟合效果较好且模型能解释数据的90%。

当模型计算结果不能通过拟合优度检验时，说明模型拟合不够理想，需要进一步调整。通常可以通过调整模型参数、初始模拟时间甚至修改模型框架等方式进行校正，直到达到理想的模型拟合效果。若通过多次多种途径的校正，仍不能获得较好的拟合效果，则此次建模失败，需要重新核对模型假设是否合理、模型原理是否适用于此次建模、数据是否有问题等，进而考虑是否重新建模。

二、常用模型框架简介

（一）SI 模型

SI 模型按照传染病的传播机制及疾病的自然史将人群分为两种仓室（compartment）：易感者（S）和染病者（I），各仓室种群以一定的规律进行移动。

模型基于以下假设：

1. 一例染病者与易感者有效接触后即具有一定传染力，传染率系数为 β，则单位时间内产生新病例（易感者变为染病者）的速度为 βSI。

2. 染病者在研究期间一直处于染病状态。

3. 不考虑种群流动性，不考虑自然出生和死亡。

模型框架如图2-3所示。

模型可以用微分方程组（式2-5，式2-6）表示。

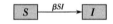

图 2-3　SI 模型框架

$$\frac{dS}{dt} = -\beta SI$$

（式2-5）

$$\frac{dI}{dt} = \beta SI$$

（式2-6）

其中，S 和 I 表示易感者和染病者，dS/dt 和 dI/dt 表示 t 时刻 S 和 I 的变化速率，β 表示传染率系数。

SI 模型参数仅有1个，即传染率系数 β，通常通过实际传染病疫情数据与模型进行拟合获得。

该模型适合在传染病暴发或流行疫情中模拟，且该传染病不具有潜伏期或潜伏期短至可以忽略，隐性感染比例非常低甚至无隐性感染，染病的个体一直处于染病状态。

该模型不适合散发疫情或者传染病传播早期病例比较少时的模拟，忽略了疾病在个体水平的异质性和随机性。

（二）SIR 模型

SIR 模型亦称 Kermack-Mckendrick 阈模型（K-M 模型）。模型按照传染病的传播机制将种群分为三种仓室（compartment）：易感者（S）、染病者（I）和移出者（R）。

模型基于以下假设：

1. 一例染病者与易感者有效接触后即具有一定传染力，传染率系数为 β，则单位时间内产生新病例（易感者变为染病者）的速度为 βSI。

2. 单位时间内从染病者移出的人数与患者数量成正比，比例系数为 γ，则单位时间内病例恢复（染病者变为恢复者）的速度为 γI。

3. 移出者在研究期间内具有免疫力，不会被感染。

4. 不考虑种群流动性，不考虑自然出生和死亡。

模型框架如图 2-4 所示。

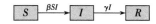

图 2-4 SIR 模型框架

模型可以用微分方程组（式 2-7，式 2-8，式 2-9）表示。

$$\frac{dS}{dt} = -\beta SI \tag{式 2-7}$$

$$\frac{dI}{dt} = \beta SI - \gamma I \tag{式 2-8}$$

$$\frac{dR}{dt} = \gamma I \tag{式 2-9}$$

该模型参数为传染率系数 β 和移出率系数 γ。β 通常通过实际传染病疫情数据与模型进行拟合获得，亦可以通过其与基本再生数 R_0 的关系计算获得。在 SIR 模型中，$R_0 = \beta S_0 / \gamma$。γ 为疾病自然特征，可以通过现场调查或查阅文献获得。

SIR 模型适合在传染病暴发或流行疫情中模拟，且该传染病潜伏期短至可以忽略、无隐性感染或隐性感染比例非常低、在研究期间移出者对病原体有免疫力不会二次感染的传染病。如急性出血性结膜炎（AHC）潜伏期很短，数小时至 48 小时，一般为 12～24 小时；隐性感染比例很低；感染后 7～8 年内人群有一定的免疫力。AHC 暴发疫情模拟和防控措施效果模拟评估适合采用 SIR 模型。

（三）SEIR 模型

SEIR 模型按照传染病的传播机制将种群分为四种仓室（compartment）：易感者（S）、潜伏期者（E）、染病者（I）和移出者（R）。

模型基于以下假设：

1. 一例染病者与易感者有效接触后即具有一定传染力，传染率系数为 β，则单位时间内产生新病例（易感者变为染病者）的速度为 βSI。

2. 感染病原体的个体需要一定的时间（潜伏期）后方可变为染病者，潜伏期系数为 ω，ω 为潜伏期的倒数，则单位时间由潜伏期者变为染病者的速度为 ωE。

3. 单位时间内从染病者移出的人数与染病者数量成正比，比例系数为 γ，则单位时间内病例恢复（染病者变为恢复者）的速度为 γI。

4. 移出者在研究期间内具有免疫力，不会被感染。

5. 不考虑种群流动性，不考虑自然出生和死亡。

模型框架如图 2-5 所示。

模型可以用微分方程组（式 2-10，式 2-11，式 2-12，式 2-13）表示。

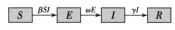

图 2-5 SEIR 模型框架

$$\frac{dS}{dt} = -\beta SI \qquad\qquad （式2-10）$$

$$\frac{dE}{dt} = \beta SI - \omega E \qquad\qquad （式2-11）$$

$$\frac{dI}{dt} = \omega E - \gamma I \qquad\qquad （式2-12）$$

$$\frac{dR}{dt} = \gamma I \qquad\qquad （式2-13）$$

模型参数为传染率系数 β、伏期系数 ω 和移出率系数 γ。β 通常通过实际传染病疫情数据与模型进行拟合获得，亦可以通过其与基本再生数 R_0 的关系计算获得。ω 和 γ 为疾病自然特征，可以通过现场调查或者查阅文献获得。

SEIR 模型适合在传染病暴发或流行疫情中模拟，且该传染病有一定潜伏期、潜伏期内无传染性、无隐性感染或隐性感染比例非常低、在研究期间恢复者对病原体有免疫力。

（四）SEIAR 模型

SEIAR 模型按照传染病的传播机制将种群分为五种仓室（compartment）：易感者（S）、潜伏期者（E）、染病者（I）、无症状感染者（A）和移出者（R）。

模型基于以下假设：

1. 一例染病者与易感者有效接触即具有一定传染力，传染率系数为 β。假设无症状感染者的传播能力是病例的 κ 倍，κ 在 0～1 之间，当 $\kappa=1$ 时意味着无症状感染者与病例的传播能力相同，当 $\kappa=0$ 时意味着无症状感染者没有传染性。单位时间内易感者减少的速度为 $\beta S(I+\kappa A)$。

2. 感染病原体的个体需要一定的时间（潜伏期）后方可变为染病者，潜伏期系数为 ω，ω 为潜伏期的倒数；感染病原体的个体需要一定的时间（潜隐期）后方可变为无症状感染者，潜隐期系数为 ω'，ω' 为潜隐期的倒数。

3. 无症状感染者的比例为 p，感染者的比例为 $1-p$，则单位时间内由 E 变为 A 的速度为 $p\omega'E$，由 E 变为 I 的速度为 $(1-p)\omega E$。

4. 无症状感染者和染病者的恢复比例分别为 γ' 和 γ，则单位时间内由 A 变为 R 的速度为 $\gamma'A$，由 I 变为 R 的速度为 γI。

5. 移出者在研究期间内具有免疫力，不会被感染。

6. 不考虑种群流动性，不考虑自然出生和死亡。

模型框架如图 2-6 所示。

模型可以用微分方程组（式 2-14，式 2-15，式 2-16，式 2-17，式 2-18）表示。

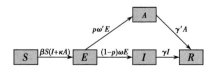

图 2-6　SEIAR 模型框架

$$\frac{dS}{dt} = -\beta S(I+\kappa A) \qquad\qquad （式2-14）$$

$$\frac{dE}{dt} = \beta S(I+\kappa A) - p\omega'E - (1-p)\omega E \qquad\qquad （式2-15）$$

$$\frac{dI}{dt} = (1-p)\omega E - \gamma I \qquad\qquad （式2-16）$$

$$\frac{dA}{dt} = p\omega'E - \gamma'A \qquad （式 2-17）$$

$$\frac{dR}{dt} = \gamma I + \gamma'A \qquad （式 2-18）$$

模型参数为传染率系数 β、潜伏期系数 ω、潜隐期系数 ω'、无症状感染者比例 p、染病者移出率系数 γ、无症状感染者移出率系数 γ'。β 通常通过实际传染病疫情数据与模型进行拟合获得；ω、ω'、p、γ 和 γ' 为疾病自然特征，可以通过现场调查或查阅文献获得。

SEIAR 模型适合在传染病暴发或流行疫情中模拟，且该传染病有一定潜伏期、潜伏期内无传染性、有隐性感染或隐性感染比例不低、在研究期间移出者对病原体有免疫力。

三、常用模型的传播能力计算公式

（一）SI、SIS、SIR、SIRS 模型

SI、SIS、SIR、SIRS 模型中传播能力的计算公式见式 2-19 和式 2-20。

$$R_e = \frac{\beta S}{d_r + f + \gamma} \qquad （式 2-19）$$

$$R_0 = \frac{\beta N}{d_r + f + \gamma} \qquad （式 2-20）$$

（二）SEI、SEIS、SEIR、SEIRS 模型

SEI、SEIS、SEIR、SEIRS 模型中传播能力的计算公式见式 2-21 和式 2-22。

$$R_e = \frac{\omega}{\omega + d_r} \times \frac{\beta S}{d_r + f + \gamma} \qquad （式 2-21）$$

$$R_0 = \frac{\omega}{\omega + d_r} \times \frac{\beta N}{d_r + f + \gamma} \qquad （式 2-22）$$

（三）SEAI、SEAIS、SEAIR、SEAIRS 模型

SEAI、SEAIS、SEAIR、SEAIRS 模型中传播能力的计算公式见式 2-23 和式 2-24。

$$R_e = \frac{(1-p)\omega}{p\omega' + (1-p)\omega + d_r} \times \beta S \times \frac{1}{d_r + f + \gamma} + \frac{p\omega'}{p\omega' + (1-p)\omega + d_r} \times \kappa\beta S \times \frac{1}{d_r + \gamma'} \qquad （式 2-23）$$

$$R_0 = \frac{(1-p)\omega}{p\omega' + (1-p)\omega + d_r} \times \frac{\beta N}{d_r + f + \gamma} + \frac{p\omega'}{p\omega' + (1-p)\omega + d_r} \times \frac{\kappa\beta N}{d_r + \gamma'} \qquad （式 2-24）$$

第四节　传播动力学模型应用实例

一、实例场景

2022 年 8 月 12 日，X 市 CDC 收到来自辖区内某医疗卫生机构报告首例新型冠状病毒感染（COVID-19）病例，并于 8 月 13 日介入调查处置，之后辖区内报告病例数逐渐增多，至 8 月 16 日达到发病高峰（发病数 13 例），本次疫情结束时间为 8 月 29 日，最终累计发病 78

例,无病例死亡发生,具体流行曲线如图2-7所示。

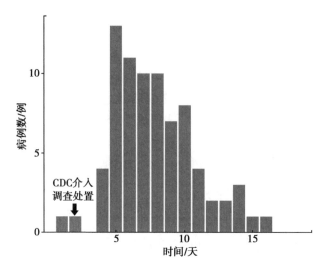

图 2-7　X 市 COVID-19 确诊病例流行曲线

二、模型构建和应用

（一）疾病自然史

COVID-19的传染源主要是感染新型冠状病毒的人和动物,COVID-19的传播途径主要包括呼吸道飞沫传播和接触传播,消化道也可能是潜在传播途径之一,所有人都是易感人群。

新型冠状病毒潜伏期及潜隐期在不同研究中有所不同,一般为 5 天左右,最少仅有 1 天,最长为 14 天,潜伏期患者具有传染性,少数康复患者也可能携带病毒。

COVID-19 临床症状主要为发热、呼吸困难、干咳、肌痛、疲倦,少数可见腹泻和呕吐等,但有相当一部分人群暴露后无明显症状。隐匿的感染者给传染源的发现带来很大困难,在对无症状感染者的横断面研究中,经常会将无症状与症状前感染者混淆。

患者的病程可分为三阶段:发病 1～3 天为第一阶段,此时患者处于疾病早期,通过胸部 CT 可发现细微病变;发病 4～14 天为第二阶段,此时患者处于疾病进展期,咳嗽、呼吸困难等症状加重,胸部 CT 出现渗出性病变且病变范围扩大;发病 14～21 天为第三阶段,此时患者处于恢复期,症状开始减轻,体温逐渐恢复正常。

此外,儿童、老年人、孕妇、有基础疾病者(如高血压、糖尿病、慢性阻塞性肺疾病等)是新型冠状病毒感染的高危人群,这些患者易转变为重症和危重症患者,病死率较高。免疫力强者感染后比免疫力差者更易康复。

（二）模型构建及拟合

根据文献综述以及现场调查的新型冠状病毒传播特征,构建易感者 - 潜伏期者 - 显性感染者 - 隐性感染者 - 移出者模型（SEIAR）,即将人群分为:易感者（S）、潜伏 / 潜隐期者（E）、显性感染者（I）、隐性感染者（A）和移出者（R）,该模型的流程图如图2-8所示。

该模型基于以下假设:

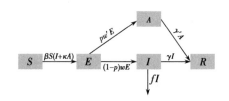

图 2-8　COVID-19 的 SEIAR 模型框架图

1. 由于疾病呈暴发模式发生,人口出生和自然死亡在疾病流行期间不会引起人口基数较大改变,因此本模型未考虑人口出生和自然死亡对人群免疫状态及疾病传播的影响。

2. 使用传染率系数 β 衡量显性感染者 I 对易感者 S 的传染力,同时考虑隐性感染者 A 的传染力仅为显性感染者 I 的 κ 倍($0 < \kappa < 1$),此时传染率系数为 $\kappa\beta$, t 时刻新感染人数为 $\beta S(I+\kappa A)$ 。

3. 潜伏期者 E 经过一个潜伏期后有 2 种结局,其中有一定比例 p 转变为隐性感染者 A ,而另一部分 $(1-p)$ 转变为显性感染者 I 。因此 t 时刻,从 E 发展为 A 速度与潜伏期人群 E 成正比,比例系数为 $p\omega'$;从 E 发展为 I 的速度同样与 E 成正比,比例系数为 $(1-p)\omega$ 。ω 为潜伏期系数,ω' 为潜隐期系数。

4. 设显性感染者 I 由发病至移出时间间隔为 $1/\gamma$,则 t 时刻由 I 变为 R 的人数为 γI 。设病死率为 f ,则 t 时刻死亡的病例数为 fI 。

5. 设隐性感染者 A 的传染期为 $1/\gamma'$,则 t 时刻由 A 变为 R 的人数为 $\gamma'A$ 。

该 SEIAR 模型的微分方程数学表达式(式 2-25,式 2-26,式 2-27,式 2-28,式 2-29)如下。

$$\frac{dS}{dt} = -\beta S(I+\kappa A) \tag{式 2-25}$$

$$\frac{dE}{dt} = \beta S(I+\kappa A) - p\omega'E - (1-p)\omega E \tag{式 2-26}$$

$$\frac{dI}{dt} = (1-p)\omega E - \gamma I - fI \tag{式 2-27}$$

$$\frac{dA}{dt} = p\omega'E - \gamma'A \tag{式 2-28}$$

$$\frac{dR}{dt} = \gamma I + \gamma'A \tag{式 2-29}$$

该模型将总人群(N)分为易感者(S)、潜伏期者(E)、显性感染者(I)、隐性感染者(A)、移出者(R)5 类。即 $N(t)=S(t)+E(t)+I(t)+A(t)+R(t)$ 。其中,dS/dt、dE/dt、dI/dt、dA/dt、dR/dt 分别表示 t 时刻 S、E、I、A、R 各类人群的变化速率。

根据模型原理可知,该数学模型共有 8 个参数和 6 个变量。参数分别为 β (传染率系数)、ω (潜伏期系数)、ω' (潜隐期系数)、γ (显性感染者移出率系数)、γ' (隐性感染者移出率系数)、κ (与显性感染者相比隐性感染者传染力的大小系数)、p (隐性感染者比例)、f (病死率)。变量共有 6 个,分别为 N (总人口数)、S (易感者)、E (潜伏期者)、I (显性感染者)、A (隐性感染者)、R (移出者)。模型参数估计与变量初始值的取值情况详见表 2-1。

(三)传播能力评估

如前所述,基本再生数(R_0)、有效再生数(R_e)和实时再生数(R_t)都是评估传染病传播能力的常用指标,其中,R_0 表示在全人群易感的情况下,1 个传染源在其传染期内预期直接传染的新病例数,反映了病原体自身的传染能力。R_e 和 R_t 则表示在一定的干预措施、社会、经济、自然因素等影响下,1 个传染源在其传染期内预期直接传染的新病例数,反映了在特定人群中的实际传播情况。即 R_0 代表理论上或理想状态下传染病的传播能力,而 R_e 和 R_t 则反映实际情况下传染病在人群中的传播情况。本次疫情,CDC 在疫情初期就介入干预,因此使用有效再生数 R_e 评估 X 市 COVID-19 的传播能力。

表 2-1 COVID-19 的 SEIAR 模型各参数定义及取值方法

变量或参数	意义	单位	取值	参数来源
β	传染率系数（x月x日之前）	人$^{-1}\cdot$天$^{-1}$	$\geqslant 0$	曲线拟合
κ	A 相对 I 的传播能力系数	1	0.500 0	参考文献
p	隐性感染者比例	1	0.035 7	实际数据
$1/\omega$	潜伏期	天	7	参考文献
$1/\omega'$	潜隐期	天	5	参考文献
$1/\gamma$	临床确诊病例恢复期	天	25	实际数据
$1/\gamma'$	隐性感染者恢复期	天	6	参考文献
f	病死率	1	0	实际数据

使用下一代矩阵法（the next-generation matrix method, NGM）计算该 SEIAR 模型的 R_e，计算具体思路及过程如下。

1. **步骤 1** 将所有仓室分为两类：第一类是未被传染的，包括易感者（S）、移出者（R）；第二类是被传染的，包括潜伏期者（E）、显性感染者（I）及隐性感染者（A）。

2. **步骤 2** 根据模型的微分方程，并将第二类仓室的导数向量拆分成两部分：第一部分 F 是新产生的病例，第二部分 V 表示不同患病状态之间的相互转化（式 2-30）。

$$\frac{d}{dt}\begin{bmatrix} E \\ I \\ A \end{bmatrix} = \begin{bmatrix} \beta S(I+\kappa A)-p\omega'E-(1-p)\omega E \\ (1-p)\omega E-(f+\gamma)I \\ p\omega'E-\gamma'A \end{bmatrix} = \begin{bmatrix} \beta S(I+\kappa A) \\ 0 \\ 0 \end{bmatrix} - \begin{bmatrix} E\omega'p-E\omega(p-1) \\ E\omega(p-1)+I(f+\gamma) \\ \gamma'A-E\omega'p \end{bmatrix}$$
$$= F-V$$

（式 2-30）

3. **步骤 3** 将向量 F 和 V 关于各传染性仓室（I、E）求导数，得到相应的 Jacobi 矩阵 F、V，并在此基础上求解 V^{-1}（式 2-31，式 2-32，式 2-33）。

$$F = \begin{bmatrix} 0 & S\beta & S\beta\kappa \\ 0 & 0 & 0 \\ 0 & 0 & 0 \end{bmatrix}$$

（式 2-31）

$$V = \begin{bmatrix} p\omega'+(1-p)\omega & 0 & 0 \\ -(1-p)\omega & f+\gamma & 0 \\ -p\omega' & 0 & \gamma' \end{bmatrix}$$

（式 2-32）

$$V^{-1} = \begin{bmatrix} \dfrac{1}{\omega-\omega p+\omega'p} & 0 & 0 \\ \dfrac{\omega(p-1)}{(f+\gamma)(\omega-\omega p+\omega'p)} & \dfrac{1}{f+\gamma} & 0 \\ \dfrac{\omega'p}{\gamma'*(\omega-\omega p+\omega'p)} & 0 & \dfrac{1}{\gamma'} \end{bmatrix}$$

（式 2-33）

4. **步骤 4** 计算 FV^{-1} 的最大特征值 $\lambda_{max}(FV^{-1})$，计算 R_e。求解得到的 R_e 数学表达式见

式 2-34。

$$R_e = \beta S \left(\frac{1-p}{\gamma+f} + \frac{\kappa p}{\gamma} \right) \qquad （式 2-34）$$

R_e 指在政府干预及人群自我行为调整影响下，易感人群中单个个体在其整个感染期间所引起的继发感染的预期数量。当 $R_e < 1$ 时，每个受感染的个体平均会产生少于一个新的受感染个体，因此预测病原体将从人群中清除。如果 $R_e > 1$，则病原体能够侵入易感种群，造成传播，通常 R_e 越大预示着病原体的传播能力越强。

模型的拟合及传播能力评估结果如图 2-9 所示，病例数在疫情暴发的第 5 天达到了高峰，然后开始逐渐下降。因此，疫情以第 5 天为分界线分为上升（第 1～5 天）和下降（第 5～18 天）两个阶段，分段进行模拟。R_e 值在第 5 天达到 13.46，即一个感染者在潜伏期内平均可以传染给 13 个易感者。第 5 天后的 R_e 值为 0.58，降低到 1 以下，说明此时传播已经被阻断。前后两个阶段 R_e 下降了 95.69%，表明疫情逐渐得到有效控制。

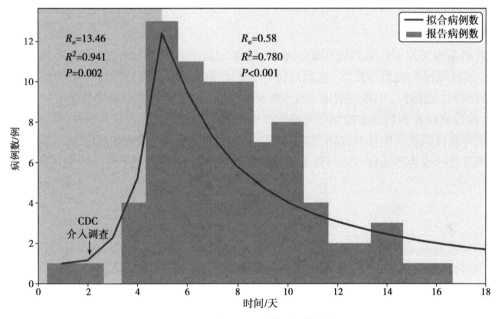

图 2-9　X 市 SEIAR 模型拟合结果

两个阶段使用实际数据由 SEIAR 模型拟合后结果的 R^2 分别为 0.941（$P=0.002$）和 0.780（$P<0.001$），P 值皆小于 0.05，证明 SEIAR 模型拟合效果较好。

（陈田木　王笑笑　章涛）

【思考题】

1. 根据 x 市本次暴发情况，你认为如果需要构建传播动力学模型开展疫情研判工作，还需要收集并补充哪些资料或数据？

2. 根据上述模型构建及拟合结果，你认为针对本次暴发所构建的传播动力学模型还可以应用到其他什么方面？

第三章 传染病监测与预测预警

【学习要点】

1. 传染病监测的定义、目的、内容及形式。
2. 传染病监测数据分析的常用方法。
3. 传染病预测预警的概念和常用模型。
4. 风险评估的概念和步骤。

　　监测是预防控制传染病的前提和基础,通过对监测数据的分析,掌握传染病发生发展规律,并利用相关模型与技术,实现对传染病的预测预警,为预防控制传染病提供科学依据。近年来,埃博拉、中东呼吸综合征、寨卡病毒病、新型冠状病毒感染等新发传染病不断涌现,给传染病监测和预防控制带来新的严峻挑战。随着大数据时代的到来,人工智能、人脸识别等现代科技手段日益成熟,建立多层次、多维度、覆盖传染病发病前、中、后全程全域的监测系统已成为传染病监测与预测预警的必然趋势。

第一节　传染病监测

　　传染病监测是预防控制传染病的基本手段,掌握传染病监测的定义、目的、意义和内容,了解传染病监测的历史、现状和未来发展,对防控传染病有重要意义。

一、概念

　　传染病监测是指有计划、持续、系统地收集、整理、分析和解释传染病在人群中的发生及其影响因素的相关数据,并及时将监测所获得的数据进行分析,反馈至相关机构和人员,用于传染病预防控制策略和措施的制定、调整和评价,是传染病防控的重要组成部分。

　　传染病监测的目的是预警预测、分析和掌握传染病的发生、发展规律及其相关因素,为制定预防控制策略和措施、评价效果提供科学依据。不同传染病监测系统的目的也有所不同,归纳起来,传染病监测的目的主要包括以下几个方面。

1. 描述或估计传染病的流行特征、传播范围和疾病负担。
2. 了解传染病的自然史,分析长期变动趋势。
3. 早期识别传染病暴发和流行。
4. 监测病原微生物的型别、毒力、耐药性及其变异。
5. 掌握人群免疫水平。

6. 掌握传染病发生或流行的危险因素。

7. 对于已消除或正在消除的传染病,判断传染病或病原体的传播是否阻断。

8. 评价传染病预防控制策略和措施的效果。

传染病监测是传染病预防和控制最基本的活动之一,有效的传染病预防控制依赖于传染病监测,传染病风险评估和管理更离不开监测,只有敏感的传染病监测系统,才能为传染病预防控制提供有用信息。无论是全球还是一个国家或地区,如果缺乏良好的传染病监测体系,传染病的预防控制就无法有效开展和取得成功。

二、发展历程

(一)我国传染病监测发展历程

1. **初创期**　1959 年我国开始建立全国传染病报告系统,报告病种 15 种,由各级各类医疗机构向基层卫生防疫机构报告,基层卫生机构汇总后逐级上报至卫生部。1978 年,卫生部发布《中华人民共和国急性传染病管理条例》规定报告病种增加至 25 种,这是我国首次立法规定传染病报告。此后陆续开始鼠疫、疟疾等传染病单病种的设点监测,主要开展传染病临床特征、实验室检测、宿主、媒介、传播方式以及防控策略和措施等监测工作。

2. **完善期**　20 世纪 80—90 年代,我国传染病监测取得了巨大成绩,具体表现在四个方面。

(1)建立覆盖全国的综合疾病监测系统(Disease Surveillance Point System, DSP)并逐步完善:1980 年,原中国预防医学科学院(现中国疾病预防控制中心,Chinese Center for Disease Control and Prevention, CDC)首先在 13 个省(自治区、直辖市)建立了 70 个综合疾病监测点,到 1995 年扩大至 145 个,覆盖全国人口的 1%。DSP 除收集所有法定报告传染病发病资料外,还开展出生死亡监测、吸烟等行为危险因素监测、病毒性肝炎血清流行病学调查以及法定报告传染病漏报调查。

(2)数据报告方式不断改进:1985 年前,我国传染病报告方式为逐级寄送纸质报告卡和统计报表,从县级寄到国家往往需要 1~2 个月。1986 年我国开始建立全国省级疫情微机通讯网,1993 年开始建立全国范围内的数字通讯网和电子信箱系统,2001 年后转变为网络传输方式。

(3)法定报告传染病病种不断增加:随着传染病防控需求的变化,法定报告传染病病种也在不断调整和扩大,1989 年《中华人民共和国传染病防治法》发布,报告病种从 1978 年的两类 25 种扩大为三类 35 种。同时慢性传染病(如肺结核)和新发现的传染病(如艾滋病)也被纳入法定报告管理。

(4)专病监测系统逐步建立:借助国际合作及国家防控规划,我国逐步建立了脊髓灰质炎、HIV/AIDS、肺结核、麻疹、性病、寄生虫病等专病监测系统。

3. **快速发展期**　2003 年 SARS 暴发给我国传染病监测带来了历史性发展契机,各级政府,尤其是中央政府高度重视传染病监测,我国传染病监测系统得到了快速发展。2003 年,我国开始启动建设传染病网络直报信息平台——中国疾病预防控制信息系统(National Information System for Disease Control and Prevention),于 2004 年 1 月投入使用。该系统实现了传染病实时报告,极大地提高了报告的及时性和完整性。

(二)我国传染病监测现状与进展

我国传染病监测系统经历初创期、完善期及快速发展期,日趋成熟。目前已建立了法定传染病报告系统、20 余种重要传染病和病媒生物强化监测系统、特定疾病的实验室监测网络等。

1. 法定传染病报告系统日趋完善   我国法定报告传染病有三类 41 种，任何单位和个人发现传染病患者或者疑似传染病患者时，应当及时向辖区疾病预防控制机构或者医疗机构报告。疾病预防控制机构、医疗机构和采供血机构及其执行职务的人员发现《中华人民共和国传染病防治法》规定的传染病疫情或者发现其他传染病暴发、流行以及突发原因不明的传染病时，应当遵循疫情报告属地管理原则，按照规定的内容、程序、方式和时限报告。国务院卫生行政部门定期公布全国传染病疫情信息。省（自治区、直辖市）人民政府卫生行政部门定期公布本行政区域的传染病疫情信息。2004 年 1 月 1 日我国启用中国疾病预防控制信息系统，该传染病网络报告管理系统在国家、省、市、县疾病预防控制机构信息联网的基础上，实现与当地医疗机构联网，并将信息网络向乡（镇）和城镇延伸，形成了纵向到底、横向到边的信息报告网络。责任报告人在首次诊断传染病患者后，应立即填写传染病报告卡，并按照规定的时限进行网络报告。

2. 专病监测系统覆盖全国   目前我国已建立了 20 余种重要传染病和病媒生物强化监测系统，不同病种监测方式有所不同。如急性弛缓性麻痹、麻疹，采取在全国范围内强化监测的模式。流感、AIDS 实施哨点监测，流感监测主要通过哨点医院开展流感样病例（influenza-like illness, ILI）监测和采样，在网络实验室开展病毒检测；AIDS 检测主要在特定机构、场所人群中设立哨点开展监测。鼠疫、登革热主要通过设立监测点开展鼠等宿主动物、蚊等传播媒介监测。

3. 特定疾病的实验室监测网络逐步形成   如针对脊髓灰质炎的实验室监测网络已覆盖全国所有省级疾控机构，针对流感、麻疹等的网络实验室覆盖了全国地市级以上疾控机构，针对 HIV/AIDS、结核病的实验室网络覆盖几乎所有县区级以上疾控机构。

近年来，传染病及危险因素的综合监测逐步得到重视；互联网搜索和舆情媒体监测等非结构化监测方法的引入，丰富了我国传染病监测的数据来源，对提高新发传染病发现能力起到重要作用。举办重大活动期间亦进行了症状监测的探索，取得了一定的经验。

未来我国传染病监测更要注重顶层设计，建立国家传染病监测整体规划；加快专病监测系统的评估和论证；加强传染病实验室监测，提高重要传染病的实验室诊断率；加强大数据、云计算、数据挖掘等新理论新技术在传染病监测系统中的应用研究，提高监测预警技术水平。

（三）国外传染病监测现状和进展

1. 全球传染病监测系统   世界卫生组织（WHO）通过全球传染病监测和应对系统，协调、支持各国政府和公共卫生机构的传染病监测及应对工作。WHO 主要通过疾病报告系统、实验室监测、疫苗接种和死亡等监测传染病疫情。通过与各国政府、公共卫生机构和医疗保健提供者合作，收集和汇总来自各地的传染病数据，对收集到的传染病数据进行分析，更好地了解传染病的流行趋势、传播途径、临床特征和传染性等信息，从而对传染病疫情进行评估，并根据情况采取相应的控制和预防措施，包括制定和推广预防指南、加强疫苗接种和治疗能力、加强流行病学监测和调查、采取旅行和贸易限制等。

为有效应对全球传染病暴发疫情，作出预警与反应，WHO 于 2000 年在塞拉利昂暴发埃博拉病毒病疫情后创建了全球疫情警报和反应网络（Global Outbreak Alert and Response Network, GOARN）。作为一项全球性疫情监测和应对机制，该网络由各国政府、国际组织、公共卫生专家、实验室和其他相关机构组成，是各国在疫情防控方面的重要合作平台之一。GOARN 旨在协调和加强各国在疫情监测、防控和应对方面的合作，以支持国际社会对突发卫生事件的响应。其通过为各国提供技术支持、培训、协调和资源等方面的援助，帮助各国在疫情暴发和应对过程中更有效地应对卫生风险。2002—2003 年 SARS 暴发期间，GOARN 积极应对疫情，协助多个国家和地区控制和防止疫情扩散。2005 年，GOARN 成为 WHO 国际卫生条例的核心部分，为应对全球卫生事件提供了更加全面的框架。2009 年甲型 H1N1 流感大流行期间，GOARN 协助各国应对疫情，开展了大量技术支持和培训活动。2014—2016 年埃博拉疫情暴发期间，GOARN 起到了重要作用，协助非洲国家和其他国家有效应对疫情。

2. 其他国家的监测系统

（1）美国：1999 年 10 月，美国 CDC 启动国家疾病监测信息系统（National Electronic Disease Surveillance System，NEDSS），建设目标是在联邦、州和地方水平上统一数据和信息系统标准，建立一个有效、完整、可操作的信息系统，通过电子数据交换实时捕获和分析疾病数据，实现多个监测信息系统的无缝连接，监测并评估疾病发展趋势、确定公共卫生突发事件、指导疾病的预防和控制。同时各个州也使用类似 NEDSS 或其他监测系统进行传染病疫情监测。在启用 NEDSS 之前，主要通过邮寄方式向州卫生局进行病例报告，然后输入计算机系统。即使是需要立即调查或采取干预措施的病例也需采用邮寄的方法，使得州卫生局有时在病例发生几周后才收到报告。在启用 NEDSS 之后，传染病报告率提高了 4.4 倍，报告时间平均提前了 7.9 天，疫情报告的及时性明显提高。

（2）日本：日本于 1897 年开始法定报告传染病，当时报告病种 26 种。1999 年 4 月，日本实施了新的传染病控制法律，并建立了国家传染病流行病学监测系统。新的传染病控制法律指出，传染病监测是传染病控制的重要组成部分。为提高监测效率，要求有效、及时反馈信息给公众和医护工作者。目前，日本法定传染病分为 5 类 87 种，日本国家传染病流行病学监测系统要求所有医生发现 1～4 类和 5a 亚类传染病后必须在 7 天内报告给当地公共卫生中心，5b 亚类传染病则由指定的哨点医疗机构每星期或每月将临床病例数按性别、年龄报告给当地公共卫生中心。当地公共卫生中心负责将数据录入国家疾病监测信息系统，后者每周或每月将所有报告用各种图表并配合文字注释的形式进行分析、解释和发布。

（3）澳大利亚：1990 年，澳大利亚建立了国家法定疾病监测系统（The National Notifiable Diseases Surveillance System，NNDSS），该系统协调国家 50 多个传染病或疾病群的监测，要求医生通过电脑或信件将本辖区内疫情向州或者地方卫生局报告，卫生局负责每日向澳大利亚卫生和老龄部报告，后者负责收集、分析并进行每周 3 次网络信息公布，同时每个季度在 *Communicable Diseases Intelligence* 杂志上发布。在 2002 年网络报告使用之前，疫情报告常常有延误的现象。使用网络报告之后，虽然实现了疫情的当天报告，但资料的质量和完整性仍有待改善，例如对同一病原体、血清型和亚型，不同辖区使用不同的名称，造成编码缺失或重复等。同时存在报告内容不全的问题，如有些未标明是本地病例还是输入性病例。另外，有些疾病漏报率仍很高，如甲肝和麻疹病例漏报率分别高达 60% 和 20%。

总之，目前世界各国对传染病监测和疫情报告都很重视，多启用了传染病疫情电子报告系统，传染病疫情报告的及时性得到了极大提高，疫情信息的分析、利用与反馈也得到了较大改善，如定期发布的 WHO 流行病学周报（WER）和美国 CDC 的发病率和死亡率周报

（MMWR）。然而，报告率和报告完整性方面仍有待加强。由于传染病疫情数据主要来自基层医务工作者，其工作质量是影响疫情报告质量的关键环节，因此，需要加强对基层医务工作者责任心和业务能力的培训，确保传染病报告的完整性和准确性。

三、内容与形式

（一）疫情监测

疫情监测主要是通过连续性、系统性收集传染病发病数和死亡数，了解传染病在不同地区、不同时间、不同人群中的分布特征及流行因素，为传染病防治提供可靠的依据。中国疾病预防控制信息系统收集的法定传染病疫情数据，是我国传染病疫情监测的主要形式。

（二）症候群监测

症候群（综合征）监测也称症状监测，是指通过持续、系统地收集和分析特定传染病临床症候群发生频率的数据，及时发现传染病在时间和空间分布上的异常聚集，以期对传染病暴发进行早期探查、预警和快速反应的监测方法。症状监测的数据源非常广泛，主要包括患者主诉、症状体征，门急诊就诊情况，实验室检测结果，健康咨询热线反馈，缺课、缺勤人数，药品销售，互联网搜索记录，动物疫情，零售业销售情况等。

（三）血清学监测

血清学监测是疫情监测的重要补充，可以反映传染病当前和过去的流行情况，显性与隐性感染的比例，病后或感染后的免疫持久性，帮助阐明传染病传播规律、传染病在人群中的流行情况和探索传染病地理分布特征等。应用血清学监测方法进行长期的健康人群抗体监测可反映人群感染的累积状态，通过短期的抗体测定可反映近期流行或感染状况。

（四）病原学监测

通过定点、定时、连续、系统地对传染病的病原学进行监测，了解掌握疫情分布、宿主动物病原携带水平、传播媒介（水、食品等）污染水平等。如通过对监测传染病病种的病原体菌种群组型、毒力、耐药等监测，以了解掌握致病微生物流行菌群与菌型的变迁、菌株变异情况、菌株耐药情况及其流行关系等；通过对鼠疫自然疫源地进行监测以便掌握疫源地、宿主动物及媒介的分布，宿主带菌水平等信息。2020年以来，全球COVID-19大流行导致其基因组变异变迁，新的基因型别层出不穷。持续开展病毒监测，有助于及时分析新出现的变异株对病毒传播力、致病力和免疫逃逸的影响，评价现有疫苗对新出现变异株的免疫保护效果，助力新型疫苗研发。

（五）危险因素监测

对传染病危险因素进行监测不仅能预测传染病的发展趋势，防止传染病的蔓延扩散，而且可以对个体进行早期干预，防止疾病的进一步发生发展。对医院排放废水中的总大肠菌群、粪大肠菌群、沙门菌及志贺菌等的监测有利于防止肠道传染病的发生，对食物中食源性致病菌的监测有利于防止食源性传染病的发生。对温度、湿度等气候因素及鼠、蚊、蜱、蚤等病媒生物进行监测可以对自然疫源性传染病的发生发展进行预警预测。某些传染病的发生与个人行为密切相关，如共用注射器可能导致AIDS传播。行为监测通过在固定时间、固定地点，持续系统地收集特定人群与AIDS、性病感染相关行为的动态变化趋势资料，以指导制定适宜的预防规划，是AIDS综合监测系统的重要组成部分。

（六）干预措施效果监测

干预措施效果监测主要是了解干预措施有效与否。由于监测是持续、系统进行的，因此在评价干预策略和措施的效果时,传染病的变化趋势能够提供最直接和最可靠的依据。例如,在普遍接种甲肝疫苗的地区,甲肝的发病率会明显下降。因此,可以把当地甲肝发病率的变化作为评价甲肝疫苗接种效果的指标。

(七)其他

事件监测可以为传染病的早期预警提供依据。WHO 将事件监测定义为从公众、媒体、卫生保健系统等来源,快速捕捉公共卫生相关信息,并由专门团队对这些信息进行迅速核实和评估,从而作出适当响应的监测。为早期发现传染病的发生,我国在部分地区开展了事件监测,如对药店药品销售量进行监测,若某地区某段时间内某种药物的销售量明显上升,则提示该地区可能发生某种传染病的流行。

舆情监测是国家传染病和突发公共卫生事件监测系统的有力补充。在互联网时代,人们通过网络媒体、社交媒体等方式极其迅速地传播舆情信息,这些信息是非常重要的情报来源,在公共卫生事件监测方面具有独到的价值。这些"非正规"的信息源通过技术挖掘、整合和人工识别,将成为预测疾病暴发、早期预警和防灾应急的重要手段。舆情监测的常见指标为网络关注度和媒体关注度。网络关注度指搜索引擎、论坛、社交网站、通信工具、专业医学网站等互联网平台中与传染病相关的关键词热度。媒体关注度指各地媒体报道中与传染病相关的关键词热度。

四、展望

近年来,新发传染病以前所未有的速度出现,2003 年的 SARS、2009 年的甲型 H1N1 流感、2013 年的人感染 H7N9 禽流感,以及 2019 年的新型冠状病毒感染,每一次传染病流行都给生产生活带来极大影响。

传染病的发生和流行受到各类自然因素和社会因素的共同影响。随着大数据时代的到来,人工智能、人脸识别等现代科技手段日益成熟,可以充分利用社会活动大数据(如浏览检索、轨迹路径、购物行为等)和自然环境因素大数据(如气象条件、生态环境、空气污染等),并与传染病疫情和突发公共卫生事件监测等传统监测系统相衔接,形成多层次、多维度、覆盖传染病发病前中后全程全域的监测系统,有利于更早期捕捉异常信号、推动预警工作"关口前移",实现多点触发的预警机制,提高预警效能。

在自然环境因素方面,例如气候变化、空气污染、地理地貌、土地利用、植被覆盖等自然环境大数据都会影响传染病的传播,可以作为传染病监测的重要数据源。由遥感、地理信息系统和全球定位系统组合形成的 3S 技术,可实现对各种空间信息和环境信息的快速、机动、准确、可靠的获取、管理、处理、分析和显示,在传染病自然因素的监测预警中具有强大优势,该技术成功应用于人感染 H7N9 禽流感、发热伴血小板减少综合征监测预警中。

对社会行为大数据进行深入挖掘,不仅能够实时有效监测新发重大传染病的发生,还能打破传统传染病医院监测的局限,为拓展传染病从发生、发展到控制全程监测提供可能,从而实现疫情萌芽时期的早期预警。早在 2008 年,有学者利用某搜索引擎进行流感发生率的预测,比常规报告时间早 1～3 周预测了流感的发生。随后,基于互联网搜索引擎的监测预警在流感、登革热、艾滋病、手足口病等多种传染病中得到了很好的应用。在个人活动或出行轨迹方面,2014 年埃博拉疫情暴发时,通过分析当地居民的移动通信数据,准确预测出疫情扩散趋势。

因此,在传统传染病监测的基础上,开发监测新技术,利用大数据等多源数据开展多源监测、综合监测是未来传染病监测的发展趋势。

第二节 传染病监测数据分析

传染病监测数据内容丰富,数据类型多样,需要把各类监测数据进行整合归类、清理分析,才能掌握数据内涵,真正了解传染病发生发展规律,有效实现传染病监测目的。

一、数据类型

(一)按监测数据内容分类

根据监测内容的不同,可将传染病监测数据分为来自病例、病原学、媒介生物及自然环境等的监测数据。

1. 病例监测数据 包括病例基本信息、就诊信息、主要临床症状体征、发病死亡信息、免疫状况、卫生行为及其相关危险因素等数据。

2. 病原学监测数据 包括样品种类、采集时间、检测方法、培养分离鉴定、病毒型别、抗原抗体检测结果、耐药情况等数据。

3. 媒介生物(宿主动物)监测数据 包括媒介生物(宿主动物)种类构成、密度和病原携带情况等数据。

4. 环境监测数据 包括气象气候、空气质量、水质、食品安全等数据。

(二)按统计学分类

从统计学角度,可将传染病监测数据分为定性资料和定量资料。

1. 定性资料 又称计数资料或名义变量资料,包括二分类、无序多分类和有序分类资料。二分类资料表示数据取值有两个类别,如性别(男性或女性)、是否有暴露史、是否发病等;无序多分类资料的数据取值存在三个或以上类别,且类别之间无等级之分,如职业、现住址地区等;有序分类资料的数据取值之间存在程度或等级差异,如新型冠状病毒感染病例的临床分型根据病情严重程度可分为无症状感染者、轻型、普通型、重型、危重型。

2. 定量资料 又称计量资料或数值变量资料,包括连续型定量资料和离散型定量资料。连续型定量资料的取值可为实数范围内的任意值,如某地区某时间段内某种传染病的发病率、死亡率;离散型定量资料只能取整数,如某地区某时间段内某种传染病的发病数、死亡数。

二、数据采集

(一)来自医疗机构的监测数据

医疗机构是传染病监测数据重要的来源之一。现有很多病例监测数据都是通过医疗机构进行收集的,包括病例的就诊信息、症候群信息以及部分病例病原学监测标本收集,病例被诊断为传染病后的疫情报告等。

(二)来自疾控等专业机构的监测数据

包括媒介生物监测、宿主动物监测、水质监测、食品安全监测、行为危险因素监测以及禽流感职业暴露人群监测等,通过专业机构特定的监测系统进行数据收集。

(三)来自集体单位因病缺课(缺勤)的监测数据

学校、企业等集体单位通过每天对每个学生(职工)因为疾病无法正常到校(到岗)的原因、症状、疾病诊断等情况进行登记，实时、动态监测学生（职工）的健康状况。

（四）来自卫生部门以外的部门监测数据

农林、气象、工商、教育、公安、出入境等部门收集的监测资料，如土地利用、气象气候、医疗保险记录、出入境人员和物品检验检疫、公安监控数据和工信移动通信设备的轨迹数据等。

（五）来自网络媒体的监测数据

包括官方、半官方或信誉良好的网络媒体，以及一些非官方的网站或媒体。前者如WHO、全球公共卫生情报监测系统（GPHIN）、全球疾病警报地图（HealthMap）、新发疾病监测系统（ProMED-Mail）、医学情报系统（MedISys）、疫情守护者（Flowminder），以及各国各地卫生行政部门、疾控机构网站等，这些信息真实性较高，可利用性强；后者真实度较低，需进行专业辨别和核实。近年来，网络搜索引擎中传染病相关搜索词的检索量也逐渐成为传染病监测信息的来源之一。

来自药店销售、急救中心、公众举报和咨询电话等其他监测数据：包括来自药店的关于感冒药、止咳药、抗生素、退热药、止泻药等药物的销售记录，来自急救中心的出诊记录，以及来自公共卫生热线的公众举报和咨询电话等。

三、数据分析过程

传染病监测数据分析的基本步骤可归纳为以下步骤。

（一）明确分析目的

常见的传染病监测数据分析目的包括掌握传染病的发生、分布特点和变化规律，探索传染病发生的影响因素，预测传染病流行趋势、异常变动情况，评价控制措施的效果等。

（二）厘清分析思路

数据分析应做到先简单后复杂、先描述后分析，逻辑清晰，由浅入深，突出重点。

（三）拟定分析内容提纲

紧紧围绕分析目的，明确需要从哪些方面开展哪些内容的分析，并列出详细的分析提纲，包括每项分析内容所用到的具体分析指标、分析方法、呈现的图表类型，可以预先设计好分析所需的表格框架。

（四）数据收集和预处理

根据分析目的和内容，收集和整理监测资料，说明数据的来源、时间、地区范围和采集方式等信息。获得数据后，需对数据进行预处理，包括数据清洗、数据转换、数据整合等。数据清洗包括去除重复值、处理缺失值和异常值等。数据转换是根据分析目的和统计方法的需要，对数据进行规范化、标准化、归一化等处理或转换。如体温数据本身为连续型定量资料，根据是否发热可将体温数据转换为二分类资料，如不发热（<37.3℃）或发热（≥37.3℃）；或者根据发热程度的不同，将体温数据转换为等级资料，如不发热（<37.3℃）、低热（<38℃）、中度发热（38～38.9℃）、高热（39～40.9℃）、超高热（≥41℃）等。需要注意的是，数据类型转化只能从高级向低级转换，即连续型资料→有序分类资料→无序多分类资料→二分类资料。因此，在收集监测数据时，应尽量以定量形式收集资料，以便为后续分析的资料转换留更大的余地。数据整合是将不同来源、不同格式的数据进行整合，使其具有一致的格式和结构，便于多源数据的综合分析和利用，如传染病发病数据、疫苗接种数据以及实验室检测数据的整合。

（五）选用恰当指标和分析方法

常见指标有发病率、罹患率等流行强度指标，以及重症率、住院率、病死率等疾病严重程度指标。在传染病监测资料分析过程中，应根据分析目的和数据资料类型选择恰当的指标和分析方法。

（六）对分析结果进行图表展示和适当解释

将分析结果运用于实践，指导疾病防控的实际工作。

四、数据分析方法

统计描述是传染病监测数据分析中最基础也是最重要的分析手段。由于致病因子、人群特征以及自然、社会环境等多种因素综合作用的影响，传染病在不同时间、不同地区以及不同人群的流行强度不一，其流行特征通过传染病在时间、地区、人群的分布（三间分布）得以表现。因此，从时、空、人三方面对传染病流行特征进行全面、系统的展示，有助于认识疾病的分布规律。对于已知病因的疾病，三间分布是辅助判断和解释病因的依据。对于病因不明的疾病，三间分布是病因的外在表现，是形成病因假设的重要线索，是探索流行因素和制定防制对策的前提。

（一）时间分布

通过对时间分布的分析，可以识别出传染病的短期波动、季节性周期性波动和长期趋势。研究传染病的时间分布不仅可提供有关病因的重要线索，也可反映病因的动态变化，同时还有助于验证可疑的致病因素及其与该病的关系。

对传染病时间分布的分析主要是描述病例数随时间的变化情况，一般通过直方图、线图、半对数线图等进行图示法分析，对于季节性波动规律和长期趋势的分析也可开展相关的统计学检验。

1. **季节性波动规律分析**　季节性波动规律分析可用季节指数、集中度和圆形分布法。

季节指数计算多年来月度平均数和总平均数的比值来分析疾病的发病高峰季节。计算公式为：季节指数 = 月度平均数 / 总平均数。季节指数越大则该月份的发病数越多。表 3-1 展示了某市 2016—2022 年手足口病的报告发病数情况，总平均数为 1 916.96 例，各月平均数见表 3-1 "月平均" 列，以此计算各月的季节指数。从表 3-1 可知，手足口病的高发月份为 5—7 月和 10—11 月。

表 3-1　某市 2016—2022 年手足口病报告发病数季节指数计算表

月份	2016	2017	2018	2019	2020	2021	2022	月平均	季节指数
1	1 516	1 202	809	900	268	986	357	862.57	0.450
2	343	412	142	235	11	209	165	216.71	0.113
3	1 143	554	819	716	12	509	479	604.57	0.315
4	2 524	715	2 615	1 492	21	1 743	513	1 374.71	0.717
5	4 798	1 169	7 126	2 354	51	2 914	434	2 692.29	1.404
6	7 264	2 436	10 635	3 413	49	5 242	1 562	4 371.57	2.280
7	5 195	2 102	10 308	3 410	133	3 445	1 354	3 706.71	1.934
8	2 327	661	5 332	1 594	533	1 543	676	1 809.43	0.944

月份	2016	2017	2018	2019	2020	2021	2022	月平均	季节指数
9	1 558	921	5 414	1 963	848	1 457	662	1 831.86	0.956
10	3 639	1 714	2 327	1 663	1 460	2 245	887	1 990.71	1.038
11	4 748	1 678	1 457	1 153	1 591	2 091	1 149	1 981.00	1.033
12	3 017	1 632	1 762	731	1 781	1 286	721	1 561.43	0.815

集中度计算各月发病数与全年总发病数之比来分析疾病发病的季节性特征强弱,计算公式见式 3-1、式 3-2、式 3-3。

$$R_x = \frac{r_2 + r_6 - r_8 - r_{12}}{2} + \frac{\sqrt{3}\,(r_3 + r_5 - r_9 - r_{11})}{2} + (r_4 - r_{10}) \qquad (式\ 3\text{-}1)$$

$$R_y = \frac{r_3 - r_5 - r_9 + r_{11}}{2} + \frac{\sqrt{3}\,(r_2 - r_6 - r_8 + r_{12})}{2} + (r_1 - r_7) \qquad (式\ 3\text{-}2)$$

$$M = \sqrt{R_x^2 + R_y^2} \qquad (式\ 3\text{-}3)$$

其中 R 为离散度。r_i 为第 i 月某病发病数与该病全年总发病数之比。M 为集中度,取值范围为 0~1,$M > 0.9$ 表示该病有严格的季节性;M 在 0.7~0.9 之间,表示该病有很强的季节性;M 在 0.5~0.7 之间,表示该病有较强的季节性;M 在 0.3~0.5 之间,表示该病有一定的季节性;$M < 0.3$ 表示该病无明显季节性。

圆形分布法的基本思想为将呈周期性趋势的数据用三角函数转化为线性数据进行分析。将一年 365 天转换为 360°,每天相当于 0.986 3°,每月相当于 30°,以每月中间一天作为组中值折算成角度,即一月为 15°,二月为 45°,以此类推。圆形分布法的公式见式 3-4 至式 3-9。

$$x = \left(\sum f_i \cos\alpha_i \right) / \sum f_i \qquad (式\ 3\text{-}4)$$

$$y = \left(\sum f_i \sin\alpha_i \right) / \sum f_i \qquad (式\ 3\text{-}5)$$

$$\gamma = \sqrt{x^2 + y^2} \qquad (式\ 3\text{-}6)$$

$$\sin\bar{\alpha} = y / \gamma \qquad (式\ 3\text{-}7)$$

$$\cos\bar{\alpha} = x / \gamma \qquad (式\ 3\text{-}8)$$

$$S = \frac{180}{\pi} \sqrt{-2\ln\gamma} \qquad (式\ 3\text{-}9)$$

其中 f_i 为第 i 月某病发病数;α_i 为第 i 月对应的角度;γ 为集中趋势,取值范围为 0~1,越接近 1,则表示该病发病越集中在某一区间;$\bar{\alpha}$ 为平均角,S 为其标准差,对 $\bar{\alpha}$ 的检验可采用 Rayleigh's 检验,统计量为 Z 值 $= \sum f_i \gamma^2$。当 $Z > Z_{0.05}$ 时,$P < 0.05$,表示有集中于平均角的倾向。若存在平均角,则可以根据 $\frac{365}{360} \times \bar{\alpha}$ 反推其对应的发病高峰日期。

表 3-2 为某市 2015 年细菌性痢疾按月发病数。圆形分布结果得出 $Z = 32.39 > Z_{0.05} = 2.995\ 7$,$P < 0.05$,说明总体平均角存在,该疾病发病有季节性。$\sin\bar{\alpha} = -0.373\ 4$,$\cos\bar{\alpha} = -0.927\ 7$,推算出 $\bar{\alpha} = 201.926\ 3°$,转换成时间为 7 月 23 日,即为发病高峰日。$\bar{\alpha} - S = 111.591\ 5°$,$\bar{\alpha} + S = 292.261\ 1°$,转换成时间可得发病高峰期为 4 月 21 日—10 月 19 日。

表 3-2 某市 2015 年细菌性痢疾月平均发病情况

月份	月病例数(f)	中位角 /°	sinα	cosα	f×sinα	f×cosα
1	20	15	0.258 8	0.965 9	5.176 4	19.318 5
2	17	45	0.707 1	0.707 1	12.020 8	12.020 8
3	24	75	0.965 9	0.258 8	23.182 2	6.211 7
4	24	105	0.965 9	−0.258 8	23.182 2	−6.211 7
5	35	135	0.707 1	−0.707 1	24.748 7	−24.748 7
6	44	165	0.258 8	−0.965 9	11.388 0	−42.500 7
7	64	195	−0.258 8	−0.965 9	−16.564 4	−61.819 3
8	53	225	−0.707 1	−0.707 1	−37.476 7	−37.476 7
9	34	255	−0.965 9	−0.258 8	−32.841 5	−8.799 8
10	37	285	−0.965 9	0.258 8	−35.739 3	9.576 3
11	21	315	−0.707 1	0.707 1	−14.849 2	14.849 2
12	16	345	−0.258 8	0.965 9	−4.141 1	15.454 8
合计	389				−41.913 7	−104.125 5

2. 长期趋势分析 传染病的长期趋势分析可采用 Cox-Stuart 检验。Cox-Stuart 检验是一种非参数方法,其基本思想是:若时间序列存在上升趋势,则序列中后面的数据倾向于增大;若存在下降趋势,则序列中后面的数据倾向于减小。检验方法如下:

对于有 N 个数据的时间序列 X, $X=\{x_1, x_2, \cdots, x_N\}$, 取 x_i 和 x_{i+c} 组成一些数据对,共生成 c 对数据,为 $(x_1, x_{1+c}), (x_2, x_{2+c}), \cdots$, 其中:当 N 为偶数时,$c=N/2$;当 N 为奇数,则 $c=(N+1)/2$,数据对共有 $c-1$ 对,序列最中间的数据舍去。

计算每一对数据两个数之差,若 $x_i > x_{i+c}$,记为"+";若 $x_i < x_{i+c}$,记为"−";差值为 0 时不计数。分别计算"+"和"−"的个数,分别记为 $S+$ 和 $S-$。当 $S+$ 的数目多,即正号太多时有下降趋势,否则,有增长趋势。对应于不同的假设,选用的统计量也不同,具体见表 3-3。表 3-3 中前两种为单侧检验,第三种为双侧检验。在序列无趋势的零假设下,$S+$ 和 $S-$ 均服从 $P=0.5$ 的二项分布 $B(n, 0.5)$,可查"$P=0.5$ 的二项分布界值表"。据此确定检验的拒绝域。

表 3-3 三种不同的假设及应选用的统计量

H_0	H_1	统计量
序列无上升趋势	序列有上升趋势	$S+$
序列无下降趋势	序列有下降趋势	$S-$
序列无趋势	序列有上升或下降趋势	$\min(S+, S-)$

注:需要说明的是,当使用统计量 $\min(S+, S-)$ 时,应根据水准 $\alpha/2$ 来计算拒绝域。

(二)空间分布

可用发病数或发病率来表示不同地区传染病发病水平的差异,分析气候、地理、经济、文化等影响因素,确定防治的重点地区。如比较我国南北地区布鲁氏菌病的发病率水平,发现内蒙古、新疆、黑龙江、宁夏等北部省份发病率较高,呈现北方省份高发、南方省份散发的疫情特点;受气候、蚊媒密度以及人口流动因素影响,本地登革热暴发疫情在我国东南沿海省份发生较多,其发病率远高于其他地区。

空间聚集性检验可以检验疾病的时空分布是否随机,并探测疾病高发地区。常用的聚集性探测检验方法有 Kulldorff 空间扫描统计量方法、Besag-Newell 方法、Turnbull 方法等。Kulldorff 空间扫描统计量由 Martin Kulldorff 教授提出,是一种基于似然比检验的探测空间聚集性的统计方法,其基本思想为在地图上放置一个圆形扫描窗口,并在地图上移动,扫描窗口半径从 0 逐渐递增到某一设定的上限,从而产生无数个不同半径的窗口,计算每个窗口的内外似然值,似然值越大,越不可能是随机造成的聚集区域。

（三）人群分布

按人群特征进行流行病学分析的目的是发现与传染病有关的一些人群特征,有助于提出与传染源、传播途径、易感人群有关的假设。分析的人群特征主要包括:不同人口学特征的病例分布,如年龄、性别;不同社会经济状况的病例分布,如职业、受教育程度、经济收入等;不同免疫接种史的病例分布。在比较不同人群的疾病分布时,应尽量选择发病率指标进行描述,必要时还应对发病率进行不同人群特征标化处理。

图 3-1 为 2022 年某地痢疾分年龄组发病率情况,可见痢疾在 10 岁以下儿童高发,其中 0～4 岁儿童发病率最高,尤其是 0 岁和 1 岁儿童。随着年龄增加,发病率呈波动下降趋势,成年人的发病率维持在较低水平,但 85 岁及以上老年人的发病率较高。

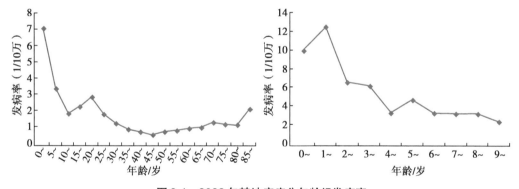

图 3-1　2022 年某地痢疾分年龄组发病率

（四）人群、地区、时间分布的综合描述

在流行病学研究和疾病防控实践中,如果仅对疾病人群、地区和时间分布的某一个方面进行分析,无法了解疾病流行状况的全貌。因此,需要将三者结合考虑,开展综合描述和分析,获取有关病因线索,确定流行因素,进而为制定防控对策提供科学依据。

如图 3-2 所示,在传染病暴发识别中,通常是在报告病例的时间分布分析中发现病例数的短期波动,进一步分析报告病例的三间分布,全面了解疾病流行特征,确定暴发原因,提出防控措施建议。

图 3-3 综合描述了一起流感疫情的时间与职业分布特征。左图为某地 2009—2010 年甲型 H1N1 流感的流行曲线图,右图为分学生和其他职业人群的流行曲线。从图中可以看出,该地甲型 H1N1 流感的流行有两个高峰,其中 9 月至 10 月初的小高峰主要由学生造成,推断该高峰的进展与 9 月学校陆续开学有关,而高峰的下降可能归因于国庆长假。同时,

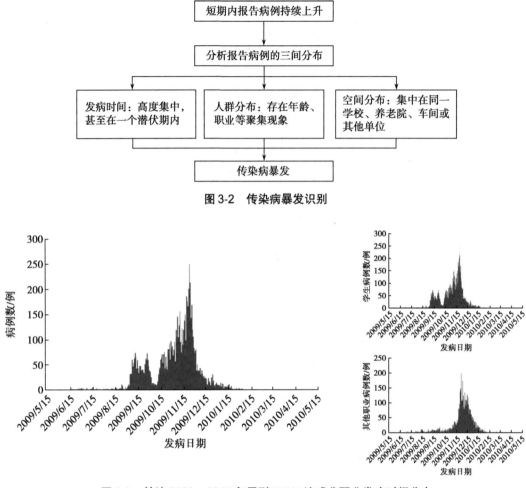

图 3-2 传染病暴发识别

图 3-3 某地 2009—2010 年甲型 H1N1 流感分职业发病时间分布

还可以看出,前期甲型 H1N1 流感病例以学生为主,其他职业人群上升缓慢,而后期其他职业人群所占比重较大,说明疫情逐渐由学校向社区扩散。

五、数据展示

对分析结果进行恰当的图表展示和文字解释,有助于监测信息的有效传达。以下介绍传染病三间分布结果的展示方法。

(一)时间分布

1. 流行曲线 流行曲线通常采用直方图绘制,在传染病暴发调查中应用较多。流行曲线的绘制应遵循以下原则:①横坐标为时间间隔,纵坐标为病例数,每个间隔中的直条表示该间隔期间的病例数。②相邻直条之间没有间隙。③时间间隔为半个潜伏期/潜隐期或更短。随着病例数量的增加,进一步减小时间间隔。④在事件前和事件结束之后,横坐标应留白 1~2 个潜伏期;如果暴发尚未结束,横坐标不延后。⑤使用单独、等比例的流行曲线来指示不同的群体。不要在同一图表中将不同组的列相互堆叠。⑥使用重叠的折线图、标签、标记和参考线来指示可疑的暴露、干预、特殊情况或其他关键特征。

流行曲线可以显示传染病暴发程度、暴发所处阶段,强调异常值,显示传播模式,还可以帮助确定潜伏期或暴露期,在传染病暴发调查中起重要作用。图 3-4 展示了某学校一起传染病暴发疫情的流行曲线,可见疫情暴发前有一段时间的降雨,首发病例于 11 月 15 日发病,发病高峰在 11 月底至 12 月初,当开展饮水消毒后,发病数快速下降。

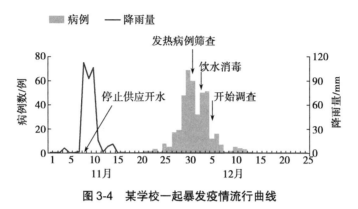

图 3-4 某学校一起暴发疫情流行曲线

为反映某种传染病随时间变化的长期趋势或季节趋势,可选用线图,短期内暴发疫情可选用直方图。X 轴应具有相同的时间宽度,可根据分析目的选择不同的时间单位,如天、周、月、年等。描述传染病短期内变化时,可选用天作为单位;展示疾病流行的季节分布特征时,可选用周或月作为单位(图 3-5);了解疾病的长期趋势,分析可能的原因和影响因素时,可选用年作为单位(图 3-6)。

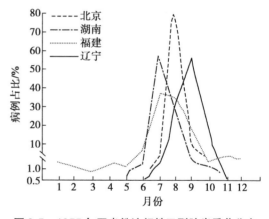

2. **病例时间分布表** 根据病例的感染时间、发病时间、诊断时间、死亡时间等时间信息进行汇总整理,绘制病例时间分布表。病例时间分布表的优势在于可以清晰展示每个时间点的具体数值,但不如流行曲线直观,在

图 3-5 1955 年四省份流行性乙型脑炎季节分布

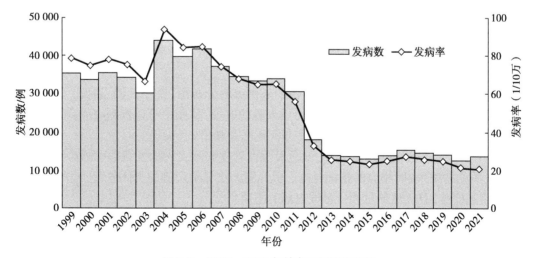

图 3-6 1999—2021 年某省乙肝流行趋势

数据展示中应用较少,一般在数据的准备和整理阶段使用。

3. 比较两种或多种传染病随时间变化的快慢　采用半对数线图描述传染病病例数随时间变化的快慢,可直观地比较两种或更多疾病的上升或下降趋势。其与普通线图的区别是纵轴为对数尺度。图 3-7 展示了某地 1950—1966 年伤寒和结核病的死亡率变化情况,普通线图显示结核病死亡率的折线下降幅度大,但半对数线图显示伤寒死亡率的波动反而更大,下降趋势更为明显。

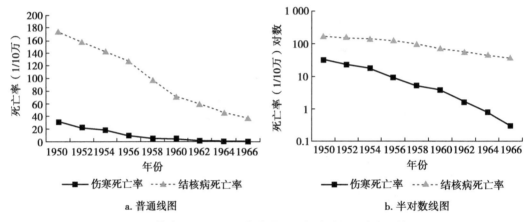

a. 普通线图　　　　　　　　　　　　b. 半对数线图

图 3-7　某地 1950—1966 年伤寒和结核病的死亡率变化情况

(二)地区分布

流行病学地图把疾病的发病数或发病率用地图的形式直观地呈现出来,对于展示疾病的空间分布具有重要意义。流行病学地图能够直观地反映病例涉及的地区范围,有助于建立有关暴露地点的假设。在公共卫生领域,根据疾病的发病率或患病率资料绘制地图由来已久。1854 年,伦敦宽街暴发霍乱,John Snow 通过流行病学调查和分析,绘制了病例的地址地图,发现几乎所有病例都发生在宽街水井不远的地方,因此提出霍乱暴发与宽街的水井有密切关系,后续的研究进一步证实了这一假说。最终水井被有效处置后,霍乱得到了控制。

1. 点图　用点的密度来表示疾病发病人数的多少,可以确切标记出病例居住或工作场所的具体位置,呈现各病例之间的位置关系和病例与背景(河流、公路、高山等)之间的位置关系。但点图无法呈现人口数的情况,即无法显示发病率,因此无法判断病例多的原因。

图 3-8 为某村一起诺如病毒暴发疫情的病例家庭分布图,图中用圆点标出了所有病例的家庭住址,用圆点的大小表示家庭中感染人数的多少,从图中可以看到,所有病例在村庄中的分布位置,比较容易地将疾病的发生与河流联系起来。

2. 片图　又叫面积图,用不同的颜色及深浅程度表示疾病的发病数、发病率或死亡率等,一般颜色越深,表明相应的指标越高。但片图无法显示病例的具体位置,地图的其他背景信息将被掩盖,且无法显示同一区域内部的差别。

在绘制地区分布图时需要注意:①地图的行政区划要完整,辖区内的任何区域都不能遗漏;②要有比例尺,用以表明各病例之间的距离和疾病分布范围的大小;③要有图例,用以说明每个点表示的病例数或所有颜色代表的发病数或发病率范围;④要有指北针,用以

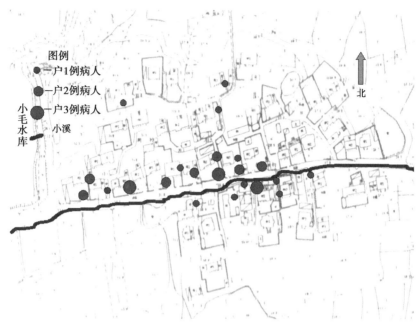

图 3-8　某村诺如病毒感染病例的家庭分布图

表示地图的东西南北；⑤制图应美观，制作片图时，尽量以一种色系作为基底色，用颜色的深浅程度来描述发病数或发病率的高低，切忌使用多种不同色系的颜色制图。

（三）人群分布

一般使用发病率或罹患率等指标描述传染病在不同人群中的分布，包括年龄、性别、民族或其他从属关系、职业、收入、婚姻状况、基础疾病以及其他特征。在暴发调查中，年龄和性别通常是需要具体描述的变量，其他变量取决于具体情形和暴发调查环境。有时无法获得关于病例之间共同点的信息，只有开展进一步调查才能得到。

在学校传染病暴发疫情调查中，往往用年级罹患率替代年龄组罹患率，更能发现病例之间的联系以及潜在的暴露因素。表 3-4 展示了某学校某次急性胃肠炎暴发疫情中病例的年级分布情况，很容易发现病例仅出现在 5～9 年级学生中，这一信息提示了 5～9 年级学生与 1～4 年级学生可能存在某些不同之处。后经调查发现，5～9 年级学生的饮用水主要为桶装水，而 1～4 年级不使用桶装水，提示饮用桶装水可能为危险因素。

表 3-4　某学校急性胃肠炎病例年级分布

年级	病例数	年级总人数	罹患率 /%	年级	病例数	年级总人数	罹患率 /%
1～4	0	482	0	8	86	257	33
5	44	120	37	9	78	255	31
6	44	165	27	合计	312	1 536	20
7	60	257	23				

图 3-9 展示了 2021 年某省分年龄、性别手足口病发病率情况。由于以 5 岁为间隔的年龄组作图时无法反映低龄幼儿的发病率波动，故另外绘制 10 岁以下以 1 岁为间隔的年龄组

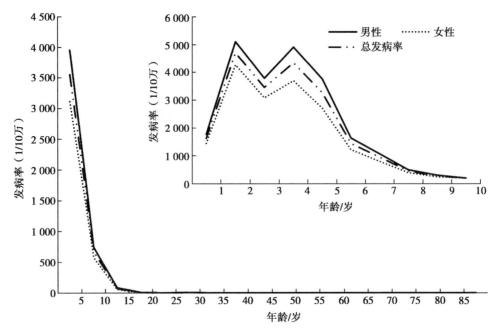

图 3-9　2021 年某省分年龄、性别手足口病发病率

发病率图。从图中可看出，1～4 岁低龄幼儿发病率较高，5 岁以后发病率下降明显，男性幼儿发病率高于女性幼儿，男女发病年龄分布一致。

　　描述如职业、民族等分类变量的人群分布时，适合采用条图。纵向条图和横向条图均可使用，但若统计类别较多或数据分类的名称过长时，使用横向条图更符合阅读习惯。图 3-10 展示了某传染病的职业分布情况。

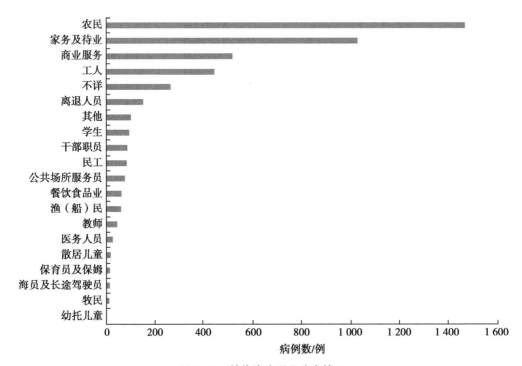

图 3-10　某传染病职业分布情况

六、注意事项

（一）数据异常情况评估

开展监测资料分析时,需要对数据来源及其质量开展充分评估,引起某种疾病异常变化的因素是多方面的,包括漏报、瞒报、迟报、诊断标准的改变、政策的导向以及真实变化等,需要数据分析人员深入了解有关疾病的各种情况,对可能导致异常的原因进行尽量全面的评估,排除外在虚假因素的干扰,真实掌握疾病的变化规律,提出措施建议。

（二）避免以"比"代"率"

开展监测资料分析时,尽量避免以"比"(构成比)代"率"问题,应使用"率"来表述某种疾病的发病水平。如表 3-5 所示,A 地区的病毒性肝炎发病数最少,但受其人口基数影响,其发病率实际上是最高的。

表 3-5　病毒性肝炎地区分布情况

地区	发病数（例）	顺位	发病率（1/10 万）	顺位
A	2 193	9	222.711	1
B	5 172	3	157.655	2
C	8 831	1	146.398	3
D	3 392	8	142.541	4
E	6 887	2	97.775	5
F	5 147	4	97.098	6
G	5 100	5	95.688	7
H	4 074	6	95.466	8
I	3 707	7	84.518	9

（三）疾病特征、时间、地点、人群的综合分析

开展监测资料分析时,需要对疾病特征、时间、地点和人群等要素进行综合分析,从大量分析结果中发现问题并查找原因。图 3-11 所示某县病毒性肝炎发病率随时间变化情况,

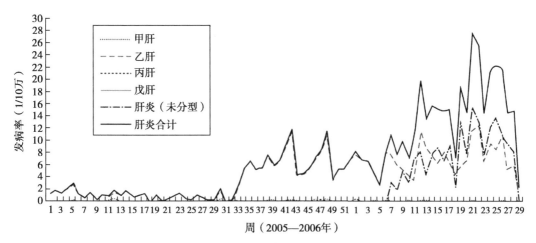

图 3-11　某县 2005—2006 年病毒性肝炎发病率随时间变化情况

在对病毒性肝炎分病种分析后,发现乙肝比上一年增加了 6.8 倍、未分型肝炎增加了 653 倍,其余病种则发病较为平稳,因此,可进一步从乙肝和未分型肝炎着手,查找可能的原因。

(四)基线问题

不同疾病在不同地区的流行程度不同,进行监测资料分析或制作预警线时,需要考虑某种疾病在当地的流行情况。假设 A、B 两个地区虽然报告了相同的病例数,但对于 A 地区,该疾病常年处于较低的发病基线水平(甚至罕见),则 A 地区的分析人员应对该问题引起足够的重视。

值得注意的是,使用历年基线数据制作预警线或建立预测模型时,需要将历年暴发疫情发生的病例数从基线数据中去除。

另外还需要注意,在全人群开展的具有普查性质的监测,不存在通过抽样从样本推断总体的问题,无须对率开展推断性统计学分析。

第三节 传染病预测预警

利用预警技术,早期、敏感地探测传染病异常信息,并及时进行核实处置,可将传染病迅速控制在有限范围内,从而降低传染病造成的经济损失及防控成本。此外,通过传染病预测可预判传染病的流行趋势,为制定或调整防控措施及计划提供依据。本节主要介绍传染病预测及预警的基本概念、常用模型方法及实际应用。

一、概念

预测,是对未来不确定事件的一种推测和描述,是人们对客观世界的未来发展变化趋向以及对人类实践活动的后果,事先所做的分析与估计。传染病预测,是指以已有的与传染病流行密切相关的信息(比如疫情监测资料、致病因子资料、宿主资料、环境资料等)为基础,采用一定的预测模型进行模拟分析,并对传染病未来的疫情水平和趋势做出判断。传染病预测可用于预判传染病的流行趋势、流行规模、影响程度等,从而指导传染病防控中长期规划和短期工作计划的制定。

预警,是指在已经发现可能引发突发事件的某些征兆,但突发事件仍未发生前发出警示信息,并采取应对措施。传染病预警,是指通过系统收集、整理、分析传染病相关信息资料,评估疫情发展趋势与危害程度,在传染病暴发/流行事件发生前或发生早期发出信号,以便相关责任部门及事件影响目标人群及时做出反应,预防或减少事件的危害。

预测、预警的区别与联系如下。

(一)区别

1. **目标对象不同** 预测强调对尚未发生的事物做出描述;而预警则强调对可能发生的或正在发生的事件进行探测,据此发出警示信息。

2. **输出结果不同** 预测对事物的短期、中期或长期趋势进行估计,为定性或定量结果,但更多的是定量结果;而预警针对特定的事件进行判断,为定性结果。

3. **结果应用不同** 预测的结果应用于指导传染病防控规划或计划的制定;预警的结果应用于指导立即的响应行动,预警信号一旦发出,预示着传染病流行或暴发可能发生或正在发生,需要立即采取相应行动去应对。

4. **使用方法不同** 预测可使用广泛的信息建立复杂的预测模型;预警则多基于容易获

取的有限信息,使用快速、简单的方法进行分析。

（二）联系

1. 两者都是对未来事物的预先描述。

2. 两者都是基于现有的事实做出预判。

3. 从某种角度上,预警可看作是一种特殊的定性预测,或者是预测技术的一种应用特例。

二、常用模型与方法

按最常见的分类方法可分为时间模型、空间模型、时空模型,此外还有基于多源数据的预测预警模型以及传播动力学模型等其他模型。

（一）基于时间维度的模型

基于时间维度的模型用于揭示监测指标的时间变动特征,通过获取按照时间顺序排序的观察数据,绘制流行曲线,发现其中的规律,建立模型并预测疾病未来发生、发展趋势和流行强度,评估异常情况。其中每一个数据都以相同的时间间隔来获取,观察数值并非相互独立的,可使用的模型包括控制图法、移动百分位数法、指数加权移动平均模型、时间序列分析等。

1. 休哈特控制图法 休哈特控制图由美国的休哈特(Shewhart W A)博士于1924年首先提出,最早用于质量管理,区分引起质量波动的原因是否为偶然因素。其基本原理是以历史监测数据为基础,确定监测指标的平均水平与标准差,按照正态分布的原理,以$(\bar{x}\pm k\times\sigma)$计算控制限,监控新采集的监测指标是否"失控"。$\bar{x}$为均数,$\sigma$为标准差,k为设定的倍数。使用时间序列数据绘制控制图时,需在图中绘制三条线,分别代表上控制限(UCL)、下控制限(LCL)和中间线。在传染病预警中,低于上控制限则表示监测指标处于"受控"状态。休哈特控制图法具有方法简单、指标容易得到的优点,但不易于发现较小的变化,通常被用于时间序列监测数据,以监测指标是否处于"受控"状态。

图3-12为某省2021年手足口病的按月报告病例数,根据监测数据计算得到该序列的均数与标准差,为$\bar{x}$=10 403.33,σ=6 205.34,若k取2,UCL=22 814.01。从图中可看到,2021年6月的报告病例数超出了预警线UCL,产生预警信号。

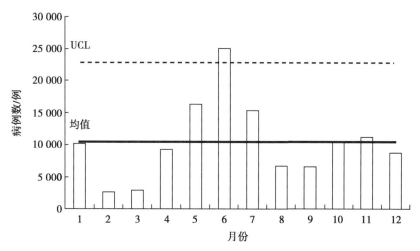

图3-12 某省2021年手足口病预警示意图(控制图法)

2. 移动百分位数法　移动百分位数法（MPM）原理与休哈特控制图法相似，类似于休哈特控制图中的"中位数 - 极差"示意图，移动百分位数法的预警值通过计算百分位数得到。可选择过去若干年的（通常为 3 年或 5 年）同期历史数据为历史基线，根据基线数据计算出某一预警置信水平对应的百分位数（表示为 P_c）作为预警界值，选取的百分位数可视情况来定，通过判断当前监测值 X_i 是否大于预警界值，若 $X_i > P_c$，则发出预警信号。

如图 3-13 所示，以研究疾病 2010—2014 年 3 月及前后 2 个月的月发病数为基线数据，计算指定的百分位数（P_{70}）作为预警限，如 2015 年 3 月的发病数超过该限值，则发出预警。随后以 2010—2014 年 5 年中 2—6 月的发病数为基线数据，计算 2015 年 4 月的预警限，并依此类推。该方法应用较为广泛，我国的国家传染病自动预警信息系统（CIDARS）中的时间预警模型使用的即移动百分位数法。

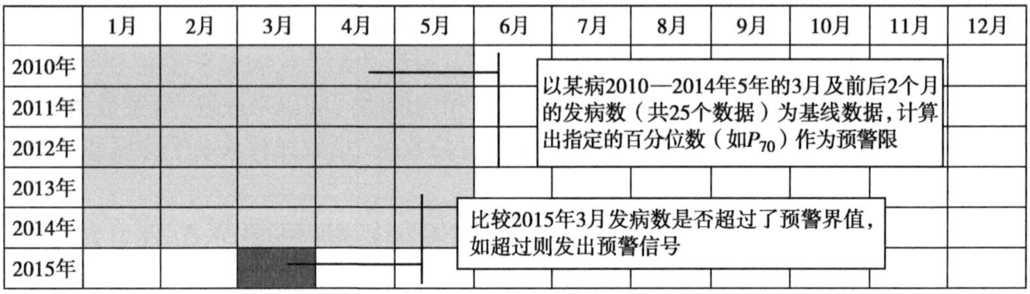

	1月	2月	3月	4月	5月	6月	7月	8月	9月	10月	11月	12月
2010年												
2011年												
2012年												
2013年												
2014年												
2015年												

以某病2010—2014年5年的3月及前后2个月的发病数（共25个数据）为基线数据，计算出指定的百分位数（如P_{70}）作为预警限

比较2015年3月发病数是否超过了预警界值，如超过则发出预警信号

图 3-13　移动百分位数法利用 5 年基线数据建立预警模型的原理

3. 指数加权移动平均模型　指数加权移动平均模型（EWMA），又称指数平滑模型，其基本原理是对历史数据进行指数加权，将历史序列数据的加权平均数作为当前预期数的估计值，随着序列数据远离当前的时间，对历史数据的权重呈指数递减。当预测值超过上控制限时，提示疫情已超过控制水平，可能发生暴发，应发出预警信号。此方法适用于历史基线比较平稳的监测序列，多用于短期历史基线数据，目前被较多应用于症状监测预警系统，但预警准确性受季节性变化及短期波动的影响较大。

4. ARIMA 模型　ARIMA 模型，又称差分自回归移动平均模型，由 Box 和 Jenkins 于 1970 年提出，使用 Box-Jenkins 算法，因此也称为 B-J 模型。常用模型包括：①自回归模型 AR(p)；②移动平均模型 MA(q)；③自回归移动平均模型 ARMA(p, q)；④差分自回归移动平均模型 ARIMA(p, d, q)。p 为自回归系数，q 为移动平均项数，d 为使之成为平稳序列所做的差分次数。

近年来，ARIMA 模型在传染病预测预警领域得到广泛应用。ARIMA 模型可以综合考虑长期趋势、季节性、随机扰动等，是精度较高的短期预测预警方法，但该模型的稳健性较差。图 3-14 为 ARIMA 模型建模的流程图。

（二）基于空间维度的模型

空间统计分析是以地理实体为研究对象，空间统计模型为工具，以地理实体空间相关性和空间变异性为出发点，来分析地理对象空间格局、空间关系、时空变化规律，进而揭示其形成原因的一种统计方法。空间维度的预警模型能早期发现传染病在地理空间上的聚集性，主要使用地理信息系统（GIS）、卫星遥感遥测技术（Rs）和全球定位系统（GPS）相结合的"3S"技术，实现地理探测及空间层面的预警，可使用的模型主要有空间自相关分析、空间

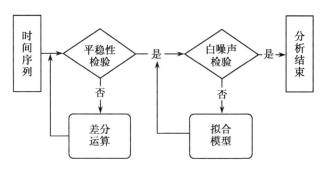

图 3-14　ARIMA 建模流程图
资料来源：李晓松，冯子健. 传染病时空聚集性探测与预测
预警方法［M］. 北京：高等教育出版社，2014.

自回归模型、地理加权回归模型等。

1. **空间自相关分析**　空间自相关分析在 1973 年由 Cliff 和 Ord 首次提出，其定义是指一个区域分布的地理事物的某一属性值和其他所有事物的同种属性值之间的关系。空间位置上越靠近的事物或现象就越相似，即事物或现象具有对空间位置的依赖关系。空间自相关分析目前广泛应用于公共卫生领域，主要通过定量指标来反映疾病在空间上的分布。

空间自相关分析包括全局自相关与局部自相关。全局自相关可以分析整个研究范围内某种属性是否存在空间自相关性，其默认整个空间是同质的；缺点是精确性较差，无法确切指出聚集区域，并且有可能掩盖部分区域的自相关性。局部自相关可用来分析特定局部区域某属性是否存在自相关，可寻找出可能的空间聚集性，也能在全局自相关的基础上找出异质性区域。

2. **空间自回归模型**　空间自回归模型适用于包含地理区域观测数据且空间自相关效应比较明显的数据集。通过引入近邻关系和空间相关误差，空间自回归模型能定量化地利用疾病分布的空间信息，控制或修正危险因素的效应。该模型主要考虑的是变量间的空间自相关性，用来分析空间数据变量之间的关系。根据对正态性的假设不同，空间自回归模型可分为联立自回归（SAR）模型和条件自回归（CAR）模型；根据模型设定时间空间效应来源不同，可分为空间滞后模型（SLM）和空间误差模型（SEM）。空间自回归模型的局限性在于其属于固定效应模型，分离空间变异的能力有限，也很难将不同地理区域的影响因素同时纳入回归分析。

（三）基于时空维度的模型

单纯的空间预警模型具有简单、实用、结果易于理解的特点，但其未能充分利用监测资料中的时间信息。时空预警模型能够识别高风险的时空聚集区，获取时间及空间上的聚集信息。

时空扫描统计量采用蒙特卡罗法（Monte Carlo method）进行假设检验，具有无须考虑扫描统计量概率分布这一优势。根据分析的用途，时空扫描统计量可分为前瞻性和回顾性两种，回顾性时空扫描可用于比较不同地区的发病模式，揭示疾病时空分布模式和动态变化规律，为病因学研究提供线索，同时可用于探测疾病流行的热点区域。前瞻性时空扫描可用于探测是否有"活跃"的聚集区域正在形成。回顾性分析对前瞻性分析的参数设置具有一定的参考意义，且可对前瞻性分析结果进行补充和印证。

扫描统计量的模型主要可分为 Bernoulli 模型、指数概率模型、Poisson 模型、时空重排模型四种。在传染病预测预警中,主要使用 Poisson 模型和时空重排模型。Poisson 模型需要各地理区域不同时间的人口数,以人群中发病数的比例为基线;时空重排模型不需要人口数,且以病例数不断重排得到的期望病例数作为基线。

(四)基于回归及多源数据的模型

传染病的发生发展受到病原体、宿主、自然环境和社会环境等多种因素的影响。随着传染病监测内容的不断扩展,逐渐积累了各类传染病相关因素的监测数据。多元回归模型、逐步判别模型、机器学习模型等都可用于分析不同影响因素与传染病的关系,并用于传染病的预测预警。然而,建模的复杂程度以及参数需要不断调整的特征制约了这类模型的推广。

1. **Poisson 回归** Poisson 回归是以 Poisson 分布为基础的模型,适用于发生水平很低的疾病预警与预测。回归模型的假设为:

(1)阳性事件数(率)的对数随暴露变量线性增加。

(2)不同暴露因素的组合效应对因变量的影响是相乘的关系。

(3)在协变量的每个水平上病例数的方差等于均数。

(4)观察独立。其公式为见式 3-10。

$$\log(\mu_t) = \alpha + \beta \times t \qquad (式 3\text{-}10)$$

2. **决策树分析** 决策树是一个类似于流程图的树结构,其中每个内部节点表示在一个属性上的测试,每个分支代表一个测试输出,而每个树叶节点代表类或类分布,树的最顶层节点是根节点。决策树采用自顶向下的递归方式,在决策树的内部节点进行属性值的比较,并根据不同属性值判断从该节点向下的分支,在决策树的叶节点得到结论。决策树分析不但可以揭示影响因素,还可以反映各因素对因变量的重要程度。同时其可以解决共线性和非线性的问题,也可以将缺失值考虑在内,这是优于传统回归方法的重要方面。

三、多点触发预警

我国目前采用的预警是依托于医院病例数据的国家传染病自动预警系统(CIDARS),存在信息来源单一、预警技术传统、预警相对滞后,且难以针对新发传染病、不明原因疾病等进行预警的问题。多点触发预警是指利用大数据、云计算、物联网、人工智能等技术手段,自动化地采集传染病危险因素、病原体、相关症候群、疑似病例和确诊病例信息等传染病发生、发展过程中多个关键节点的数据,及早、智能化地判别传染病可能增加的流行风险或已出现的"苗头"并自动发出预警信号。多点触发预警是未来传染病预警的工作目标及发展方向。

四、应用实例

2009 年 Google 首次尝试通过分析 Google 搜索引擎查询数据对流感样病例进行预警,并建立了 Google 流感趋势预测系统(Google Flu Trends, GFT)。通过处理 2003—2008 年 Google 网络搜索日志的数千亿次个人搜索,该研究计算了美国 5 000 万个最常见的搜索关键词的每周计数时间序列。由于某些关键词查询的相对频率与就诊率高度相关,该系统可以准确估计美国各个地区每周流感发病的水平,报告滞后约为一天。

该研究将特定周内每个查询的计数除以该周内在该位置提交的在线搜索查询总数,从而对每个时间序列进行标准化,得出查询分数。使用流感样病例就诊的对数概率和流感样病例相关搜索查询的对数概率拟合线性模型(式 3-11)。

$$\text{logit}(I(t)) = \alpha \text{logit}(Q(t)) + \varepsilon \qquad (式 3-11)$$

其中,$I(t)$ 是流感样病例就诊百分比,$Q(t)$ 是时间 t 时与流感样病例相关的查询分数,α 是乘法系数,ε 是误差项。$\text{logit}(p)$ 就是 $\ln(p/(1-p))$。通过相关性筛选得分最高的查询关键词集合并作为解释变量,将模型与 2003—2007 年 9 个区域的每周流感样病例百分比拟合,平均相关性为 0.90(最小值 0.80,最大值 0.96),详见图 3-15。最终模型在 2007—2008 年未测试的数据间进行了验证。这 42 个点生成的估计值与 CDC 观察到的 ILI 百分比的平均相关性为 0.97(最小值 0.92,最大值 0.99)。

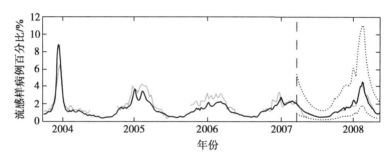

图 3-15 大西洋中部地区的模型估计值(黑色)与 CDC 报告流感样病例百分比(灰色)的比较

资料来源:GINSBERG J,MOHEBBI M H,PATEL R S,et al. Detecting influenza epidemics using search engine query data [J]. Nature,2009,457 (7232):1012-1014.

该系统的设计目的不是取代传统的监测网络,而是为了将预警提前,如果出现引起大流行的流感毒株,可准确和及早地发现并使政府能够及时采取措施。然而,该系统需要不断调试预测算法,但每次修补又造成了新的误差,为系统的推行造成了很大阻碍。

第四节 传染病风险评估

风险无处不在,传染病风险通常指传染病疫情发生的可能性及其造成的公众健康损害的严重程度。通过风险评估,合理配置资源,可以实现对传染病预防控制的风险管理。

一、概述

(一)风险概念

自然灾害、战争动乱、传染病暴发、食物中毒、环境污染、房屋失窃等事件都会给人们带来相应的风险。我国古代用险象、劫数等词汇表示危险征兆,英文风险单词的词根 risco 指代暗礁或礁石,可见当时人们已对风险有了一定概念和应用。1992 年,Yates J F 和 Stone E R 联合提出风险结构的三因素模型,奠定了现代风险理论的基本框架。该模型认为风险由潜在的损失、损失大小和发生的不确定性这三种因素构成,反映了风险的基本内涵。

风险定义:不确定性对目标的影响。其中影响是指偏离预期,可以是正面的,也可以是负面的,或两者兼有。目标可以是不同方面(如财务、健康与安全、环境等)和不同层面(如战略、组织、项目、产品和过程等)。不确定性是指对事件及其后果的可能性存在缺失或了解片面的状态。常用潜在事件、后果或两者的组合来区分风险。

(二)风险特征和传染病风险

1. **风险具有客观性和不确定性** 传染病风险是客观存在的,不以人的意志为转移。传染病疫情的流行时间、流行范围、感染人群、造成的健康损害甚至社会经济发展影响等具有不确定性。但传染病发生具有一定的规律性,可以基于现有知识和经验对传染病发生的可能和后果严重性进行评估。

2. **风险具有相对性和可变性** 同一种传染病对于不同地区、不同时期、不同人群的影响可能是不同的。随着传染病病原体、环境、政策、人群风险感知、免疫状态和自我防护行为等因素的改变,传染病风险的性质和大小也会随之改变。

3. **风险具有社会放大性** 传染病的流行不仅是病原体的传播扩散,也体现在风险信息的传递交流以及由此带来的知识文化、社会经济和政治层面的影响。这些风险信息反过来对疫情流行地区,以及可能波及更远的地区和更广泛的人群,造成进一步的影响。因此传染病风险评估不仅对健康损害、疾病负担等直接后果进行评估,在条件允许下还要对传染病疫情造成的社会影响等间接后果进行评估。

4. **风险具有可控性** 传染病风险虽然存在客观性和不确定性,但可以通过风险识别、分析和评价进行评估,并采取疫情监测预警、风险人群管理、疫苗和药物研发、易感人群接种、健康宣教、防护行为要求、聚集性活动限制等风险管理措施来降低传染病发生的可能性和后果的严重性。

(三)风险评估概念

风险评估是包括风险识别、风险分析和风险评价的全过程。风险识别是指发现、确认和描述风险的过程,包括对风险源、事件及其原因和潜在后果的识别,可能涉及历史数据、理论分析、专家意见以及利益相关者的需求。风险分析为理解风险性质、确定风险等级的过程,是风险评价和风险应对决策的基础。风险评价是对比风险分析结果和风险准则,以确定风险大小是否可以接受或容忍的过程。

传染病风险评估是指通过风险识别、风险分析和风险评价,对传染病疫情风险进行评估,并提出风险管理建议的过程。可在传染病疫情发生前、发生期间或发生后开展。

传染病风险识别可运用文献查询、媒体检索、监测资料分析、同行交流等方法识别可能发生的潜在传染病疫情、影响疫情的相关风险因素和潜在后果。其中,识别相关风险因素是关键,需要识别各种可能对传染病发生及其后果存在潜在影响的因素,包括病原体、流行病学特征、疾病谱、人群脆弱性、公共卫生应对能力等。

传染病风险分析是基于风险识别的结果,对传染病疫情发生的可能性及其后果严重程度进行定量或定性分析。不确定性是风险的重要特征,也是传染病风险分析中需要特别考虑的因素。不确定性因素往往复杂多样,主要包括信息来源的不确定性、监测数据的不确定性、评估方法的不确定性、参与评估专家的不确定性以及评估过程中其他不确定性(如自然灾害、突发事故、病原变异等)。

传染病风险评价是将风险分析结果与风险准则相比较,最终得出传染病疫情风险的总体水平,并确定风险管理措施的过程。风险准则根据不同传染病防控目标而定,对于以消除为目标的传染病,往往风险准则制定比较严格。

（四）风险评估类型

风险评估分为日常评估和专题评估两种类型。日常评估是指综合分析常规监测、部门和国际通报、信息主动检索等多渠道信息，识别评价辖区内可能存在的传染病风险，提出防范化解传染病风险的建议。专题评估是根据日常评估的建议、工作需要对可能导致重大公共卫生风险的特定传染病或事件开展的风险评估；或者对特定时期和地区范围的传染病疫情的风险评估；或者对大型活动可能发生的，以及自然灾害和事故灾难次生、衍生的传染病疫情风险开展的风险评估。

日常风险评估包括情报筛检和阶段性趋势评估。专题风险评估包括快速专题评估和深入专题评估。

情报筛检通常为每天或每周对各类可能导致公共健康危害的传染病事件信息进行会商，筛检出需要关注、开展专题风险评估或紧急应对的事件。阶段性趋势评估常按月度、季度、半年、年度或特定时间段，对各类传染病监测信息进行综合分析和趋势研判，识别未来一段时间内需重点关注或开展应对准备的传染病事件，提出相应的风险管理建议。快速专题评估是指在疫情发生后24～48小时内，采用简便易行的评估方法对其进一步扩散的可能性以及后果进行快速研判，并提出风险管理建议。深入专题评估针对潜在发生的传染病开展全面系统的风险评估，提出未来一段时间内防控和卫生应急准备的策略和措施建议。

（五）风险评估意义

传染病风险评估是传染病风险管理的核心内容，其主要作用包括：识别传染病风险及主要原因，揭示传染病防控薄弱环节，提出针对性的传染病防控措施并确定优先级，有助于卫生健康决策者正确认识传染病风险并选择最佳的风险应对策略和措施。随着各级卫生健康主管部门风险管理意识的增强，传染病风险评估正在发挥越来越大的效用。

二、方法

风险评估方法可分为定性评估、定量评估和半定量评估。

定性评估通常是根据评估专家的知识、经验对风险进行判断或推理，按照一定规则，用语言描述风险评估结果。定性评估方法较为粗糙，但在监测信息不够充分甚至无监测资料时（如某种新发传染病）特别适用。常用的方法有头脑风暴、专家会商、分析流程图、结构化/半结构化访谈、德尔菲法、情景分析、检查表等。定量风险评估是以监测数据为基础，从可能性和后果严重性两方面确定模型的输入变量（或参数），通过一定的数理统计模型或模拟技术，最终得出风险的估计值（或预测值）的过程。常用的有神经网络技术、决策树评估技术、概率风险评估等。半定量评估即定性与定量相结合的综合评估方法，应用较多的是风险矩阵和层次分析法。

传染病风险评估可综合采用头脑风暴、德尔菲法、专家访谈、风险矩阵等定性评估方法以及传染病传播动力学模型、时间序列模型等定量分析方法。其中专家会商法使用较多，是通过专家集体讨论的形式进行评估，主要由参与会商的专家根据评估的议题、相关背景、参考信息等，结合自身的知识和经验进行充分讨论，识别、分析或评价风险，并提出风险管控建议。会商组织者根据专家意见进行归纳整理，最终形成风险评估报告。专家人数不宜过少以避免评估结果的偏性，参与专家人数一般不应少于10人；专家要有代表性且专业要全，传染病风险评估应至少考虑预防医学、临床医学、基础医学、生物安全、应急管理、传播学、病媒生物等专业，必要时可邀请公安、海关、市场监管、动物防疫、农林业、教育部门等专家参加。

会商组织者应根据评估目的,事先对需要会商的要点进行梳理,如果会商过程中有些要点始终没有讨论到,会商组织者应适当加以引导;引导专家在自由发言的基础上,对会商到的重点问题达成一致性或倾向性的意见和结论;会商结束前,会商组织者应对会议主要的意见和结论进行小结,并得到与会专家的认可。应尽量提高专家会商的科学性,明确和规范评估的目的、内容、方法、步骤以及产出形式,并借鉴格式化风险评估方法,逐步形成辅助评估工具或评估框架。

三、适用情形

传染病风险评估应视情况在疫情前、疫情中和疫情结束后动态开展。

(一)疫情前评估

疫情前评估的目的是做好疫情发生的各项应对准备。适用情形主要为辖区外疫情可能扩散或输入至辖区内,引起辖区公共健康危害。比如2022年猴痘疫情开始在非流行地区传播且发生人传人迹象,此时国内启动猴痘疫情境外输入风险评估即为疫情前评估。

(二)疫情中评估

疫情中评估的目的是识别、分析风险因素,找出疫情源头和传播原因,进行疫情发展趋势研判,提出应对措施建议。其中疫情初始阶段的适用情形主要包括:①发现新发、再发或罕见突发急性传染病、甲类或按甲类管理的法定传染病。②国外发生、国内尚未发生的传染病输入我国并出现本土传播。③传染病疫情特征发生明显变化,如三间分布、疾病谱、传播方式、动物宿主、病媒生物、病原型别分布变化,以及发病率或死亡率异常升高或地区分布明显扩大。④发现群体性不明原因疾病,或聚集性重症与死亡病例。⑤多地出现或某地出现多起聚集性传染病疫情。⑥应有关部门要求或建议需要开展评估等。

随着疫情进展,视情况需要动态开展评估。如发生以下情况,需再次开展评估:①辖区内疫情规模或严重程度进一步加剧。②疫情防控措施出现重大调整或疏漏。③社会关注度持续增加。④同时发生自然灾害或突发事故或举办大型活动。⑤疫情发展阶段出现其他需要动态评估的风险因素或后果。

(三)疫情结束后评估

疫情结束后评估的目的是总结经验教训,也称复盘。如出现以下情形时,常需开展复盘:①发现新的风险因素;②出现少见甚至罕见后果;③尝试新的风险管理措施等。

四、步骤

风险评估步骤包括准备、实施和报告三个阶段。

(一)准备阶段

1. **确定议题** 通过对多渠道监测信息的分析,发现与传染病疫情相关的异常情况,综合考虑可能波及的人群、当地的公共卫生应对能力以及行政部门需求等因素,确定相应的评估议题。议题名称主要包括评估的传染病名称或种类(如霍乱、肠道传染病)、评估的时间范围、地域范围和流行形式(散发、流行、暴发)等。对于境外传染病疫情的风险评估应在议题中说明输入风险或输入引起本地流行风险。此外,若仅针对部分特殊人群(易感人群或高危人群)开展风险评估也需在议题中明确。

2. **确定评估方法及人员** 评估方法的选择需要考虑传染病疫情性质和规模以及风险

应对要求,专家会商法、风险矩阵法和分析流程图法组织实施相对简易,适用于快速风险评估。在日常实践中,专家会商法是最常用的方法。

根据传染病疫情的性质确定评估专家名单,专家尽可能涵盖面广泛。比如,涉及境外传染病疫情时需要海关、交通、商贸和国际合作等部门参与;涉及自然疫源性疾病时需要农业和林业部门参与;涉及学校的传染病疫情时需要教育部门参与等。此外,还可以根据需要邀请其他地区有相似疫情风险管理经验的专家。

3. **资料搜集**　需要搜集的资料即风险因素,包括传染病病原学、临床特征、流行病学相关信息、传染病疫情现状、历史疫情监测信息、特殊事件背景、人群脆弱性和公共卫生应对能力等。此外,虫媒传染病需要收集历年及当前的媒介监测信息,人兽共患病需要收集禽畜类相关监测信息,呼吸系统传染病需要收集天气情况(包括气温和大气污染等),境外或辖区外输入传染病需要收集人员往来和交通情况以及其他地区的疫情输入情况等。

4. **表单制作**　根据所采取的风险评估方法准备相应的表单。专家会商法需要准备的表单主要是前期收集的风险因素信息整理表、专家会商签到单等。

(二)实施阶段

1. **风险识别**　传染病疫情风险识别的因素主要有传染病疫情形势、病原学、流行病学和临床特征、辖区历年的流行情况、媒介监测信息、人群脆弱性、公共卫生应对能力、社区动员能力、辖区与疫情发生地的来往情况等。

(1)疫情形势:传染病疫情形势即传染病疫情的发生发展情况,一般包括疫情发生的时间和地区,发病人数和人群分布,扩散的地域范围和场所分布,一定时期内新增的病例数、重症和死亡数,以及重症和死亡病例的人口学特征和治疗情况等。

对于某些特定的传染病疫情,需要描述其特定的风险因素,如布鲁氏菌病,需要描述病例的职业、工作场所、饮食习惯等。对于人兽共患病,需描述相应的动物传染病疫情,如人感染 H7N9 禽流感的风险因素识别需描述禽间的疫情形势,包括禽间疫情的病原型别、发病数、死亡数以及所分布的地域范围等。

(2)病原学:描述病原的具体情况,包括分类与分型、免疫学、传播力、侵袭力、毒力和抵抗力以及病原变异情况。

(3)流行病学特征:传染病流行病学特征包括辖区及更大范围的流行概况(如往年和同期全球、全国、全省和辖区的流行地区、流行时间和人群分布),以及传染源、动物宿主、传播媒介、传播途径和易感人群等。

(4)临床特征:传染病临床特征包括潜伏期、传染期、疾病谱、临床表现、诊断、现有治疗手段及疗效等。

(5)媒介监测信息:对病媒生物传染病,需描述历年及当前的媒介监测信息,突出重点地区和时间。如登革热的风险评估需要观察蚊媒密度监测信息,描述成蚊、幼蚊监测数据,包括房屋指数、容器指数、布雷图指数、幼蚊幼卵指数、成蚊密度等。

(6)人群脆弱性:人群脆弱性包括辖区内人群的年龄构成、男女比例、流动人口比例、生活习惯、疫苗接种、疾病相关知识获取、防护意识、关注度等。

(7)公共卫生应对能力:公共卫生应对能力包括疫情监测预警能力、应急处置和保障能力、疫苗应用和临床救治能力等。其中监测预警包括传染病的识别、诊断、实验室检测、监测信息分析报告能力等。应急处置能力包括流行病学调查、风险因素信息化和部门协同、大规模采样检测、风险区域划分、风险沟通能力等。应急保障能力包括应急人力、物力、财力和技术储备及统筹。疫苗应用和临床救治能力主要为疫苗研发、生产、接种、预防性治疗、病例救治能力等。

风险识别还要描述相关部门针对此次疫情已经采取的措施,如密切接触者的追踪与管理、涉疫场所的消毒与管理、出入境健康监测、紧急疫苗接种和健康宣教等。

(8)社区动员能力:发动整个社区组织体系参与风险应对的能力,使得整个社区达成共识、整合资源,配合、支持各项防控措施的落实。在大规模传染病疫情暴发时,社区作为人们生活的重要单元,是疫情防控的关键场所。

(9)与疫情发生地的往来情况:现代交通运输四通八达,传染病疫情更容易实现跨地域甚至跨境传播,且更容易出现长期流行。在进行跨境传播的传染病风险识别时,描述辖区与疫情发生地之间的通航、通车情况以及人员往来情况(尤其关注水路和陆路的非法入境人员)尤为重要。

(10)气象和环境信息:对于气象和环境相关的传染病疫情,需描述相关的气象和环境信息,包括气温、气湿、降雨、风力以及大气和水污染情况等。

(11)特殊事件情况:在评估传染病疫情时,若同时出现自然灾害、大型活动等特殊事件,也必须清楚描述。比如,自然灾害主要描述自然灾害性质、强度、频度、发展的时间和地域趋势等;大型活动主要描述举办时间、地点和场所、活动规模、单位时间人流量、参加活动人群的人口学特征、住宿情况等。

2. **风险分析** 传染病风险分析是指对疫情发生可能性及后果严重性进行估计或赋值,同时还要分析风险的不确定性。

(1)可能性分析:发生的可能性通常分为几乎肯定、很可能、可能、不太可能和极不可能五个水平。根据辖区内传染病疫情发生情况、自然环境危险因素分布、病原监测结果、传播媒介密度、人群易感性等因素综合判定。

(2)后果严重性分析:后果严重性常分为极高、高、中等、低和极低五个水平,根据发生规模、重症病例或死亡病例、社会关注度、经济损失以及公共卫生应对能力等综合判定。

(3)不确定性分析:传染病风险评估所采用的信息大多基于官方通报或专业部门监测数据,可靠性较高。但由于各地疫情监测策略不同,官方通报的病例数有时并不能完全反映真实情况。另外,评估有时需要采用媒体信息,应尽量采用公众认可度高的媒体和网站信息,选用措辞科学、叙事有条理的媒体信息,而对措辞不严谨、来源不明的媒体信息要慎重采信。对传播途径等流行病学特征尚未明确的传染病,监测数据可能存在一定的不确定性。

3. **风险评价** 风险评价是将风险分析结果与制定的风险准则相对比,结合人群心理、社会和文化背景等因素综合确定风险总体水平的过程。

五、评估报告

(一)报告撰写

不同评估的评估报告内容不同,情报筛查评估报告比较简单,说明评估依据、评估结果、需要关注的事件即可。阶段性趋势评估报告重点分析既往疫情监测结果、相关影响因素、对未来一段时期疫情趋势进行判定。

专题评估报告一般包括报告标题、正文和附件三部分内容。其中,正文包括前言、疫情概况、风险识别、风险分析及依据、风险评价、评估局限性、风险管控建议。附件为评估专家名单。

（1）前言：包括评估背景、主要风险问题、评估目的、评估方法、评估部门、评估事件等。

（2）疫情概况：重点描述疫情现状、近期进展、与往年同期的比较；存在公共卫生意义的聚集性疫情和重症、死亡病例；病原变异、耐药性变化和免疫逃逸情况。描述相关外环境监测、重点人群监测情况和公众广泛关注的信息（如流感高发期某类门诊的超负荷运转、疫苗或药物的短缺等）。新发、再发或罕见传染病需要对疾病特征、诊断治疗、疫苗接种情况进行介绍。开展动态风险评估时还需要注意描述前一期评估后疫情的发展情况。

（3）风险识别：着重针对传染病传播三个环节和两个因素，描述与所评估传染病关联的相关风险。

（4）风险分析及依据：根据疫情相关背景信息和疫情概况进一步凝练风险因素，描述风险发生的可能性及后果，判断风险等级和关注程度。开展动态风险评估时还需要归纳前一期评估后疫情进展趋势以及风险因素的变化，如措施落实情况、媒介密度变化、事件相关背景改变等。

（5）风险评价：根据既定的风险准则，得出风险评价等级。

（6）评估局限性：包括不确定因素，指评估所需资料不够完整齐全、识别的风险不全面、风险分析依据不充分等。

（7）风险管控建议是评估报告最重要的部分，也是风险评估的关键作用所在，要针对风险因素提出可行性高、操作性强的措施建议，要求措施建议与关注程度相符、实施主体明确。开展动态风险评估时还需要注意前后期风险管理建议的延续性，阐明与上期相同、需要调整或新增的措施建议。

（二）报告反馈

传染病专题风险评估完成后应尽快向有关部门报告，向需要的机构反馈，或将评估主要内容向大众公开，以便各方及时了解风险因素，根据风险管理建议落实相关措施和防护行为，防范或降低风险。

（林君芬　王心怡　李傅冬　翟羽佳）

【思考题】

1. 简述传染病监测的目的有哪些？
2. 如何从监测数据中识别出聚集性疫情或暴发疫情？
3. 简述传染病预测与预警的区别与联系。
4. 风险评估有哪些常用方法？
5. 简述传染病风险评估的开展步骤。

第四章　传染病现场流行病学调查

【学习要点】

1. 了解传染病现场调查的目的、特点和影响因素。
2. 熟悉传染病现场调查的主要类型。
3. 掌握暴发调查的内容与步骤。
4. 掌握调查报告撰写。

现场流行病学调查需要综合运用流行病学、预防医学、临床医学、刑侦学、新闻学、行为和实验科学、决策学、传播学等多门学科的技术,目的在于解决现场突发公共卫生问题,探索在紧急情况下,运用多种分析方法,寻找致病因素,并提出切合实际的预防控制措施。

第一节　现场调查概述

传染病疫情现场调查主要是针对传染病暴发或流行展开的现场流行病学调查和卫生学调查,其核心是流行病学调查。

一、目的

传染病疫情现场调查主要目的包括以下方面:①查明疫情发生原因(传染来源、传播途径、病原体等),寻找病因线索、危险因素及高风险人群,为进一步调查研究和控制疫情提供依据;②采取措施以控制疫情进一步发展,终止疾病暴发或流行;③评价防控措施效果;④提出和完善后续的预防控制措施建议,防止类似疫情再次发生;⑤培训现场流行病学调查人员。

二、特点

传染病现场调查具有以下特点:①不可预料性:传染病疫情的发生、发展和结局受多因素影响,难以精准预料;②紧急性:必须立即对传染病疫情做出应急反应;③现场性:流行病学专业人员必须亲赴现场解决问题,不能只在办公室用电话询问、调查和指导;④受限性:由于受到现场紧急情况的制约,调查深度和广度可能受到影响;⑤边调查边控制:这是传染病现场调查的一个基本原则。因为传染病疫情发生后情况一般都很紧急,而且进行现场调查之初通常都没有明确假设,调查一般需要消耗一定时间,所以进入现场开展调查、收集和分析资料的同时,就应采取积极的公共卫生控制措施。

传染病疫情现场调查的基本目标是尽可能快速对疫情做出基本判断,及时采取防控措施,减少发病,预防死亡。

三、调查启动

传染病疫情现场调查是否启动由多种因素决定,其中最主要的因素包括以下四点。

1. 疾病的严重程度、发病人数和罹患率以及疫情可能波及的范围?

2. 病因是否明确?

3. 疫情是否还在发生? 现场控制措施是否有效?

4. 能否消除疫情对公众健康的威胁?

除此之外还有其他影响因素:①应对公众的焦虑;②履行法律责任;③教学和培训专业人员的需要;④提供研究机会等。

一旦启动现场调查,首先应考虑科学性,同时也应考虑现场限制条件、社会压力和工作责任对调查人员的影响。无论发生什么情况,专业调查人员都应协调各种利益冲突,科学合理地提出调查研究设计、调查结论和建议。

四、调查类型

传染病现场调查的类型主要包括个案调查、暴发调查和现场卫生学调查。

(一)个案调查

个案调查(case study)是以传染病病例为研究对象,就传染病个案相关问题开展调查研究,对个案病例开展系统分析、解释、推理的过程。

个案调查的目的是收集病例的详细信息,探明传染病感染来源、传播方式、潜在风险人群和病原体等传染病相关的特征。

(二)暴发调查

暴发是指在短时间内,某地区或某单位发生较多同一类型病例,显著超过预期水平。若发生的疾病具有传染性,则称传染病暴发。传染病暴发调查就是对传染病暴发疫情发生时间、地点、人群和发病因素进行全面调查了解,溯源分析,并制定有效防制措施,控制传染病疫情传播蔓延的一种手段。

1. 暴发调查目的

(1)确定疫情性质:即确定本次暴发疫情为何种已知疾病或不明原因疾病。

(2)查清暴发危害程度:全面调查和描述疾病的严重程度和三间分布情况。

(3)查明原因和暴发影响因素:主要指传染病流行的三环节和两因素,即传染病的传染源、传播途径、易感人群和影响流行的社会因素和自然因素等。

(4)制定切实可行的控制措施:控制疫情,总结经验教训,避免此类疫情再次发生。

2. 暴发调查方法

(1)描述性研究:对所有搜索到的传染病病例进行个案调查后,对收集的信息按照时间、地点、人群分布进行整理、描述和分析,形成病因假设。

(2)分析性研究:常应用于对疫情发生原因及危险因素的分析验证,其中最常用的方法是病例对照研究和队列研究。

(3)实验性研究:主要用于分析验证疫情发生原因和评价防控措施效果。

（三）现场卫生学调查

传染病疫情现场调查中的现场卫生学调查是指通过调查疫情现场外环境中的介质，如食物、水源、宿主媒介和昆虫，查明疫情的原因，判断疫情可能波及的范围。

现场卫生学调查应贯穿传染病疫情调查始终，现场调查的不同阶段，开展不同内容的现场卫生学调查。例如在疫情调查早期，应调查现场环境，并采集环境标本等。

现场卫生学调查结果可帮助调查者形成假设，分析感染来源，并针对发现的问题采取控制措施。

第二节　传染病个案调查

个案调查的主要目的是收集病例信息，为查明感染来源、传播途径、高危人群等信息提供基础资料，因此科学、全面收集病例资料至关重要。

一、方法

个案调查的形式灵活多样，方法不拘一格，可通过查阅资料，询问病例、知情人和接诊医生等方式开展。一般可分为面对面调查、电话（视频）调查和自填问卷等。

（一）面对面调查

1. **概念**　面对面调查是指调查者根据事先准备的问题向病例询问（访谈），然后将对方的回答记录下来的一种调查方式。传染病现场调查中，面对面调查一般采用入户或入病房一对一调查的方式开展。

2. **优点**　①调查时间充分，开放式问题可做深入了解；②可充分观察病例回答问题时的态度，有助于鉴别答案真伪；③有确定的访问地址，便于问卷复核；④深入疫情发生现场，个案调查的同时可充分观察疫情发生场所的外围环境，有利于溯源分析和评估风险大小，为后续疫点、疫区划分打下基础。

3. **缺点**　①入户调查难度大；②单份样本调查成本大，整体调查周期长；③对调查进度的控制难度大；④有感染传染病疫情的风险，对调查者的个人防护及消毒要求高。

（二）电话（视频）调查

1. **概念**　电话（视频）调查是指调查者通过拨打病例电话或视频，用电话（视频）的形式询问病例，以达到搜集调查资料目的的一种专项调查方式。

2. **优点**　不需要与病例面对面交流，不仅可以节约人力、时间和交通成本，还可以大大降低调查者感染传染病（尤其是呼吸道传染病）的风险。同时，针对一次调查不太完备的地方还可以重复调查，提高调查质量。

电话（视频）调查具有"短""平""快"的特点。"短"指调查周期短，调查内容简单，时效性强。"平"指调查目标单一，针对性强，一般电话调查都是针对特定事件进行。"快"指搜集资料快、提供信息快、完成专项调查速度快。

电话（视频）调查的优点有：①较高的应答率；②成本较低；③较快得到结果；④容易控制问题的顺序；⑤电话调查人员易选择、易培训、易监督；⑥样本覆盖面广，随着通信技术的进步，几乎可以对任何对象直接进行电话询问调查；⑦能了解不应答者和无应答的原因；⑧可以解除对陌生人的心理压力。

3. **缺点**　①不能问太复杂的问题；②真实性存疑，相对较低；③无法了解病例当时的态度,难以辨别答案的真伪;④对拒接电话的病例很难做工作;⑤开放性问题不太适用;⑥无法观察现场环境;⑦随着骚扰电话的增多,专业电话调查拒答率上升。

(三)自填问卷

1. **概念** 自填问卷也叫自填式问卷法,是调查员将问卷交给病例,在说明填写方法后,由病例自行填写的方法。

2. **形式** 第一种是由病例现场填写,当场收回;第二种则是约定以后某个时间,由调查员再来收取问卷;第三种是网络调查,随着当前网络和智能手机的普及,自填式问卷也出现很多新型的调查方法,尤其是:①调查者无法面对面发放问卷;②需要大批量数据,而现实中找不到相应的被试者;③被调查者比较稀缺,周边很难找到;④预算不多,需要降低成本时,均可以使用网络问卷。

3. **优点** ①真实性高:自填式问卷一般不记名,病例可以真实表达自己的想法,尤其是关于一些敏感性问题和涉及隐私方面的问题。②可比性好:自填式问卷都是采用标准化的问卷词汇,病例看到的都是同样的问题,避免了调查人员在解释过程中的主观性诱导。③样本量大:自填式问卷,尤其是网络问卷,一次可将问卷传送给多个病例,大大增加了调查的样本量。

4. **缺点** ①对问卷质量要求高,如果设计的问卷本身存在"问题表述不清"或"答案含糊"时,在调查阶段几乎无法补救。②无法了解病例在做问卷时所处的环境,影响对问卷可信度的判断。③自填问卷要求病例具备一定的文化水平,尤其是通过网络分发的问卷,还需要病例具备一定的电脑、手机等操作能力,一定程度上会使被调查人员群体受限,同时我国网民的总体特征与我国人口总体特征无论在自然属性(如性别比例、年龄等)或社会属性(如学历、收入、地域等)都不相符,这种偏差越大,网络问卷的可信度越低。

二、内容

个案调查需收集的内容主要包括病例的基本信息、临床和实验室信息、流行病学史信息、诊断和控制措施信息等。

(一)基本信息

包括个人识别信息及人口统计学信息等。个人识别信息包含病例姓名、身份证号、户籍地址、现住址、联系方式、工作单位等。人口统计学信息包括性别、年龄、种族、职业、身高、体重等,用于病例的人口学特征分析。还有共同居住人员信息、发现方式,如果是续发病例,则需描述上一代病例姓名、关系等。

根据疫情发生和发展趋势判断,必要时在个案调查中,还需要对特定现场相关情况有所记录,如负责人信息、大小规模、结构布局等,以备下一步调查和控制。

(二)临床和实验室信息

包括与本次传染病疫情相关的临床特征信息和感染者既往身体健康状况。

1. 与本次疫情相关的临床特征信息,需记录病例完整的发病和就诊经过。

(1)发病与就诊情况:主要包括发病日期或时间、就诊日期或时间(尤其是首诊时间)、就诊医疗机构名称、就诊主要原因、就诊科室、诊断、住院或隔离日期。若有多次就诊则需写明每次就诊的医疗机构名称、就诊主要原因、诊断、临床检测的主要指标及疾病转归等,如就诊次数较多,可列表格描述。

(2)临床表现:主要包括临床症状和体征、病程、诊断、治疗与转归等。

（3）实验室检查：主要包括一般临床指标化验结果和病原学、血清学检测结果等。实验室检查结果有时会有多份，应写明每次的采样时间、采样地点、样本类型和数量、检测时间与检测结果等。或者根据疾病特征记录有特殊意义检查日期的结果，或者记录指标出现动态变化的经过。

2. **既往健康状况** 应包含病例的基础性疾病和既往感染，若有需要还可记录一些生活习惯特征，用于传染病的危险因素分析。

3. **临床和实验室信息** 直接询问病例后可以查阅医疗机构记录的病史和化验单进行补充核对。一方面用于描述时间分布特征，探索疫情流行模式，另一方面也为分析病因提供线索。

（三）流行病学史相关信息

主要包括流行病学暴露信息和密切接触者信息等。

1. **流行病学暴露信息** 主要解决"疾病从哪里来"的问题，调查目的是尽可能查明感染来源，调查项目主要包括病例的外出史、接触史和暴露史、预防接种史等。调查人员需调查病例发病前一个最长潜伏期内旅居史，可能暴露于病例、可疑宿主或动物媒介、环境或实验室等相关情况。

此部分为个案调查报告的重点。应结合病例活动轨迹，重点调查：①感染来源；②可能的感染环节：与传染源的接触史、接触方式、接触时间、接触地点等；③感染场所（活动时间、次数、时长、方式等）；④可能的密切接触者及特殊情况等。

注意应从病例发病或检出阳性开始往前推一个最长潜伏期开始记录病例每日的行程轨迹，行程轨迹间不应留时间空当，逻辑清晰。根据疾病的传播途径，调查内容可包括暴露过的聚餐、聚会、交通工具，需描述当时的情形，包括人数、空间、通风、座位等；暴露的医院、超市、农贸市场、发廊等重点场所，需描述该场所当时的人员拥挤程度、通风、个人防护和防护设施等。

每种疾病的传播途径不尽相同，因此不同传染病需要关注的流行病学暴露重点也存在一定差异。呼吸道传染病应着重关注病例在呼吸道方面的暴露；肠道传染病需着重调查粪-口途径的暴露，如有没有喝过/吃过可疑污染的水/食物，询问病例的生活居住条件、个人卫生状况、饮食史等；虫媒和自然疫源性疾病应重点关注宿主动物和媒介的暴露情况；接触传播为主的传染病应重点关注相关症状病例接触史。

以埃博拉出血热为例，埃博拉出血热是一种通过接触和飞沫传播的传染病，感染埃博拉病毒的人和非人类灵长类动物均可作为传染源，目前的流行区相对局限。调查过程中需详细询问：①病例在发病前一个最长潜伏期内，曾居住、旅行过的国家和地区，包括中途中转地，重点询问是否去过疫情活跃的地区及具体停留地点、停留时间、停留方式等。②详细记录发病前一个最长潜伏期内是否接触过类似症状的病例，包括疑似病例、确诊病例。如果接触过需详细询问接触时间、接触频次、持续时间、接触方式、接触时是否采取防护措施以及采取的具体防护措施等。③详细询问发病前一个最长潜伏期内是否在疫区直接接触过蝙蝠、大猩猩等可疑疫源动物，如接触过，需详细询问接触动物的健康状况、接触时间、接触频次与方式、接触时是否采取防护措施以及采取的具体防护措施等。

针对新发或不明原因的传染病，可通过查阅参考文献，提出可能的感染因素范围，针对可疑的感染因素特征，详细询问记录可能相关的暴露信息和传播方式，不要漏掉一个可疑信息，因此记录的暴露信息量较大。

2. 密切接触者信息 主要解决"疾病可能到哪里去"的问题,主要是对病例发病(感染)后一个最长潜伏期的活动情况进行追踪,对病例发病(感染)后的人群接触情况进行排查,确定密切接触者,根据密切接触者感染风险采取隔离管控措施。

密切接触者(简称"密接"),是指在未采取有效防护情况下接触传染期内的病例或暴露于被病原体污染的环境,存在感染风险的一类人。此部分需着重描述病例与密切接触者之间的关系、接触方式和频率、最早和最后接触的时间、密切接触者的总数、追踪和管理情况等。

对于某些特殊传染病,必要时还需要关注或管理密切接触者的接触者,以便提前做好相应的防控措施准备。

(四)诊断

按照病例诊断标准或病例定义,根据病例的流行病学史、临床和实验室检测信息等,明确病例诊断。

(五)控制措施

目前已经采取的措施,提出病例和环境下一步的控制措施建议。

三、步骤

(一)确定个案

通过病例搜索确定需要调查的对象。传染病疫情发生后,根据疾病的病例定义(流行病学时间、地点和人群的要求,病例的临床症状、体征和实验室检测结果)系统地进行病例搜索,确定个案调查对象。

(二)收集资料

培训合格的流行病学调查专业人员,利用统一的个案调查表,采用合适的个案调查方式,如面对面访谈、电话(视频)访谈或自填问卷等,客观、全面收集病例个案信息。调查病例的活动、饮水、饮食、动物和媒介接触及各种危险因素暴露史,必要时采集相关标本开展检测。

(三)核实信息

个案调查过程中病例可能会存在记忆不清或刻意隐瞒的情况,容易造成回忆偏倚,需要调查人员通过多种途径提醒和反复核实,如让病例借助支付宝或微信付款记录来回忆行程,或通过公安部门、大数据部门协助确认病例在某个特定时间点位置信息等来判断病例提供信息的准确性。客观、真实的个案信息是分析疫情特征、判断风险人群继而溯源、研判和采取管控措施的基础。

(四)分析个案

通过分析收集的资料,回答该病例发病的"来龙去脉",了解"他是怎么被传染的""传染过程发生在本地还是外地""病例周边还有哪些人有潜在发病的危险"等问题,追溯疾病的源头,判定密切接触者。

(五)提出措施建议

根据个案分析结果,确定风险人群和风险环境,提出控制措施,防止或减少类似病例发生,控制疫情进展。

(六)撰写个案调查报告

整理收集的个案资料,撰写个案调查报告。

四、难点和不足

（一）对调查人员要求高

传染病个案调查一般要求调查人员具有专业的传染病基础知识和丰富的现场流行病学调查实际经验，没有专业的医学知识背景则无法判断病例哪些症状或体征可能和目标疾病相关，容易漏过病例的重要信息，尤其是在疫情调查的初期，需要以开放性思维来抓取一切可能和疾病相关的信息；若无丰富的实践经验，则容易出现逻辑漏洞，遗漏需要的信息，难以做到真正的去伪存真。

（二）缺乏代表性

个案调查针对的是个人，其表现出来的特征虽然在一定程度上反映"一般"，但不能代表整体，只能为整体特征分析提供一定的借鉴。

第三节　暴　发　调　查

传染病暴发调查主要以解决传染病暴发流行等应急性公共卫生事件为目的，采用现代流行病学和其他学科的理论和方法，及时得出科学的调查结论，并采取有效的控制措施。现场流行病学专业人员只有亲自前往传染病暴发地点，才可以直接感知传染病发生的环境，掌握无法通过其他方法获得的细节。

一旦出现传染病暴发等突发公共卫生事件，波及范围和人数众多，对整个社会影响重大，容易引起较大的舆情。传染病暴发调查相较于传统的流行病学调查，既有联系又有区别，相关部门必须及时对暴发疫情做出正确反应，及时采取控制措施，消除传染病暴发给人民健康、社会稳定和经济发展所带来的影响。

一、暴发调查的组织管理

（一）准备工作

现场调查前就应做好充分的准备工作，包括人员、队伍准备和物资准备。

1. 应急队伍和人员准备

（1）应急工作组：暴发疫情的调查和处置是一种政府行为，应争取政府部门的支持，建立应急工作组，提高现场调查的效率。尤其在重大传染病疫情暴发时，应建立由当地政府领导牵头、职能部门参加的现场应急体系，从而保障现场调查的顺利进行。

（2）队伍准备：应及时建立传染病现场应急调查队伍。调查负责人应当由有威信、责任心强、理论和实践经验丰富的公共卫生专家担任，负责整个组织协调工作。

（3）专业人员组成：现场应急调查队伍应包括传染病流行病学、消毒和病媒生物防制、健康教育、临床医学、检验等专业人员，并按专业类型、工作年限、工作经验等进行合理分工；还需要结合调查对象的特点安排不同性别、年龄、地区的调查人员，协调各方面关系，做好充分沟通。

（4）培训和演练：传染病现场应急调查队伍的成员平时应加强应急培训和演练，包括现场流行病学、消毒和病媒生物防制、个人防护知识的培训；此外，各级疾病预防控制机构应重视现场流行病学调查知识的全员培训，确保所有专业人员掌握现场流行病学调查全部技能。

2. 物资准备　暴发疫情调查事先应准备三方面物资：①疫情调查表格、现场采样设备和办公用品；②个人防护用品；③疫情控制用品，主要是消毒、杀虫和灭鼠药品、器械设备等物资。

暴发调查需要深入基层，在很多情况下需要深入偏远的山区、乡村，工作和生活条件十分艰苦，需要充分考虑可能出现的物资缺乏等问题，进行有序调度，提供通信、交通、食宿等必要的后勤保障。对于天气恶劣、交通不便的山区等环境，需要提供能应对恶劣道路条件的交通设备以及信号较强的通信设备。对于后勤物资紧缺的地区，需要提前准备清洁的食物、饮水、服装等。

（二）实施调查

1. **调查表**　实施调查前，应设计调查表。进行不明原因疾病或新发传染病调查时，由于其原因不明的特殊性，调查表设计的内容应更广泛和全面，调查环节更加细致。

2. **调查方法**　选择科学的调查方法，具体可以选择定性和定量两类调查方法。

（1）定性调查：应急现场调查过程中，定性调查更为多见。定性调查常采用非概率抽样方法，了解从个别或局部到一般的特征和规律性，更多地依据小样本材料或经验，运用演绎推理方法对病例有关的行为、病因学和流行规律进行描述和分析。主要包括小组访谈、个体深度访谈等社会学调查方法，以开放性的问题为主。

（2）定量调查：一般采用流行病学和统计学原则和方法，以一定数量的调查样本为基础，寻求统计学上的显著性，揭示影响疾病发病各要素之间相互作用的规律性及其分布情况，从统计学结果了解总体参数规律，包括标准化的问卷调查等，封闭性的问题较多。

（三）暴发调查的注意要点

为了完成暴发调查任务，对调查方向、调查质量等整个调查过程需要采取一系列协调、质控和指导工作。

1. **专业培训，注重时效性**　一方面，要做好人才储备和专业培训，以应对新发传染病的潜在风险。另一方面，流行病学调查人员要专业和高效，尽可能快速提供专业的防控建议，将传染病疫情的影响控制在最小范围内。

2. **科学规范，应对复杂性**　应注意现场调查方法的科学性和规范性，建立符合逻辑的病因假设并加以科学验证。

3. **讲究工作方法，保持合作性**　争取多部门支持和配合，有效协调组织者与其他各方的关系，及时向上级领导部门汇报调查进展，实现上下级联动，获得群众支持，保证人员、技术、物资等支持，完成调查任务。

4. **充分运用法律武器，保证合法性**　暴发现场调查本身需要具备充分的法律依据和支持，有关法律法规已经赋予现场调查人员开展流行病学调查和处理的权利以及公民合作、支持的义务。对于少数不配合调查者，可依法采取强制措施，要求其接受调查和提供资料。另外，现场调查受到相关法律和道德的约束，需要考虑到司法保护、豁免权和隐私权诸多方面的限制。

5. **加强媒体和公众沟通，注意社会性**　传染病暴发作为新闻热点和公众关注的焦点，其本身就是社会关注的重点。在短视频、自媒体等互联网语境高速发展的今天，需要正确认知公众和社会的需要，关注舆论走势，及时做出正确回应。

二、暴发调查步骤

一般来说，传染病暴发疫情的现场调查步骤包括：组织准备、核实诊断、确定暴发或流行的存在、建立病例定义、搜索病例并计算病例数、描述性分析、建立假设并验证假设、完善现场调查、采取并完善控制措施、总结报告(图4-1)。

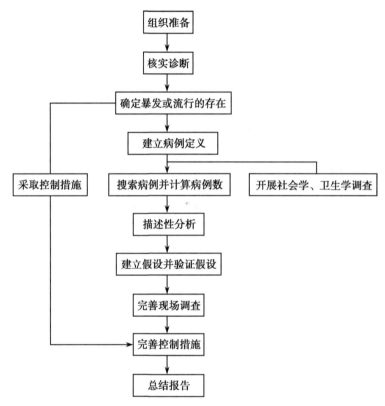

图4-1 传染病暴发现场调查的一般步骤

以上为暴发疫情调查的一般步骤,暴发调查实际开展过程中,需要注意以下事项:①调查步骤没有固定顺序。调查过程并没有唯一"正确"的步骤。每位现场流行病学调查人员应该对传染病暴发调查有一个系统方法,整理一份调查计划或要点清单,避免在紧急调查时遗忘关键步骤。②控制暴发才是暴发调查的真正目的,着重体现"边调查边控制"的原则,需要在调查一开始就同时开展疫情控制措施,随着调查深入不断获得新的发现,应及时调整和完善控制措施。③某些情况下,核实病例诊断可以与核实暴发或流行同时开始。④调查步骤中的许多内容需要依据现场实际情况发生动态变化。比如病例定义,传播关系网络以及病因假设等。调查步骤应根据不同的具体暴发疫情现场进行相应调整。

(一)组织准备

接到病例报告,首先要做好充分的人员、队伍和物资等组织准备工作。在出发前,要对疫情的大概情况、需要做哪些方面的调查及可能需要采取的控制措施进行预判。可以用问题清单的形式,针对管理、诊断、流行病学、消毒、后勤准备等方面做好准备工作。

(二)核实诊断

核实诊断的重点在于核实病例信息的真实性,通过检查病例、查阅病史及核实实验室检测结果,明确疾病特征。

可向医院或报告人了解首发病例或指示病例的情况,包括:①病例的基本情况,如姓名、性别、现住址等；②病例流行病学史、临床表现、实验室检测、影像学特征等方面的特别之处；③病例引起医院重视的原因，有无重症或死亡病例。

（三）确定暴发或流行的存在

核实病例信息的同时，需要判断病例是否存在聚集性，确定暴发疫情的规模，包括：①具有相似临床表现的病例是否可能患同一种疾病；②疾病是否有传染性，能否判定传播途径；③病例的密切接触者（如家庭成员等）感染及发病的可能性；④接触病例的特殊人群（例如医护人员）中是否存在新发病例。

传染病暴发后，可以把本次疫情的发病率或罹患率与当地预期值进行比较。根据当地疫情本底数据及本次疫情地理范围、时间范围上的分布情况，疫情一般分为散发、暴发、流行、大流行等。

（四）建立病例定义

暴发疫情调查，尤其是不明原因疾病的调查及处置，为了更准确地描述疫情状况，建立病例定义是一项非常重要的工作。

1. 病例定义组成 暴发调查中的病例定义应包括：时间、地点、人群等流行病学特征、临床表现和/或实验室结果。时间是病例定义中的一个重要因素，疫情暴发期间，首先要分析潜伏期、首例病例及后续病例发病时间，收集分析暴露史、典型症状和体征、疾病进程等，综合考量建立病例定义。

2. 病例定义分类 病例定义一般可分为疑似病例、临床诊断病例（可能病例）和实验室确诊病例。建立分层次的病例定义是必要的。暴发调查早期，建议纳入较少的特征因素，例如采纳疑似病例定义，可提高病例发现的敏感性，便于发现更多潜在病例；暴发调查后期可以纳入较多的特征因素，例如采纳临床诊断或者实验室确诊病例定义，则可以提高病例发现的特异性，尤其在危险因素分析时优先采用特异性高的病例定义。

3. 注意事项 建立病例定义时，需要考虑疾病诊断的敏感性和特异性，注意分析以下信息：①临床症状明显者和不明显者的比例；②疾病是否具备非常典型的临床特征，如麻疹的柯氏斑、恙虫病的皮肤焦痂等；③是否存在简单、实用且可靠的血清学、微生物检验方法；④病例有哪些密切接触者；⑤诊断方法能否做到一定程度的标准化，更换操作人员是否会影响疾病诊断。

定义病例最好运用简单、客观、实用和可靠的方法。病例定义建立后，需要对所有病例运用同一标准进行诊断，避免出现偏倚。

（五）搜索病例并计算病例数

病例定义建立后，调查人员要根据这一标准搜索核实类似的病例，尽可能发现更多的病例，避免遗漏。发现病例后，应积极救治和隔离，并保护和密切观察病例的密切接触者。

1. 病例搜索 根据疾病传播途径、传播能力等特征和疫情发生地区的情况，确定病例搜索范围和方法。首先，到医院搜索具有流行病学史、相似临床症状或实验室检查结果的就诊病例，发现符合病例定义者；其次，可以根据流行病学调查结果，从病例的密切接触者，包括共同生活的家人邻居、共同工作的同事、同乘交通工具者中，搜索符合病例定义者；如有必要，可从社区普通人群中开展病例核实和搜索。

2. 病例核实 核实病例的具体方法包括医生访谈、病案检索、电话或入户调查、病原体分离和培养、血清学检测等。

3. 建立病例数据库 发现并核实病例后，需要开展个案调查，然后整理成病例清单，建立数据库和病例一览表。

（六）描述性分析

建立病例清单及数据库后，需要对病例的三间分布进行描述和统计分析，包括时间、地点、人群分布特征。大多数传染病都有独特的流行病学特征，通过描述疾病的时间、地点和人群分布，发现高危人群及防制的重点，还可以发现可疑暴露因素，形成病因假设。

1. **时间分布**　建立暴发病例信息一览表，利用病例的发病时间绘制流行曲线。流行曲线是一种提供流行强度和周期的简单视觉两维图。流行曲线 X 轴表示病例的发病时间，Y 轴表示病例数。因为时间是连续的，流行曲线需画成相邻的柱间没有间隙的直方图。X 轴上的时间单位必须前后一致。对于一个流行曲线来说，X 轴上的时间单位应根据疾病的潜伏期、疾病分布的时间长度来决定。经验表明，时间间隔一般是可疑疾病潜伏期的 1/8～1/3 长度。

流行曲线用简单明了的方式显示暴发疫情随时间的强度变化情况，同时提供人群中疾病传播类型的线索，为预测流行趋势和评价控制措施效果提供依据。目前较为常见的流行曲线类型有点源暴露、同源暴露、续代传播暴发或人传人（图 4-2）。

（1）点源暴发：暴露周期相对较短，所有病例都发生在一个潜伏期内，流行曲线往往呈现急剧上升和渐进向下的斜坡。点源暴发从首例病例发病日期向前推一个最短潜伏期，从病例高峰向前推一个平均潜伏期，从末例病例向前推一个最长潜伏期，可估计暴露时间。

（2）同源连续：暴发是指人群持续暴露在一个共同的传染来源，在一个同源暴发中，暴露期可能短暂也可能长期，往往呈现典型的稳步非陡峭的上升，达到发病高峰后，出现一个平台期。

（3）续代传播暴发：提示可能存在人与人之间传播的暴发，如果发生二代、三代病例可能导致多个高峰的出现。人传人模式暴发初始阶段每代病例之间间隔时间相等（一个平均潜伏期），具有明显的代际间隔性。续代传播暴发一般发生在控制措施不及时或控制措施不到位的情况下。

2. **地区分布**　暴发调查需要收集病例的居住地址、工作地点、学校、外出旅游等地区信息，在地图上对病例的活动场所进行标注，对病例在某个地点或场所的聚集性分布进行分析。

地区分布提示暴发疫情在地理空间上的流行范围，有助于暴露因素的发现，建立病因假设。早在 1848—1854 年，英国医生 John Snow 就以标点地图法揭示了伦敦霍乱病例的分布规律，提出污染的饮用水是传播途径，追溯出污染的源头，阐明了流行病学病因，而病原学病因是在多年以后人类发现霍乱弧菌，成为流行病学史上重要的里程碑。

3. **人群分布**　暴发调查需要收集病例的年龄、性别、种族或民族、职业、文化程度、生活习惯等可能有助于揭示疫情流行因素的社会人口学特征。对病例人群特征进行描述，比较不同人群的罹患率差异，发现病例与社区普通人群的不同之处，分析传染源、传播途径等信息，有助于建立病因假设。

4. **开展社会学、现场卫生学调查，分析危险因素**　针对病例时间、空间、人群分布聚集性的特征，开展相应的社会学、现场卫生学调查。收集和调查现场环境状况、气候、风俗习惯、建筑结构、饮水、饮食、供水系统、通风系统、宿主动物、病媒生物孳生地等传播媒介信息，分析媒介生物的季节消长变化趋势，分析不同职业及生活方式所代表的疾病暴露方式，分析潜在暴露因素和传播途径。

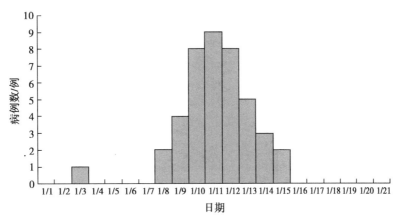

点源暴发流行曲线示意图

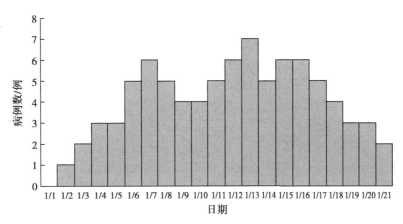

同源连续暴发流行曲线示意图

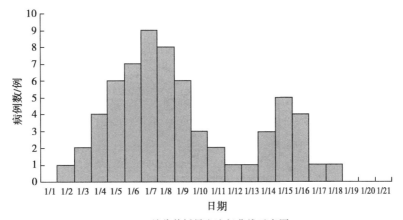

续代传播暴发流行曲线示意图

图4-2　不同暴露类型流行曲线示意图

5. **绘制传播链图** 传播链是从时间、空间顺序上描述病例与接触者之间的传染事件，具体表明传染病通过人与人接触构成一整条从源头到各节点的传播路径。绘制传播链可以直接体现病例信息，展示病例间社会学关系和传播、代际关系。传播链的节点通常是指个人或组织，线条通常代表各种社会关系或传播关联，在传播方向明确时需用箭头进行标注，传播关系不明时可用虚线进行连接。节点的聚集或疏散分布情况可以较为直观地展示重要风险点，包括重要场景或超级传播者等。

6. **关注特殊病例** 暴发调查要特别关注某些特殊病例：早期病例、后期病例、没有落在流行曲线主体上的病例、与周围多数病例发病时间不一致的病例以及与其他接触者关联格外复杂的病例等。

需要重视流行曲线上的极端值，这些极端值可能提供重要的线索。一例早期病例可能反映背景情况或者是无关病例，或者是一个流行的来源，或者是比大多数病例暴露更早的人。同样，后期病例可能是无关病例、长潜伏期病例、续发病例或比大多数病例暴露更晚的病例。这些极端值应仔细核实鉴别是否是本次暴发疫情的一部分，因为如果其是暴发疫情的一部分，不寻常的暴露可能直接指向传染源。

（七）建立假设并验证假设

1. **建立假设** 根据病例流行曲线形态，可以初步判定暴发疫情类型，结合疾病可能的传播途径，判断病例暴露于危险因素的时间。对于食物中毒或食源性传染病，可以判定病例共同就餐的时间。对于呼吸道传染病，可以判定为病例间面对面交流、共同就餐等近距离密切接触的时间。分析流行曲线，发现病例的暴露时间和发病时间，确定潜伏期的范围（最小值和最大值）和中位数。

根据病例调查结果，从病例时间、空间、人群分布的聚集性出发，分析潜在暴露因素，提出病因假设，包括传染来源、传播方式和危险因素、高危人群等。

2. **验证假设**

（1）分析流行病学研究：建立假设后，可以使用病例对照研究和/或队列研究等方法来进一步分析病因。

1）在暴露因素较为明确、可以完整获取暴露资料和暴露人群的情况下，可使用回顾性队列研究。因暴露和结局均已出现，可通过回顾性调查，明确暴露早于结局，收集和分析数据的过程可以在短期内同时完成，可以明确分母，计算发病率。回顾性队列研究的性质属于前瞻性研究，可以针对每种暴露（食物、饮水、共同工作等接触史或可疑病因）计算率比或相对危险度（RR）。

例如，某胃肠炎疫情暴发中，调查人员高度怀疑发病与某次聚餐晚宴相关，可以考虑使用回顾性队列研究的设计分析具体进食某种食品人群的发病率，对暴露变量进行分析。在具体分析中，一般应建立暴露因素和发病情况的 2×2 四格表（表4-1）。

表4-1 回顾性队列分析表

分组	发病	未发病	合计	罹患率
有 A 接触史	a	b	$a+b$	$a/a+b$
无 A 接触史	c	d	$c+d$	$c/c+d$
合计	$a+c$	$b+d$	$T=(a+b+c+d)$	

2）在暴露因素不明确、暴露人群和暴露资料不完整的情况下，可以考虑采用病例对照研究。病例对照研究是从病例出发，从可能产生病例的人群中通过匹配的方法选择对照。

病例对照研究同样可以建立 2×2 四格表（表 4-2）。与队列研究不同之处在于，病例对照研究计算的是比值比（OR），比较的是病例和对照人群中的暴露比。

表 4-2 病例对照研究表

分组	病例	对照	合计
有 A 接触史	a	b	$a+b$
无 A 接触史	c	d	$c+d$
合计	$a+c$	$b+d$	$T=(a+b+c+d)$

（2）实验室检测分析：传染病疫情暴发的病原学病因需要实验室的支持。病原微生物的实验室检测结果能够为临床病例诊断、合理治疗、查明暴发原因、追踪传染源、切断传播途径、制定有效预防控制措施等提供依据，实验室检测结果是验证假设的重要环节。

引起传染病的病原微生物相对单一，某种病原体引发的传染病往往具备相应的典型症状。调查人员可以结合病例的临床表现和自身经验进行初步判断，开展相应的检测。例如，引起胃肠道传染病暴发的主要病因包括感染（细菌、病毒、寄生虫）、中毒／环境、社会因素影响等（图 4-3）。

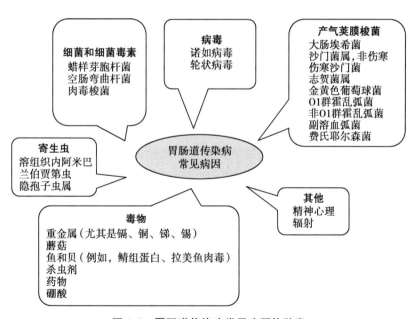

图 4-3 胃肠道传染病常见病原体种类

针对病原学病因的临床治疗效果和针对流行病学病因的现场控制措施效果评价也是验证病因假设的重要依据。

（3）病因推断：流行病学病因指可能导致某疾病发生概率增加的某种因素。病因推断的过程要符合逻辑，比如经典的 Mill 准则包括求同法、求异法、共变法、类推法、排除法五种推理方法。

病例对照研究和队列研究发现某因素与发病间存在统计学关联的基础上,还要进一步结合关联的时间顺序、关联的强度、剂量 - 反应关系、可重复性和联系的一致性、实验流行病学的证据、终止效应、生物学上的可能性等因果关联的推断准则,进行病因推断,验证假设。

(八)完善现场调查

为了完整、清晰地分析、评估疫情的流行特征,现场暴发调查需要采用多种方法、进行更加详细的调查,尽可能发现真实、准确的病例。一方面需要研发新的实验室检验检测方法,充分结合流行病学证据与临床表现,提高病例检出的科学性;另一方面需要不断探索疾病传播及流行的相关因素,开展更详细的调查研究,优化病例定义,进一步提高疾病诊断的敏感性和特异性。

对于新发和不明原因疾病,要进一步了解自然史、病原学和流行病学来源和传播模式,必要时可针对同一时间、同一地点病例或同一传播链的病例反复开展流行病学调查和分析,对传播过程的关键环节进行复盘分析,发现和鉴别新的传播参数。

(九)完善控制措施

现场调查最终目的是采取预防控制措施,防止疾病发生和流行。实施现场控制措施与现场调查应同步进行,不能等到调查工作结束再开展控制措施。对传染病疫情有了初步认识的情况下,为防止疫情进一步扩散,需立即采取隔离管控措施。随后根据现场调查的深入,不断调整和完善可操作的、可行的、有针对性的控制措施,管理传染源,彻底切断传播途径,及时保护易感人群。

1. 病例的隔离治疗　传染病病例和疑似病例必须隔离治疗。甲类传染病和按照甲类管理的乙类传染病,密切接触者必须隔离观察。根据暴发疫情可能波及的范围划定疫点、疫区,必要时可依法实施封锁管控。

2. 切断传播途径　可根据调查初步结果采取有针对性的环境整治、卫生监督以及消毒、杀虫和灭鼠措施,快速切断传播途径。

3. 保护易感人群　针对传染病不同传播途径,制定相应的易感人群保护策略。比如对于呼吸道传染病,需要采取减少易感人群聚集、注意手卫生、佩戴口罩等防护措施。

随着病例调查信息不断丰富、病因假设验证和其他相关危险因素的发现,需要调整和优化疾病的控制措施,进一步提高控制措施的针对性和可操作性。

(十)总结报告

1. 总结与评估　暴发调查过程中,应适时通报和反馈调查信息,调查结束后应及时总结评估,完成流行病学调查报告。

流行病学调查报告(简称"流调报告")是暴发现场调查结果上报的主要形式之一。要求流调报告具备科学性、准确性和客观性,能充分反映疫情的流行现状和发展趋势,准确反映需要解决的问题及相应的控制措施。

如果整个疫情调查处理持续较长时间,需要每隔一段时间开展疫情调查阶段性总结报告,主要对前期暴发调查研究工作进行全面回顾,对疫情处理情况进行阶段性评价,并对疫情发展趋势及后期工作进行展望。

流行病学调查报告可为控制疫情提供依据;可为上级行政部门及其他协调管理部门隔离管控提供依据;是信息发布的基础;是开展交流、共享经验的重要载体。

2. 公布疫情信息　在媒体和网络高度发展的当今社会,公布传染病疫情信息必须具备权威性,科学精准把握疫情形势,尽可能多呈现有效信息,防止出现不专业和不规范的报道。另外，公开疫情信息需要注意合法合规。考虑对社会公众可能的影响，疫情公布的时间、内容、方式等都需要认真研究，做好风险沟通，尤其是应急风险沟通。

3. **应急风险沟通**　风险沟通是暴发疫情信息公开与反馈过程中的重要策略。应急风险沟通指传染病暴发时，公共卫生专业人员及时向媒体提供信息，努力通过向个人、利益相关者(单位)乃至整个社区提供信息，帮助他们做出最佳决策。

4. **开展长期措施**　暴发疫情处置结束后，根据不同情况可以建立或者进一步完善敏感高效的疾病监测和报告系统。坚持开展爱国卫生运动是预防和控制传染病的重要措施。通过社会动员，持续开展环境整治，清除病媒生物的孳生地；改水改厕，为人民群众提供清洁的饮用水源；开展健康教育，培养人民群众良好的卫生习惯。这些都是切断疾病传播途径、保护易感人群，从而防止传染病疫情再次暴发、降低传染病发病率的可持续长期机制。

第四节　传染病现场调查表格的设计

为了现场调查有统一的标准与规范，提高现场调查的质量，调查开始时需设计传染病现场流行病学调查表(以下简称"流调表")并对调查人员进行统一培训。传染病现场流行病学调查表是收集数据的工具，其内容应包含前文提到的个案调查和暴发调查的所有信息。一张完善的现场流行病学调查表，最能体现研究的实质内容，也最能反映调查研究计划的完善程度。

一、设计原则

(一)突出调查疾病的特征

设计流调表时，若是已知的致病因子，可根据疾病知识设计调查表或者采用统一的个案调查表；若调查的是不明原因疾病，则应在充分了解现有病例的情况后再设计，设计一定要反映该病的特征，包括临床特征和流行病学特征。

(二)调查项目范围合理

根据调查目的来设计流调表，做到每一个调查项目都有明确的目的，不可盲目贪多。不明原因疾病的调查项目可广泛些。

(三)调查问题设计规范

设计问题时语言应简介易懂，避免使用专业术语。最好采用封闭式问题，而非开放式问题。

(四)加强质量控制，开展预调查

设计流调表必须重视调查质量的控制，行业内部需要事先多方讨论，达成共识，必要时开展预调查。调查表设计好后要先与同行人员进行论证，达成共识后还需进行预调查，对流调表中不合适的内容进行调整和修改。

(五)尊重隐私，知情同意

在调查初始，调查人员应该亮明身份，解释调查所获取信息仅用于病因追溯，会做好保密工作。

二、调查表基本结构

调查表的基本结构一般包括首页、调查问题、联结部分、致谢语和调查员记录。

（一）首页

每个问卷前面都应该有一个说明，尤其是自填问卷或网络问卷更有必要。这个说明可以是指导语，表明调查的目的、意义、主要内容、调查的组织单位、调查结果的使用者，强调调查的保密性，即对个人隐私的保护和知情同意。措辞上应注意避免暗示偏性，同时让病例感到该调查的成功是很重要的事情，最终目的就是使病例能积极支持和合作。

（二）调查问题

调查问题是流调表的主体部分，是调查表的核心。内容一般包括基本信息、临床和实验室检测信息、流行病学暴露信息，采用封闭式提问方法先定性后定量，由浅入深地进行。

调查问题的答案必须明确，设置应全面、互相独立、无交叉，尽量使用客观和定量或者半定量的指标。另外，设计问题时应避免双重问题；问题应适用于所有应答者。

问题的顺序设置上，应注意逻辑顺序合理。要注意问题的跳转，后一个问题应建立在前一个问题的条件之上。涉及个人信息、隐私的敏感问题一般应放在靠后面的位置。

值得注意的是，对于调查重点关注的问题，调查时可以补充提问更多细节，必要时可加备注栏。

（三）联结部分

主要指开始新话题时的过渡语，过渡语不宜过长，最好应平淡、简短，不出现命令式语气。

（四）致谢语

为了表示对病例合作的谢意，一般在问卷结尾处标明表示感谢的话。

（五）调查员记录

填写调查员信息和调查日期。

第五节　现场调查报告撰写

一、现场调查报告作用

传染病现场流行病学调查报告是传染病疫情调查处置的一项重要产出，是现场调查结果的集中展示，是为决策者提供建议的重要事实依据，是进行同行沟通交流的重要载体，也是疫情追溯的潜在法律依据。传染病现场调查报告是将现场调查的结果用客观的语言文字进行记录的一种载体，部分经典案例的调查报告还可作为重要的历史档案，供今后追溯、查阅。

现场调查报告的应用十分广泛，主要有以下四种。

（一）参谋建议

调查报告分析现场调查所发现的疫情发生的原因、当前措施的效果及可能存在的风险点等，向行政领导和决策者进行汇报，提出决策建议，做好参谋。

（二）信息发布

为充分保障人民群众对疫情的知情权，使公众对疫情保持正确的心态，需要通过现场调查报告来解释疫情发生的原因、社会场所中潜在的风险区域等，以此满足应急风险沟通的需要。

（三）交流共享

现场调查报告作为同行交流的重要载体，可以交流、共享疫情调查、处置方面的经验，为当前及未来相似疫情的预防和控制服务。

（四）档案证据

传染病疫情调查需保留可供追溯的真实记录和法律证据，而现场调查报告即可作为现场调查和疫情处置的真实记录。

二、撰写原则

传染病现场流行病学调查报告的撰写应遵循下列基本原则。

（一）真实性

真实性是调查报告最基本的撰写原则，其全部写作过程均应基于客观事实，以客观收集的材料，进行客观的分析研究，而不应以行政要求、个人好恶随意取舍收集到的资料。

（二）科学性

科学性是调查报告撰写的基础，是评价一份调查报告好坏的重要衡量指标，直接体现专业水平。报告撰写必须遵循科学的原理，选择科学的调查方法和分析方法，通过科学推理，才能得出科学的结论。这个过程中不能主观臆断，应尊重客观事实，即便是对于暂不明确的，甚至是与现有知识相矛盾的调查结果也应如实记录、客观描述，实事求是反映现场调查的结果。

（三）针对性

现场调查往往是针对某个特定传染病疫情展开的，在撰写调查报告时应紧紧围绕该主题展开，针对主题进行阐述，不写与主题无关的内容，也需避免对所有资料的简单罗列，缺乏重点。

（四）规范性

调查报告的撰写应遵循一定的写作规范，不同的报告类型所需要包含的行文要素略有不同，应规范选择合适的行文格式与术语，以方便阅读。

（五）实用性

调查报告应遵循实用性原则，着重于解决传染源、传播途径、控制措施效果等问题，对当前及以后的工作应具有参考价值。

三、个案调查报告撰写

传染病调查过程中，尤其是急性传染病疫情调查过程中，个案病例调查后需撰写一份针对此病例的流行病学调查报告，称为个案调查报告。个案调查报告是对病例基本信息，如个人识别信息、人口统计学信息、临床信息、流行病学暴露信息、管控信息及调查员信息等的客观记录，是形成病因假设的素材来源，是非常重要的原始资料。

（一）个案调查报告的目的

1. 查明该病例的感染来源。

2. 摸排重点人群，为及时管控提供依据。

3. 找出并及时消除风险点，防止疫情扩散和蔓延。

4. 翔实阐明与其他病例的关系及其在本次疫情中的作用（特别是一些特殊病例），为疫情复盘提供线索。

（二）个案调查报告的写作框架

一般分为三部分：前言，正文，调查组、人员署名及日期。正文需要详细阐述个案调查的主要内容。

1. **前言**　简要描述病例的发现过程,主要对病例发现日期、发现部门以及接报后的处置工作等进行简单描述。

2. **正文**

(1)病例基本情况:包括病例的识别信息和人口统计学信息。

(2)发病就诊经过。

(3)流行病学史调查情况:此部分为个案调查报告的重点。应包括:①感染来源;②可能的感染环节:与传染源的接触史、接触方式、接触地点、接触时间等,感染场所(时间、次数、时长、方式等);③病例活动场所和时间;④可能的密切接触者。

(4)密切接触者调查情况。

(5)实验室检测情况。

(6)研判分析和结论:主要分析并列出最有可能的感染来源,可能的传播途径,可能存在的风险点等。

(7)已采取的控制措施:主要描述针对本病例已采取的防控措施及落实情况。

(8)下一步工作建议:对于可能存在的问题,提出针对性防控建议及下一步工作建议。

3. **调查组、人员署名及日期**　个案调查报告的文末需落款调查组名称,包含调查人员姓名、负责人联系方式、撰写日期等。

四、暴发调查报告撰写

(一)暴发调查报告的分类

暴发调查报告与个案调查报告不同,其是对所有病例个案信息的分析和汇总,重点展示暴发疫情的群体特征、传染来源、传播链和传播特征等,是对疫情防控的阶段性小结。疫情进展的不同阶段,现场调查的关注点与侧重点有所差异,调查报告的内容要求也有所不同。调查报告根据进展可以分为初次报告、进程报告、阶段小结和结案报告。

1. **初次报告**　初次报告是指暴发疫情发生后或到达现场后对疫情进行初步核实,根据初步调查结果撰写的报告。初次报告是核实疫情后发布的第一份疫情报告,目的是及时汇报疫情发生、发现的相关情况,为下一步调查和控制提供依据,因此初次报告要求速度快,内容简明扼要。

初次报告主要内容需包含以下几方面:

(1)描述暴发疫情的发生、发现过程。

(2)分析判断暴发疫情的性质、波及范围以及危害程度。

(3)介绍已经掌握的暴发疫情相关特征资料(三间分布)。

(4)分析暴发疫情可能的发展趋势。

(5)初步分析暴发的原因。

(6)介绍已经采取的措施或开展的工作及下一步工作建议。

2. **进程报告**　进程报告是动态反映暴发疫情调查处理过程中的主要进展、防控效果及发展趋势,主要作用是对前期工作进行评价和对后期工作进行安排或建议,时效性强,应在获取信息后最短时间内完成。进程报告可以是多次的,一般而言进程报告的频次是在开始调查后每隔1~2天一份,重点对出现的新情况进行报告;疫情稳定后,报告的时间间隔可相应延长;但某些重大或特别重大传染病疫情进程报告频次需相应增加,至少按日进行进程报告。

进程报告的主要内容需包含：①疫情发展与变化；②疫情处置进程；③溯源情况分析；④可能存在的风险点；⑤疫情态势和控制措施的评价；⑥下一步工作建议等。

写作要求：内容侧重汇报新情况，速度快。

3. **阶段小结**　对于调查处理持续时间较长的暴发疫情，每隔一段时间还需撰写阶段性小结。阶段性小结是回顾前期调查工作，分析暴发疫情发展趋势以及计划下一步工作。一般在疫情发生重大进展或转折，需要对控制措施实施重大转变等情况下开展。

写作要求：内容覆盖全面，速度快。

4. **结案报告**　结案报告是暴发疫情处置结束后，全面回顾和总结整个疫情调查，要求内容全面、信息完整、数据准确。报告内容一般包括疫情的发现过程、病例救治、疫情的流行病学特征、免疫接种情况、病例间的传播关系、密接的排查与管控、疫情的溯源、采取的预防控制措施及其效果评价、调查结论、疫情发生及处置中暴露出的问题与经验教训、做好类似工作或防止类似疫情发生的建议等。

写作要求：内容全面、信息完整、数据准确。

（二）暴发调查报告的基本格式

传染病暴发疫情调查报告通常是按照暴发疫情的发生发展和处置过程来描述，需要对疫情的发现、调查目的、调查方法、调查结果、采取的预防控制措施及其效果、发现的问题以及提出的建议进行全面阐述，其基本格式主要包括：标题、摘要、前言、正文、署名和日期五个部分。

1. **标题**　标题需简明扼要点明报告的内容，是对调查报告内容的高度概括，一般需要包括时间、地点及主要调查内容等要素，但有时根据需要可以省略时间和地点。

2. **摘要（非必需）**　摘要是对整个报告内容的一个简要陈述，能使读者在较短时间内了解报告的主要内容和结果，有助于决策者在情况紧急、需要快速作出决策时快速掌握关键信息。内容一般包括疫情概况和主要结论。

3. **前言**　前言部分一般篇幅不宜太长，字数在200字左右，内容包括疫情发生时间、地点、波及范围，发现过程，参与疫情调查的机构与人员，调查目的等。

4. **正文**

（1）基本情况：重点说明与暴发疫情性质和原因有关的本底情况。如果是虫媒传染病应说明媒介种群分类、密度与季节消长变化情况；肠道传染病重点说明当地饮水、饮食以及卫生状况等；集体单位发生，应描述该单位的人员、分布和日常活动等；学校结核病疫情，应描述学校的基本情况和学生管理情况等。

（2）调查方法：主要描述暴发疫情调查报告中采用的各种方法，如病例定义、病例搜索方法、流行病学方法、卫生学调查方法、实验室检测方法、统计分析方法等。

（3）调查结果：调查结果部分是整个调查报告的核心，是最重要的部分。主要内容包括：①疾病的流行强度：如总发病数、罹患率、死亡率和病死率等，明确疑似病例、临床诊断病例和实验室确诊病例人数。②病例临床特点、临床辅助检查及实验室检测结果：描述临床症状体征，临床分型及特点等。③流行病学特征：主要描述疾病的三间分布，即时间、空间和人群分布。在描述过程中可使用图、表等工具，使表述简单明了。时间特征采用流行曲线进行描绘，特别关注指示病例发病、就诊等情况，首发病例、末例病例的发病时间，发病高峰、流行模式、潜伏期等特征性参数。可结合GIS系统制作发病率地图展示空间特征，掌握病例波及的地区范围，了解空间上的发病趋势或地区聚集性，比较各地区间发病率差异等。人群分布主要对病例的人口学特征进行描述,如年龄、性别、职业等,尤其注意要使用率进行描述,如年龄罹患率、职业罹患率等。④现场卫生学调查:主要指外环境污染情况和宿主媒介调查情况,如饮食或饮水污染情况,疫苗接种率、虫媒种群分布、密度和带毒率等,传染病外环境污染情况调查可为感染来源分析提供线索。⑤实验室检测结果:需清楚描述样本的采集和检测结果,注明各类标本采集份数、检测项目、检测份数、阳性数和阳性率等。实验室检测结果,尤其是基因序列比对结果,可作为溯源调查的重要依据。⑥传播链:绘制暴发疫情传播链图对疫情溯源、分析传播、控制情况都有非常重要的借鉴作用,好的传播链图可使读者一目了然地掌握疫情的发生、发展及控制情况。⑦验证假设:综合临床信息、流行病学特点、现场流行病学调查、卫生学调查和实验室检测结果,提出病因或流行因素假设。利用分析流行病学的方法,如病例对照研究、队列研究等对提出的假设进行验证,分析暴发疫情的感染来源或流行因素。

（4）调查结论:调查结论部分是对前期收集的资料进行深入分析后形成的合理推断,应综合说明调查报告的主要观点,形成最终结论,并说明可能存在的局限性。

（5）措施与评价:此部分主要描述当前已采取的各项防控措施,如采取措施的时间、范围和对象等。尽量用数据进行阐述,可选择一些过程性指标,如疫苗接种率、传染源管控率、重点人群隔离率和疫点处置率等。采取防制措施后应对效果作出评价,如果效果不佳应说明原因。

（6）下一步工作建议:指出暴发疫情调查处置中值得重视的问题,如在疫情调查或处置过程中存在的问题和不足,针对问题提出本次疫情及预防下一次暴发的建议。

5. 署名和日期　署名通常为直接负责调查的单位,如某个或某几个疾病预防控制机构的名称。若报告为向其派出单位汇报时,调查报告则应署部门或调查组成员名字。报告的末尾署调查报告撰写的日期。

五、其他报告撰写

（一）业务（技术）报告

与疫情调查报告中的结案报告类似,一般为暴发疫情调查处理结束后所撰写的全面报告。不受格式和篇幅的制约,可根据内容需要对各部分进行较为灵活的安排,需要详细分析专业数据。

（二）行政报告

即向政府及卫生行政部门所作的报告,此类报告要求内容简明扼要,速度要快。主要内容应包括:事件发生、发展情况和原因;已经开展的工作和成绩;存在的主要问题;下一步工作计划和建议;需要政府或卫生行政部门解决的问题等。

（三）新闻通稿

即向社会公布疫情信息的稿件,此类稿件要求内容简明扼要,速度要快,信息准确性要求高,不确定的信息不能写。

（四）简报

一般供内部信息交流用,按照交流重点写明需要交流内容即可,可选用图、表等工具,格式比较自由,要求内容简明扼要,时效性强。

（五）医学论文

一般针对整个暴发疫情或疫情调查处理的某个侧面来写,需严格按照格式和要求撰写,不同杂志要求略有差异，一般应包含摘要、引言、材料与方法、结果、讨论、结论六部分。

六、报告注意事项

根据不同传染病类别、不同调查报告侧重点需求，应灵活应用格式；文题相符，题目要简单明确表明报告内容；摘要部分，可根据需要选择有或无；背景应交代疫情发生相关背景，不相关的背景避免掺杂；资料的分析与结果表述要紧扣调查目的，且与设计一致；列举材料要注意全面和客观，不能仅列举对结论有利的材料；现场调查报告应注重审核和修改，做到内容精确、逻辑清晰、图表规范。

（龚震宇　吴瑜燕　潘金仁　罗明宇）

【思考题】

1. 传染病疫情现场调查的特点和影响因素有哪些？
2. 传染病疫情现场调查的主要类型有哪些？
3. 传染病个案调查的主要内容有哪些？
4. 简述传染病暴发疫情现场调查的步骤和主要内容。
5. 简述暴发调查报告的分类和主要内容。
6. 简述疫情调查报告的基本格式。

第五章　预防控制措施

【学习要点】

1. 传染病预防控制措施的内容。
2. 传染病疫点疫区的划分。
3. 传染源管理的内容。
4. 病媒生物防制方法。
5. 消毒和个人防护。

传染病的预防策略与措施,应基于科学合理的防治目标,并与当前的技术和防控能力相适应。在传染病预防控制中,涉及疫点疫区管理、传染源管理、消毒杀虫、个人防护、健康教育和免疫接种等,本章对相关内容进行介绍。

第一节　疫点疫区管理

一、概念

疫点是指病原体从传染源向周围播散的范围较小或者单个疫源地。一般以一个或若干个住户、一个或若干个办公室、列车或汽车车厢、同一航班、同一病区、同一栋楼等为单位。有时一例感染者可划定多个疫点。

疫区是指传染病在人群中暴发、流行,其病原体向周围播散时所能波及的地区。当传染源病例数达到一定数量,而且相互交叉、扩大、重叠时形成疫区。

二、管理

疫点、疫区一般由公共卫生医师根据不同病种的流行病学调查结果确定或提出划定范围建议。疫点、疫区的管理通常包括对涉及人员、动物和环境等方面的管理。由于疫点范围较小,具有明确的病例暴露史、病原体或病媒存在,对疫点的管理一般更为严格。在疫点范围开展接触者医学观察,应急实施健康教育,随时消毒,根据需要采取封锁或限制流动等措施,移除传染源后采取终末消毒、扑杀感染动物、杀灭病媒生物。疫区相对范围更大,但传染源或病媒分布更复杂,管理难度更大,一般根据传播风险大小采取分类或分级管理,确定疫区后必要时可采取限制人群聚集性活动,停工、停业、停课,封闭或者封存被传染病病原体污染的公共饮用水源、食品以及相关物品,控制或者扑杀染疫野生动物、家畜家禽等措施。疫点、疫区的解除需要考虑多方面因素,解除原则为该地传染源已移出,进行终末消毒后环境中无病原体,或已经不具备传播扩散的风险,同时需考虑时间因素,通常为最后一例病例移出(治愈)后,经过一个最长潜伏期无续发病例发生方可解除。以下以登革热、鼠疫和新冠病毒感染为例,介绍疫点、疫区管理。

(一)登革热

登革热疫情发生后,根据病例的活动范围划分为核心区、警戒区和监控区。核心区是指以感染者住所或与其相邻的若干户、感染者的工作地点等活动场所为中心,参考伊蚊活动范围划定半径100~200m之内空间范围为核心区,1例感染者可根据流行病学调查结果划定多个核心区。在核心区外扩展半径200m范围为警戒区;农村一般以核心区周围自然村、屯,必要时以行政村甚至乡、镇为警戒区;城市一般以核心区周围若干街巷、居委会或街道为警戒区。监控区是指根据风险地区疫情流行情况、流行季节等因素,在警戒区外围划定监控区。采取的措施有个案调查、病例搜索、蚊媒应急监测及控制、健康教育等,具体措施根据现场情况和不同的防控要求可做适当调整。

(二)鼠疫

鼠疫疫情发生后,划定大小隔离圈、警戒圈。其中,小隔离圈划定以鼠疫患者或疑似患者居住地为中心,将周围可能被污染的区域(一个庭院或一栋房子等)划定为小隔离圈。小隔离圈内的人员视为直接接触者,实施封锁隔离,在封锁隔离期间严禁外出,严禁与其他人员接触,居家隔离观察9天,并进行预防性治疗。大隔离圈划定以鼠疫患者居住地为中心,将周围可能被污染的区域(一个村,或一个街道部分或全部,或1~2km范围内)划定为大隔离圈。大隔离圈内的人员可采取居家或集中隔离观察9天,直接接触者进行预防性治疗。根据疫点波及范围在大隔离圈外围合理设置警戒圈。对大小隔离圈首先进行环境灭蚤,同时进行鼠疫灭蚤处理。对疫区所有房屋、地面、墙壁、室内物品等喷洒灭蚤药物(溴氰菊酯、奋斗呐、灭害灵等),加强对隔离圈及警戒圈范围内猫、犬动物管理。对大小隔离圈检诊、检疫,每日2次,如发现体温37℃以上的发热患者,尤其是密切接触者,在不能排除鼠疫时,应及时采集标本送检,进行细菌学、血清学诊断,并开展预防性治疗。对小隔离圈内患者居住的房间、污染的环境及物品应用含氯消毒剂、二氧化氯等消毒剂进行消毒。出现症状的密切接触者应与其他密切接触者分开隔离,一旦确诊后应按照患者隔离治疗要求实施隔离治疗。

(三)新冠病毒感染

在新冠病毒感染按照甲类传染病管理期间,除开展常规的疫源地管理外,还实施风险地区管理。将病例和无症状感染者居住地,以及活动频繁且疫情传播风险较高的工作地和活动地等区域划为高风险区,实行封控措施,要求"足不出户、上门服务";将病例和无症状感染者停留和活动一定时间,且可能具有疫情传播风险的工作地和活动地等区域划为中风险区,实行管控措施,要求"人不出区、错峰取物";中、高风险区所在县(市、区、旗)的其他地区为低风险区,要求做好"个人防护,避免聚集"。

第二节　传染源管理

一、传染源管理

传染源是指体内有病原体生长、繁殖并能排出病原体的人和动物。对传染源的管理包括对人的管理、动物的管理,以及针对传染源污染的环境采取有效的措施去除和杀灭病原体。

(一)感染者

对感染者应做到早发现、早诊断、早报告、早治疗,对病例、疑似病例、病原携带者按传染病防治法规定实行分级管理,对甲类和部分传染性强的乙类传染病感染者采取严格的隔离措施。登记、管理和随访病原携带者,必要时暂时离开工作岗位。对传染源隔离时间的长短应根据传染病的最长传染期而定,原则上以患者没有传染性不能再传染他人为度。

(二)动物传染源

对动物传染源可采取灭杀、隔离、救治等方式,避免传染源和易感人群的接触。对危害大且经济价值不高的动物传染源应予彻底消灭;对危害大的病畜或野生动物应予捕杀、焚烧或深埋;对危害不大且有经济价值的病畜可予以隔离治疗。

(三)风险环境

由于传染源可以将病原体遗留在环境中,因此暴露于有病原体存在的环境中,也可以导致疾病的发生。对风险环境的管理主要包括清洁、消毒和稀释等方法,使之不具有传染性。如清洁可移除病原体,消毒可将病原体杀灭,通风可使环境中的病原体得到稀释。

二、风险人群管理

风险人群包括病例的密切接触者、一般接触者和其他暴露人员,风险人群采取必要的分类管理措施,对于控制疫情传播具有重要意义。

(一)密切接触者

密切接触者是与传染源密切接触的人员,通常指与传染源有直接接触,或于同一时间暴露于同一风险环境者。密切接触者应根据不同疾病的传染期、潜伏期、传播途径等进行判定。对于判定的密切接触者应按相应病种的管理要求进行调查、登记、追踪等管理,采取的措施包括医学观察、留验检疫,或预防接种、被动免疫、药物预防等。注意密切接触者有可能是病人的传播来源,也可能是被传染者,也可能是未感染者,需要根据流行病学调查结果、临床发病的时间顺序,判断密切接触者和患者之间的关系。

(二)一般接触者

一般接触者与病例的接触强度(考虑接触时间、距离等因素)不如密切接触者,不符合密切接触者判定的原则。由于仍具有一定的感染风险,根据传染病的种类和传播程度,在排除风险前,对一般接触者也可采取医学观察等必要的限制措施。

(三)其他暴露人员

其他暴露人员通常是有病原体污染的物品或环境暴露史的人。当传染源排毒期间,在其活动范围内排出病原体,暴露于存活病原体的易感人群,也有一定的感染发病风险。对于其他暴露人员,也应按相应病种的管理要求开展监测,加强健康教育,必要时在风险环境中标识明显标记,以减少人群的暴露风险。

第三节 卫生学措施和健康教育

在传染病的预防控制中,通常需要对可能导致疾病传播的食品、水、虫媒、环境,以及疾病发生的对象采取相关措施。本节介绍针对食物、水和环境所采取的卫生学措施,以及健康教育的开展。

一、卫生学措施

卫生学措施通常包括针对饮用水、食品和环境采取的卫生措施。

（一）饮用水卫生

饮用水中，微生物污染和化学污染可同时存在。水源的污染来源有多种途径，包括排泄物、生活垃圾、禽类等动物入水等。通过检测水中的菌落总数、总大肠菌群和耐热大肠菌群，可了解水中微生物的污染情况。应采取普及无害化卫生厕所，有效管理垃圾，科学规划设置污水排放点和污水处理设施，做好禽类和动物入水管理等方式保障饮用水卫生。对于集中式供水，应做好水源保护和净化消毒。监测部门和环境保护部门开展对水质的监测和检测，建立健全饮用水安全质量控制与监测系统，及时发现水质可能的污染，减少水源受污染导致的危害。对饮水安全开展健康教育，如通过广播、电视、互联网、座谈讨论及散发宣传材料等多种形式，宣传饮水安全和涉水安全卫生法律法规，提高全社会的认知度，动员社会力量参与饮用水的卫生学预防措施。

（二）食品卫生

近年来随着改水改厕和生活条件改善，食物导致的传染病发生有逐渐减少的趋势。食物传播导致的传染病多见于学校等集体单位和聚餐等活动，在卫生学条件和经济条件比较差的地区更容易发生，夏季为高发季节。致病因子主要为微生物性食物中毒，化学物质和有毒动植物所致食物中毒次之。为预防和控制传染病，需要加强食品卫生管理。食物要煮熟食用，生熟分开，避免食用过程中的交叉污染。加强食品行业从业人员和销售、加工场所的监督管理。采取的措施包括做好餐饮店及摊贩的管理，符合规定卫生标准才能发放许可证；改善食物生产加工环境的卫生状况，完善卫生设施，加强从业人员的卫生知识和操作技能培训；增加基础建设和设施，餐饮场所做好灭鼠、灭蝇，加强水源管理。

（三）环境卫生

环境卫生措施包括加大城乡环境卫生设施建设，加强日常环境清理，组织开展爱国卫生运动，开展以灭鼠、灭蚊为主的除"四害"工作，做好垃圾分类和清运工作，推进卫生厕所建设等。传染病流行期间根据需要开展针对性的消、杀、灭工作，落实重点场所的预防性消毒、清除病媒孳生地等措施。

二、健康教育与健康促进

（一）健康教育

健康教育是指有计划、有组织、有系统的社会教育活动，使人们自觉采纳有益于健康的行为和生活方式，消除或减轻影响健康的危险因素，预防疾病，促进健康，提高生活质量，并对教育效果作出评价。健康教育可以有效促进人们发生思想和行为的改变，从而减少传染病的发生。开展传染病预防的健康教育，是传染病防控工作的重要措施。

日常的健康教育为常态健康教育。当突发公共卫生事件发生后，采取有计划、有目的、有组织、有系统的宣传和教育系列活动为应急健康教育。应急健康教育通过开展健康教育，提高公众的预防、避险、自救、互救等能力，促进人们对健康措施的支持，提高群众健康水平和生活质量。了解干预对象传染病的知、信、行现状和特点，发现其知识掌握的薄弱环节和需求要点，利用干预对象获取健康知识的主要渠道，综合传统讲座、同伴教育和视频宣传等多种形式。健康教育的主要内容为计划干预对象在传染病防控工作中的具体需求,如对大学生进行艾滋病健康教育时,应加强艾滋病防控教育的内容,包括如何识别艾滋病相关的高危行为、预防措施和生殖健康知识等。

(二)健康促进

健康促进是指运用行政或组织的手段,广泛协调社会各相关部门以及社区、家庭和个人,使其履行各自对健康的责任,共同维护和促进健康的一种社会行为和社会战略。健康促进主要包括健康教育、健康检查、健康管理、健康环境、健康生活方式、健康政策等。健康促进是一个综合性的活动过程,是调集社会、经济和政治的广泛力量,改善人群健康的活动,包括增强个体和人群知识技能的健康教育,还包括改变社会、经济和环境条件,以及政治承诺、促进健康的政策等多方面的保障与改善。

第四节　消　　毒

消毒广义上指利用消毒因子杀灭、清除、中和或抑制人体外环境中的目标微生物,使其达到无害化的科学。传染病消毒是指彻底杀灭或清除外环境中传播媒介上的病原微生物。

一、概述

消毒学研究杀灭、去除和抑制外环境中病原微生物和其他有害微生物的理论、技术和方法的科学。消毒学包括消毒和灭菌两方面内容,虽然都是研究杀灭和去除外环境中微生物的科学,但杀灭和去除的目标微生物和程度有差别。灭菌(sterilization)是指杀灭或清除传播媒介上一切微生物的处理。在试验中,除有特殊规定外,以将试验菌芽孢或自然微生物全部杀灭者为合格。消毒(disinfection)是指杀灭或清除传播媒介上病原微生物,使其达到无害化处理。

二、常用方法

常用消毒与灭菌方法包括物理法、化学法及其他新工艺技术。根据消毒对象的性质选择适当的消毒方法,需要考虑消毒对象的材质、是否耐热耐湿、是否耐腐蚀等,错误的消毒方法不仅影响消毒效果且会对消毒对象造成损害。

(一)物理消毒法

1. 压力蒸汽灭菌　适用于耐热、耐湿诊疗器械、器具和物品的灭菌。可分为下排气式、预排气式、正压脉动排气式。

2. 干热灭菌　适用于耐热、不耐湿、蒸汽或气体不能穿透物品的灭菌,如玻璃、金属等医疗用品和油类、粉剂等制品的灭菌。

3. 湿热消毒　适用于金属、玻璃制品、餐饮具、织物或其他耐热、耐湿物品的消毒。包括煮沸消毒法、巴氏消毒法和低温蒸汽消毒法。

4. 流通蒸汽消毒　适用于医疗器械、器具和物品手工清洗后的初步消毒,餐饮具和部分卫生用品等耐热、耐湿物品的消毒。

5. 紫外线消毒　适用于室内空气和物体表面的消毒。消毒产品有紫外线灯、循环风紫外线空气消毒器等。

（二）化学消毒方法

1. **擦拭法**　适用于环境物体表面消毒。用布巾、地巾或其他擦拭物浸以消毒剂溶液，或湿巾擦拭物体表面进行消毒的处理方式。一般用于用具、家具、玩具、器械和装备等光滑表面的消毒。如果使用的消毒剂具有腐蚀性，在达到消毒作用时间后再用清水擦拭。

2. **浸泡法**　适用于环境物体表面和医疗器械的消毒。将待消毒物品清洗干净，完全浸没于盛放消毒剂容器内，盖上容器盖，达到消毒或灭菌作用时间后，取出物品，用自来水或无菌水冲洗干净。

3. **喷洒法**　适用于环境物体表面和地面、墙面的消毒。使用喷壶、常量喷雾器等工具装载化学消毒剂，外加动力将化学消毒液以雾状或飞沫状喷洒，在短时间内将待消毒对象喷洒湿润。注意消毒器械的使用和保养。

4. **气溶胶喷雾法**　适用于室内空气消毒，使用装载消毒液的气溶胶喷雾装置对空气消毒。气溶胶喷雾器可发生雾粒直径范围在 $50\mu m$ 以下，其中雾粒直径小于 $20\mu m$ 的粒子占 90% 以上。这类粒径的雾滴可长时间悬浮于空气中。注意消毒器械的使用和保养。

5. **气体消毒法**　适用于室内空气消毒和不耐湿、不耐热的医疗器械和物品的消毒，是利用消毒剂气体杀灭密闭空间内的病原微生物，使达到无害化的处理方法。如甲醛熏蒸法、汽化/雾化过氧化氢发生器、臭氧消毒器等。

6. **低温灭菌法**　适用于不耐热、不耐湿的器械、器具和物品的灭菌，如电子仪器、光学仪器、塑料制品等。包括过氧化氢低温等离子体灭菌和环氧乙烷气体灭菌。

三、常用消毒剂和消毒器械

当前，用于传染病防控和医院感染控制的消毒剂按消毒因子作用水平分为：高水平消毒剂、中水平消毒剂和低水平消毒剂；按消毒对象分为：空气消毒剂、普通物体表面消毒剂、疫源地消毒剂、低温消毒剂、医疗器械消毒剂、手消毒剂、皮肤消毒剂和黏膜消毒剂等；按主要有效成分分为：含氯消毒剂、二氧化氯消毒剂、季铵盐类消毒剂、过氧化物类消毒剂、醇类消毒剂、戊二醛消毒剂、酚类消毒剂、含碘消毒剂、含溴消毒剂等。常用消毒器械按消毒对象分为空气、环境、物表、食具等消毒器械；按供能方式分为手动消毒器械和电动消毒器械；按不同消毒方式分为常量喷雾器和超低容量喷雾器。

（一）常用消毒剂

1. **含氯消毒剂**　以有效氯为主要杀菌成分的消毒剂，包括次氯酸钠、次氯酸钙、液氯、氯胺、二氯异氰脲酸钠、三氯异氰脲酸、氯化磷酸三钠、二氯海因、次氯酸等。不同成分的产品有效氯含量有所不同，主要用于环境表面和物体表面消毒。次氯酸类消毒液还适用于卫生手、皮肤和黏膜的消毒，食饮具、食品加工器具及瓜果蔬菜的消毒，织物类的消毒等。

2. **二氧化氯消毒剂**　以二氧化氯为有效杀菌成分的消毒剂，分为一元型二氧化氯和二元型二氧化氯，二元型二氧化氯在使用前需要加入活化剂活化。二氧化氯消毒剂主要用于水（饮用水、游泳池水和医院污水）、普通物体表面、医疗器械（含内镜）及空气的消毒处理。

3. **季铵盐类消毒剂**　以氯型季铵盐或溴型季铵盐为主要杀菌有效成分的消毒剂，包括单一季铵盐组分的消毒剂以及由季铵盐组分为主要杀菌成分的复配消毒剂。适用于一般物体表面、医疗器械表面、织物、食品加工设备与器皿、外科手、卫生手以及皮肤黏膜的消毒。

4. **过氧化物类消毒剂**　是指化学分子结构中含有二价基 "—O—O—" 的强氧化液，如过氧化氢、过氧乙酸为主要有效成分的液体消毒剂。适用于普通物体表面、食品用工具和设备、空气、耐腐蚀医疗器械、传染病疫源地消毒。

5. 醇类消毒剂　以乙醇和／或异（正）丙醇为杀菌成分的消毒剂。适用于卫生手、外科手、皮肤、普通物体表面和医疗器械的消毒。

6. 戊二醛消毒剂　以戊二醛和以戊二醛加增效剂为主要成分的消毒剂,分为碱性戊二醛、中性戊二醛和酸性戊二醛,在实际现场使用时需加入碳酸氢钠调节 pH,同时加入 0.5% 硝酸钠作为防腐剂。

7. 酚类消毒剂　以苯酚、甲酚、二甲酚、对氯间二甲苯酚、三氯羟基二苯醚等酚类化合物为主要原料,采用适当表面活性剂作增溶剂,以乙醇、异丙醇、水作为溶剂,不添加其他具有杀菌成分的消毒剂。

8. 含碘消毒剂　以碘为主要杀菌成分的消毒剂,常见的有碘酊、碘伏以及复合碘消毒液,适用于手、皮肤和黏膜的消毒。

9. 含溴消毒剂　溶于水后能水解生成次溴酸并具有杀菌作用的消毒剂,以有效溴来表示其含量,适用于游泳池水、污水、普通物体表面和疫源地消毒。

（二）常用消毒器械

消毒器械分为空气、环境物表、食具等消毒器械。空气消毒器械适用于医疗机构、公共场所等特定场所,常见的物理因子空气消毒机如紫外线空气消毒器、静电吸附式空气消毒机等;化学因子空气消毒机如二氧化氯空气消毒机、臭氧空气消毒机、过氧化氢空气消毒机、过氧乙酸空气消毒机等;其他因子的空气消毒机如等离子体空气消毒机、光触媒空气消毒机等。环境物表消毒器械常用于疫源地等环境物表消毒,常见的有手提式小型常量喷雾器（1.5～3L）、背负式常量喷雾器（15～20L）、超低容量喷雾器、过氧化氢雾化消毒装置等;食具消毒器械常应用于肠道传染病流行期间的食具消毒,常见的有流通蒸汽消毒器,红外线、紫外线消毒柜等。

四、现场消毒要求

传染病现场消毒（disinfection on site）是在发生传染病流行、突发公共卫生事件或重大活动卫生保障时对现场环境和物品等进行的消毒,从而达到阻断病原微生物传播,预防并控制传染病发生等目的。在传染病发生或可能发生、自然灾害后等情况下需进行现场消毒。

（一）分类

1. 预防性消毒（preventive disinfection）　对可能受到病原微生物污染的物品和场所进行的消毒。

2. 疫源地消毒（disinfection of epidemic focus）　对存在或曾经存在传染源的场所进行的消毒。根据消毒时间不同,疫源地消毒可分为随时消毒（concurrent disinfection）和终末消毒（terminal disinfection）。随时消毒是在有传染源存在时对其排出的病原体可能污染的环境和物品及时进行消毒。终末消毒指传染源离开疫源地后进行的彻底消毒。

（二）消毒内容

1. 空气　发生或可能发生经呼吸道传播的传染病时主要采用自然通风或机械通风等方式保证室内空气流通,必要时对室内空气消毒,常采用雾化过氧化氢、紫外线灯、循环风空气消毒机等进行消毒。有人环境下禁止开展空气消毒,室外空气无须消毒。

2. 环境和物体表面　发生或可能发生经呼吸道、消化道传播的传染病时,通过对患者分泌物和排泄物及其病原微生物可能污染的环境和物体表面,包括地面、卫生间、墙壁、桌面、食饮具、织物、门把手、电梯按钮、鼠标、键盘及其他高频接触表面进行消毒,可阻断该类传染病的进一步传播。常用消毒剂有过氧化物类、醛类、含氯消毒剂、乙醇、酚类、氯己定、苯扎溴铵等。

3. **水**　包括饮用水消毒和污水消毒。常用的消毒方法包括氯、二氧化氯、臭氧、紫外线消毒等。污水消毒须达到相关标准后方可排放。

4. **自然灾害后**　在洪涝、地震、泥石流等自然灾害发生后,应加强重点区域,如灾民安置点、医院、学校、幼儿园、集贸市场等的环境卫生与消毒。室内环境和物体表面先清洁后消毒。室外环境以清洁为主,必要时进行预防性消毒。此外,还需做好生活饮用水、食品加工器具和餐饮具的清洁消毒,做好经常接触物品表面的清洁消毒,做好粪便和垃圾的无害化处理,加强手卫生措施。

（三）评价

现场消毒评价是保证消毒质量,确保传染病病原体被彻底杀灭,有效阻止传染病的发生及流行的重要手段,其内容包括现场消毒过程评价和现场消毒效果评价。

1. **现场消毒过程评价**　包括消毒方案、消毒产品、消毒工作程序、个人防护。消毒方案制定应根据消毒范围、消毒对象选择合理的消毒方法和消毒产品。使用的消毒产品应符合WS 628—2018《消毒产品卫生安全评价技术要求》等标准要求,在产品有效期内按照说明书规定的方法使用。消毒工作程序需符合 GB 19193—2015《疫源地消毒总则》要求。根据病原微生物危害程度和传播途径选择个人防护装备。

2. **现场消毒效果评价**　包括现场评价和现场模拟评价。现场评价是以检测消毒对象上自然菌的存在数量和 / 或目标微生物是否存在作为判定依据,对重大活动卫生保障和目标微生物明确的传染病疫源地、突发公共卫生事件进行现场消毒效果评价时,首选现场评价。现场模拟评价是以检测指示微生物是否存在或存在的数量作为判定依据,对目标微生物无法检测、不明原因的传染病疫源地及突发公共卫生事件、风险等级较高的污染如炭疽杆菌、新冠病毒等进行消毒效果评价时选择现场模拟评价。

第五节　病媒生物防制

一、概述

病媒生物指能通过生物或机械携带的方式将病原生物从传染源或环境向人类传播的生物,主要包括节肢动物中的蚊、蝇、蜚蠊、蚤、蜱、螨、虱、蠓、蚋等,及啮齿动物的鼠类。

病媒生物能直接或间接传播疾病,是病原体从宿主、环境传播到人体的重要媒介,是大自然生态链上的一个重要环节,如鼠能传播鼠疫、肾综合征出血热、钩端螺旋体病等,蚊能传播登革热、寨卡病毒病、基孔肯雅热、疟疾等,蜱能传播发热伴血小板减少综合征等,蚤能传播鼠疫、地方性斑疹伤寒等,蝇及蜚蠊能通过机械性携带的方式传播霍乱、伤寒、痢疾等,对人类健康造成严重威胁。

根据世界卫生组织（WHO）"全球病媒控制对策 2017—2030",全球 80% 的人处于一种或多种病媒生物性传染病的感染风险,17% 以上的传染病负担归因于病媒生物性传染病。随着全球一体化进程的加快,国际贸易和人员往来更加频繁,我国病媒生物及相关传染病的防控任务将更加艰巨,及时对病媒生物进行防制,是控制病媒生物性传染病传播及暴发的重要内容。

病媒生物防制经历了漫长的发展历程,1952年爱国卫生运动概念被提出,通过广泛发动广大人民群众,以环境整治为重点的卫生防疫工作在防制传染病流行方面发挥了重要作用。随后,爱国卫生运动形成以"除四害"工作为主要任务的运动新局面,最初的"除四害"为消灭"老鼠、麻雀、苍蝇、蚊子",随着社会的发展,"除四害"的内容逐渐转变为消灭"老鼠、蚊子、苍蝇、蟑螂",并一直沿用至今,防制方法也从单纯的环境防制或化学防制转变为目前的病媒生物综合防制。本节将以蚊虫防制为例,介绍病媒生物综合防制方法。

二、病媒生物综合防制

病媒生物综合防制是预防和控制各种病媒生物性疾病的重要环节,要做好这一工作,需要依靠广大的社会群体和专业机构,实行突击防制和长效管理相结合,从防制目的出发,将病媒生物的生物学特性、环境因素、社会因素以及经济因素等有机结合,根据"标本兼治、治本为主"以及"有效、经济、简便、安全、对环境无害、可持续控制"的原则,因地、因时制宜,通过环境防制、物理防制、生物防制、化学防制或其他有效防制手段相结合,进行综合防制,把病媒生物密度控制在不足为害的水平,以达到除害防病和减少骚扰的目的。

(一)环境防制

环境防制是病媒生物综合防制中最重要的一个环节,是从生态系统的总体观念出发,把病媒生物的生物学特点和周围自然环境以及人们的生产活动、生活方式联系起来,因时、因地、因种制宜地运用各种管理手段和方法,如采用清除、填塞、疏通、换水等方式,直接或间接改变、清除病媒生物赖以生存的环境条件,减少其孳生场所,从而达到降低病媒生物密度的目的。

环境防制是最根本的处理措施,能以较少的成本获得较好的处理成果,且无污染,对环境友好,同时能达到美化周边环境的目的,是最值得提倡的病媒生物防制措施。如在浙江省推进的"无蚊村""无蝇村"以及"无四害村"等建设活动,就是采取以清除孳生地为主的环境防制措施,事实也证明该方法能取得很好的防制效果,且易推广、可持续。

蚊虫环境防制的主要措施是清除适合蚊幼虫孳生的环境。蚊幼虫孳生在水中,只有有水的环境中才能生存,针对这一生物学特性,只要采取措施减少积水或降低蚊虫与积水接触的机会,就能减少蚊虫孳生场所,从而降低蚊虫密度。

蚊虫的环境防制包括环境改造和环境处理。环境改造指为了防止蚊虫繁殖或降低其繁殖程度,以及减少人-蚊接触,而对环境因素及其与人类相互作用的改造或处理,主要包括:河道和排水沟渠清淤;建筑工地各种坑、洼和沟用泥土或黄沙填平;建筑物的反梁结构、平顶屋和雨棚应设置排水系统或改成斜坡;应用水储水池、水箱和储水容器加盖密封;室内消防水池通气孔安装纱网等。环境处理指对蚊虫孳生地造成暂时性不利于其孳生的各种有计划的定期处理,主要包括:稻田进行间歇灌溉、湿润灌溉,采取水位波动的方法清除蚊虫孳生地;暂时性的大型积水定期换水;翻盆倒罐,闲置容器应放置室内或翻转倒放,废旧轮胎打孔处理;叶腋、竹筒和树洞填埋或"米"字形劈开;养殖水生植物的水池或容器每周换水等。

(二)物理防制

物理防制是指采用机械方法,以及光、声、电子等物理手段,捕杀、诱杀或驱除病媒生物,以此降低病媒生物密度或对人的骚扰。物理防制方法较简单常用,但其防制效能有限,往往不能治本。蚊虫的物理防制主要有以下几种方法：安装纱窗、纱门、铝合金弹簧门和使用蚊帐等，是家庭阻隔蚊的重要措施；诱蚊灯，主要利用蚊对光和二氧化碳的趋向性设计的各类蚊虫引诱装置，可作为室内外灭蚊的较好选择；使用电蚊拍，在室内发现有成蚊时，也可用电蚊拍杀死成蚊；个人防护，穿浅色长衣长裤，减少蚊虫叮咬。

（三）化学防制

化学防制是利用天然或人工合成的化学制剂，以不同的剂型（油剂、颗粒剂、乳剂、缓释剂等），采用不同的作用方式（喷洒、喷雾、浸泡、涂刷等），通过不同的作用机制（触杀、熏杀、胃毒或内吸等），从而达到对病媒生物进行杀灭或驱赶的目的。化学防制见效快、防制面广，尤其是在病媒生物相关传染病暴发流行时，能达到快速降低靶病媒生物密度目的，是目前应用最广的病媒生物防制方法。但是，长期大量使用，易导致环境污染和病媒生物产生抗药性。因此，化学杀虫剂需合理使用，可选用高敏药物、混合配伍用药、交替轮换用药、轮换药物剂型等方法，降低抗药性的发生，增强防制效果。蚊虫化学防制主要有以下几种方法。

1. **空间喷雾**　空间喷雾是指通过杀虫器械使液体杀虫剂形成微小的雾粒散布于一定空间中，粒子直径小于50μm。空间喷雾包括超低容量喷雾和热烟雾。超低容量喷雾是指利用一个超低容量喷头或高速涡旋气流等将杀虫剂原油或高浓度制剂分散成为很小的高浓度雾粒，使靶标生物接触到雾粒中毒，一般粒子直径小于30μm。热烟雾是指利用燃烧所产生的高温气体的热能和高速气体的动能，使杀虫剂受热而迅速汽化，雾化成细小雾滴，随自然气流漂移，使靶标生物接触到雾粒中毒，一般粒子直径小于20μm。

空间喷雾一般在蚊虫密度较高的情况下，特别是在蚊媒传染病（如登革热等）暴发流行时使用，喷雾时间应尽量与媒介活动高峰期一致，即根据不同的媒介种类，选择不同的处理时间。其优点是杀灭速度快，可以在短时间内处理大面积空间。针对室内病媒生物常用手提式热烟雾机、手提式超低容量喷雾器、背负式超低容量喷雾器，针对室外病媒生物常用背负式或车载超低容量喷雾器，热烟雾常用于室外郁闭的树林、竹林、灌木丛等场所。

2. **滞留喷洒**　滞留喷洒主要指以粉粒或药膜的方式覆盖在靶物体表面上，以维持其持久药效的药剂喷洒方式。处理的靶物体为平面时，应选择扇形喷嘴；处理孔洞、缝隙时，应选择单束喷嘴。滞留喷洒的雾粒直径较大，一般在处理表面要喷洒至挂流状态，即在靶物体表面呈现一层均匀而不流淌的液滴状。滞留喷洒是使用具有残效的触杀杀虫剂，喷洒在室内蚊虫能够栖息的表面，如墙壁、天花板、床板下、衣柜背面等，当侵入的蚊虫栖息在表面时，与杀虫剂接触中毒而死，是应用广泛的化学灭蚊方法。滞留喷洒在杀灭越冬蚊、早春蚊及处理蚊虫栖息环境时常用。

3. **缓释剂**　多用于幼虫防制，对各类不能彻底清除的水体孳生地，或无法清除的积水，可以投放化学缓释剂或昆虫生长调节剂等进行控制。

注意事项：化学防制方法在操作时应注意安全，应事先对居民进行告知和提示，并按要求撤离工作区域，覆盖因施药可能污染的食物，将宠物和观赏鱼类等转移至安全区域；操作者应做好自身防护，工作期间不抽烟、不喝水、不吃东西，工作结束后，用肥皂清洗暴露皮肤和衣物。

（四）生物防制

生物防制是利用生物或生物代谢产物来控制和杀灭病媒生物，主要是利用病媒生物的天敌或微生物制剂进行防制。生物防制优点为对人畜安全，不污染环境，持效期长，不产生抗药性。但是,其防制速度慢,效果单一,不适用于疾病流行时病媒生物的快速控制。

1. **水生动物防制**　在蚊虫防制中,利用鱼类等水生动物进行蚊虫防制是非常重要的防制方法,适用于池塘、荷花池、景观水体等。在我国,稻田养鱼为生物防制蚊虫的优秀范例。在景观水体中放养金鱼、泥鳅、柳条鱼等,也可以达到减少蚊虫幼虫的目的。

2. **微生物防制**　微生物制剂目前已应用于蚊虫防制中,苏云金杆菌以色列亚种是应用比较广泛的微生物杀虫剂,其对伊蚊幼虫的毒效最高,对库蚊幼虫的毒效次之,对按蚊幼虫的毒效比较差。球形芽孢杆菌的杀蚊谱比较窄,对库蚊和按蚊的幼虫有较好的毒杀作用,但对伊蚊幼虫的作用比较差。

第六节　个人防护

个人防护是指针对现场处置、实验室检测等工作人员,使其免受物理、化学和生物等有害因素伤害的人体防护。包括为避免接触感染性因子而配备的各种屏障用品、穿脱这些用品的标准流程以及手卫生等。

一、个人防护用品的使用原则

个人防护用品使用人员应熟练掌握和正确使用个人防护用品,使用前应经过培训与指导。①根据病原体的危害性和暴露的风险正确选择个人防护用品。病原体危害性越严重,暴露风险越大,个人防护用品使用级别越高。对群体性不明原因传染性疾病按最高级别要求进行防护。②根据病原微生物的传播途径选择个人防护用品。③由于工作需要接触或可能接触传染病患者(确诊病例、疑似病例)和无症状感染者及其污染物(血液、体液、分泌物、呕吐物和排泄物等,污染的物品或环境表面等)的所有人员,均应使用个人防护装备。

当接触多例同类确诊传染病患者时,除手套外的个人防护用品可连续使用;接触多例疑似患者时应更换个人防护用品。当个人防护用品被明显污染或破损时,应立即更换。使用过的一次性个人防护用品按医疗废物进行处置,不得重复使用。可重复使用的防护用品应清洁消毒后才可复用。个人防护用品脱卸后应立即进行手卫生。在接触危害性严重的病原体或受到病原体污染后,应进行全身个人卫生。

在开展传染病现场调查、采样与现场消毒等工作时,个人防护用品需要分类分级使用,穿戴个人防护用品的顺序应降低脱卸个人防护用品时自我污染的可能性,根据实际操作的危险性进行穿戴。脱卸个人防护用品的地点,可视防护的级别不同而有所差异,但须注意确保清洁区域及其他人不会受到污染或感染。脱卸时先移除污染最严重的防护用品,然后按照污染程度逐件脱除;尽量做到内层向外,将污染接触面包裹在里面;移除的时候要小心、慢速,避免扬起污染物。脱卸场合应避免出现强烈的空气流动。脱卸个人防护用品的地点应备有手卫生设备及感染性医疗废物包装袋。脱卸个人防护用品过程中若疑似或确定污染到手部,随时执行手卫生。

二、个人防护用品及穿脱程序

个人防护用品(personal protective equipment)是工作过程中为防御物理、化学、生物等外界因素伤害所穿戴、配备和使用的各种防护品的总称,包括工作帽、呼吸防护装备、手套、防护服、隔离衣、护目镜、防护面屏、防水靴套和胶靴等。正确合理使用个人防护用品是保证防护效果的基础,也是确保工作人员生命安全与健康的关键。

（一）呼吸道防护用品

1. 一次性使用医用口罩

（1）认证要求:应符合 YY/T 0969—2013《一次性使用医用口罩》。

（2）主要技术指标:对细菌过滤效率应不小于 95%,口罩两侧面进行气体交换的通气阻力不应大于 $49Pa/cm^2$（即通气阻力测试合格）。

（3）适用范围:适用于医务人员一般防护,仅用于普通医疗环境,不涉及有飞沫传播和体液喷溅的诊疗操作。

2. 医用外科口罩

（1）认证要求:应符合 YY 0469—2011《医用外科口罩》。

（2）主要技术指标:对细菌过滤效率应不小于 95%,对非油性颗粒物过滤效率应不小于 30%,经过合成血液穿透测试、通气阻力测试合格。

（3）适用范围:主要用于手术室、口腔诊疗和内镜中心等涉及飞沫传播和体液喷溅场所,一次性使用,污染或潮湿时随时更换。

（4）外科口罩佩戴和脱卸方式详见附录 1。

3. 医用防护口罩

（1）认证要求:应符合 GB 19083—2023《医用防护口罩技术要求》。

（2）主要技术指标:对非油性颗粒物过滤效率应不小于 95%,经过合成血液穿透测试、表面抗湿性测试、通气阻力测试等,有面部密合性要求。

（3）适用范围:接触经空气传播或近距离接触飞沫传播的呼吸道传染病患者时佩戴。

（4）医用防护口罩佩戴和脱卸方式详见附录 2。

4. 动力送风过滤式呼吸器（PAPR）

（1）认证要求:应符合 GB 30864—2014《呼吸防护动力送风过滤式呼吸器》。

（2）主要技术指标:P_{95} 级颗粒物过滤效率不低于 95.00%,P_{100} 级颗粒物过滤效率不低于 99.97%,防护性、送风量、供气量、工作时间等。

（3）适用范围:PAPR 是靠电动风机提供气流克服部件阻力的过滤式呼吸器,适用于防护颗粒物和有毒有害气体或蒸气使用,不适用于燃烧、爆炸、缺氧环境及逃生。在感染风险高的实验操作或现场使用（图 5-1）。

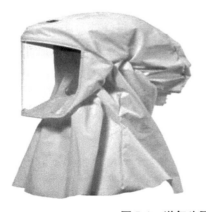
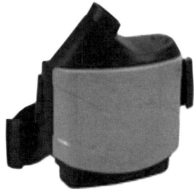

图 5-1　送气头罩和电动送风系统

（二）颜面部防护用品

1. 护目镜

（1）认证要求：应符合 GB 14866—2006《个人用眼护具技术要求》。

（2）适用范围：防止患者的血液、体液等具有感染性物质进入人体眼部的用品。针对烈性传染病防控，建议眼部防护采用密封性好、防雾、气密或间接通气孔、采用系头带的护目镜，不建议直接通气孔和镜架形式。如护目镜为可重复使用的，应消毒后再复用（图 5-2）。

2. 防护面屏／防护面罩

（1）认证要求：应符合 GB 14866—2006《个人用眼护具技术要求》。

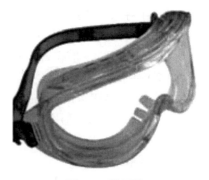

图 5-2　护目镜

（2）适用范围：诊疗操作中可能发生血液、体液和分泌物等喷溅时使用。如为可重复使用的，应消毒后再复用；如为一次性使用的，不得重复使用（图 5-3）。

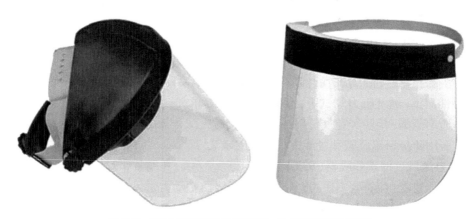

图 5-3　可重复使用防护面屏和一次性使用防护面屏

（三）躯干防护用品

1. 医用防护服

（1）认证要求：应符合 GB 19082—2009《医用一次性防护服技术要求》。

（2）主要技术指标：过滤效率（防护服关键部位材料及接缝处对非油性颗粒的过滤效率应不小于 70%），液体阻隔性（分抗渗水性、透湿量、表面抗湿性、抗合成血液穿透性），抗断裂、过滤效率、阻燃性能、抗静电性等。

（3）适用范围：我国医用防护服未对防护服用途和场所进行分级分类，临床医务人员在接触甲类或按甲类传染病管理的传染病患者时，接触经空气传播或飞沫传播的传染病患者，可能受到患者血液、体液、分泌物、排泄物喷溅时使用。

（4）防护服穿脱

1）穿防护服顺序：穿防护服时，先穿下衣，再穿上衣，然后戴好帽子，最后拉上拉锁。

2）脱防护服顺序：脱防护服时，先将拉链拉到底；向上提拉帽子，使帽子脱离头部，脱袖子；由上向下边脱边卷，污染面向里直至全部脱下后放入医疗废物袋内（图 5-4）。

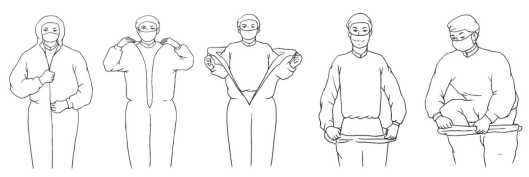

图 5-4 脱防护服过程

2. 隔离衣

（1）认证要求：目前尚无国家及行业标准，可参照中国生物医学工程学会发布的团体标准 T/CSBME 017—2020《一次性医用防护隔离衣》。

（2）主要技术指标：抗微生物穿透性、抗液体渗透、抗合成血液穿透性、表面抗湿性等。

（3）适用范围：接触经接触传播的感染性疾病患者，如传染病患者、多重耐药菌感染患者等；对患者实行保护性隔离时，可能受到患者血液、体液、分泌物、排泄物喷溅时。

（四）头部和四肢防护

1. 帽子

（1）认证要求：应符合 YY/T 1642—2019《一次性使用医用防护帽》。

（2）适用范围：用于保护医务人员、疾控和防疫等工作人员的头部、面部和颈部，防止直接接触含有潜在感染性污染物的一类医用防护产品。在接触含潜在感染性污染物时使用，在进入污染区和洁净环境前、进行无菌操作时应戴医用防护帽。

2. 手套

（1）认证要求：应符合 GB 10213—2006《一次性使用医用橡胶检查手套》或 GB 24786—2009《一次性使用聚氯乙烯医用检查手套》或 GB 24787—2009《一次性使用非灭菌橡胶外科手套》。无菌手套应符合 GB 7543—2020《一次性使用灭菌橡胶外科手套》。

（2）适用范围：接触患者的血液、体液、分泌物、排泄物、呕吐物及污染物品时，应戴清洁手套；进行手术等无菌操作、接触患者破损皮肤、黏膜时，应戴无菌手套。一次性手套一次使用，如遇破损及时更换，戴手套不能替代手卫生。

3. 鞋套

（1）认证要求：应符合 YY/T 1633—2019《一次性使用医用防护鞋套》。

（2）适用范围：用于保护医务人员、疾控和防疫等工作人员的足部、腿部，防止直接接触含有潜在感染性污染物的一类靴状保护套。鞋套应具有良好的防水性能，并一次性使用，发现破损及时更换。不能使用普通无纺布制作的鞋套。医用防护服如带鞋套可不用再穿鞋套。

（五）防护用品脱卸的注意事项

1. 根据工作现场，划分清洁区、潜在污染区和污染区。开始现场作业前，在清洁区进行防护装备的穿戴；完成现场作业，离开污染区后、进入清洁区前，进行防护用品的脱卸。

2. 脱卸时应避免接触污染面，尽量使用内层包裹外层，脱卸过程不宜过快，避免污染物扬起。

3. 脱下的护目镜、工作鞋或胶靴等非一次性使用物品应直接放入盛有消毒液的容器内浸泡（液面以下）；其余一次性使用物品应放入双层黄色医疗废物收集袋中作为医疗废物集中处置。

4. 脱卸防护装备的每一步均应进行手消毒，所有防护装备全部脱完后洗手、手消毒。

三、安全防护要求

1. **穿戴个人防护用品要求** 工作人员进入现场之前，必须按照规定的顺序正确穿戴个人防护用品，在进入污染区后不应再进行调整。特殊情况出现时需要有监督人员在身边指导、检查穿戴过程。

2. **现场工作期间的防护要求** 应保证工作人员的个人防护用品穿戴正确，并持续有效，一般不建议工作时间超过 4 个小时。如果工作期间个人防护用品有局部或全部破损，必须立刻到脱卸个人防护用品的区域进行暴露评估。根据评估需要，执行暴露预案。

3. **脱卸个人防护用品要求** 脱卸个人防护用品是高风险过程，需要明确两个条件：一是正确的脱卸顺序，二是必须在指定区域进行脱卸。个人防护用品必须按正确的脱卸顺序慢慢脱卸，以降低对自我污染或其他人暴露的可能性。

4. **使用后的处置要求** 在高风险区域内尽量选择使用一次性个人防护用品，脱卸后放入医疗废物袋，按医疗废物集中焚烧处置。带动力送风系统的呼吸器使用后应先表面擦拭消毒，再按供应商提供说明书要求对所有重复使用的部件进行清洗消毒，建议至少选择高水平消毒。

第七节 药物预防

药物预防包括疫苗接种和预防用药，是针对传染病的特异性预防措施，强调对易感人群的主动保护，是传染病防控的一项重要工作。

一、疫苗接种

预防接种是利用人工制备的抗原（疫苗）或抗体通过适宜的途径对机体进行接种，使机体获得对针对传染病的特异性免疫力，以提高个体或群体的免疫水平，预防和控制传染病的发生和流行。预防接种是最重要的公共卫生工作之一，也是预防控制传染病最有效、最经济的手段。通过接种疫苗，人类已经消灭了天花，脊髓灰质炎、麻疹等一些疫苗可预防疾病也接近消灭或发病率已大幅下降。有计划的预防接种活动，在提高受种者个体免疫水平的同时，也提高了整个人群的免疫水平，有助于群体免疫屏障的形成，可使针对传染病的传播链被人为阻断，传播范围受到限制。

《中华人民共和国传染病防治法》规定，国家实行有计划的预防接种制度，国家免疫规划项目的预防接种实行免费。《中华人民共和国疫苗管理法》规定，国家实行免疫规划制度，按照国家或者省（自治区、直辖市）确定的疫苗品种、免疫程序或接种方案，在人群中有计划地进行预防接种，以预防和控制特定传染病的发生和流行。

国家免疫规划疫苗免疫策略的主要模式通常分常规免疫和补充免疫两种。在传染病暴发或流行时还可采取群体性接种、应急接种等策略。群体性接种建议由县级以上地方人民政府卫生健康主管部门提出，主要依据是传染病监测和预警信息以及风险评估结果。应急接种是指传染病暴发、流行时,为控制传染病疫情蔓延,对目标人群开展的预防接种活动。如发生麻疹、水痘等疫情时,可对相应目标人群开展应急接种,以在短期内提高易感人群的免疫水平,达到控制或终止某病传播蔓延的目的。还有一种应急接种形式是暴露后免疫,指已知或疑似暴露于某种传染源后的预防接种,最常见的有狂犬病疫苗接种,一旦发生犬类等动物致伤,应在暴露后及早开展伤口处理和免疫接种。

二、预防用药

预防用药是通过预先使用药物,在一定时间内使受威胁的易感者免受疾病的危害,以防止疾病发生或减轻发病后的症状。预防用药是一种主动的预防方式,实施简便,见效快,但也存在作用时间短、效果不巩固,易产生耐药性等不足,因而其应用仍具有较大的局限性。预防用药应科学掌握适用对象,不宜盲目扩大。由于各种药物抗病原体的性能不同,预防用药必须有所选择,可通过药敏试验选用敏感度高的药物。

如我国在学校结核病防控中,建议对结核分枝杆菌潜伏感染者中的结核病发病高危人群开展预防性治疗。已经发生高危行为的 HIV 阴性人员,应尽早开始暴露后预防,越早开始服药越好,最好在暴露后 2 小时内服药。在流感高发季节,对有重症高危因素的接触者也可考虑服用奥司他韦预防。

(凌锋　蔡剑　潘金仁　陆烨　李晔　王金娜　陆龙喜　蔡舟)

【思考题】

1. 什么是传染病的三级预防?
2. 对某些病种的疫区进行分级管理的原因是什么?
3. 病媒生物的种类及其传播的主要疾病有哪些?
4. 现场消毒的主要内容有哪些?
5. 防护服的穿脱过程中应注意什么?
6. 传染病防控实践中预防用药有什么优缺点?

第六章　疫苗与免疫预防

【学习要点】

1. 了解疫苗的定义、发展史以及疫苗相关的免疫机制。
2. 熟悉疫苗的种类及研发上市过程。
3. 熟悉预防接种、免疫规划及相关监测和免疫程序制定工作要求。
4. 掌握免疫策略相关定义、分类，以及我国免疫规划疫苗儿童免疫程序。
5. 掌握疫苗的安全性、有效性和卫生经济学评价主要内容。

人类进化和文明发展的历史，就是人类与传染病斗争的历史。免疫接种是迄今可用的且最成功的预防疾病形式，是控制感染及其并发症的重要武器。经过数十年的研究，免疫接种和疫苗研发的支撑学科，如免疫学、疫苗学等已确立并得到良好发展。作为预防医学、公共卫生相关医学生、从业者，了解疫苗和免疫预防、预防接种工作如何实施等非常必要。

第一节　疫　　苗

一、定义

疫苗是特殊的药物，是一种生物制品，疫苗的定义随着疫苗学和疫苗研发技术的不断发展而演变。早期的疫苗曾被定义为：针对疾病产生免疫力的灭活或减毒的病原体，即疫苗由病原体制成。随着新型疫苗的发展，如亚单位疫苗、载体疫苗和核酸疫苗等出现，疫苗已不是完整的病原体，灭活和减毒的概念亦不能涵盖全部的疫苗种类。

根据现有疫苗的种类，赵铠主编的《生物药物研究与应用丛书：疫苗研究与应用》中现代疫苗的定义是：疫苗是针对疾病的致病原或其相关的蛋白（多肽、肽）、多糖或核酸，以一种或多种成分，直接或通过载体经免疫接种进入机体后，能诱导产生特异的体液和／或细胞免疫，从而使机体获得预防该病的免疫力。这一定义较好地从技术研发的角度概括了现代疫苗的特点。

《中华人民共和国疫苗管理法》（以下简称《疫苗管理法》）规定：疫苗，是指为预防、控制疾病的发生、流行，用于人体免疫接种的预防性生物制品，包括免疫规划疫苗和非免疫规划疫苗。本章所介绍的疫苗，与《疫苗管理法》规定一致，主要是预防性疫苗。

二、发展简史

西方历史上最早有记录的瘟疫，是古希腊历史学家修昔底德（公元前460—公元前400

年)在《伯罗奔尼撒战争史》中描述的公元前430年雅典大瘟疫,而迄今发现的对免疫的最原始描述,是同一时期古希腊医师希波克拉底(公元前460—公元前377年)在《流行病》中叙述的"雅典瘟疫中自愈的患者,不会第二次感染瘟疫"。

(一)经验性认知时期

人类对免疫和疫苗的经验性认知约始于狂犬病的防治,最早可追溯至千余年前,中国东晋医家葛洪(284—364年)所著《肘后备急方》中描述"乃杀所咬犬,取脑敷之,后不复发"。著名医家孙思邈(581—682年)在《备急千金要方》中也阐述了"取狾犬脑傅上,后不复发"的狂犬病防治方法。唐朝开元年间,江南赵氏用于预防天花的"人痘苗"的发明,意味着人类历史上真正有意义的首个疫苗的制备应用。江南赵氏系以"时苗"(生痘,发病患者新鲜痘浆或痘痂)涂抹于皮肤或以竹管吹入儿童鼻孔预防天花,这也是史上最早的通过鼻免疫的疫苗。至明朝隆庆年间(1567—1572年),种痘术发展为使用"熟痘",即用天花康复者的痘痂粉末接种以预防天花,显著降低了天花致死率。中国"人痘"接种技术于1688年后逐步传至西方国家。

"人痘"接种技术在英国的传播给很多人以启发,18世纪中期,英国的农场主通过观察试验进行"牛痘"和"猪痘"接种并获得成功,而英国乡村医生爱德华·詹纳(Edward Jenner)受启发于此,1796年给一名13岁男孩接种了牛痘病毒(牛痘),证明了牛痘疫苗对天花的免疫力,并首次以"vaccination"命名疫苗接种(vac来源于拉丁文vacca,牛),从此开创了人工主动免疫(接种疫苗)的先河,而爱德华·詹纳本人也因此被认为是西方疫苗学的创始人。1798年,第一支天花疫苗研制成功,近180年后的1977年,报道了世界上最后一例天花自然感染者,1980年世界卫生组织(WHO)宣布全球已消灭天花。至此,天花成为通过人工手段彻底消灭的一种自然感染烈性传染病。

(二)细菌性疫苗高速发展期

19世纪中叶,随着细菌分离培养技术的发明、显微镜的应用与改进,多种微生物相继被鉴定和培养出来,也因此极大推动了疫苗的研发。法国功勋科学家路易斯·巴斯德(Louis Pasteur)的实验室率先开发了人用减毒霍乱疫苗和灭活炭疽疫苗(分别在1897年和1904年),而"vaccine"一词被巴斯德用来命名其第一个人工减毒鸡霍乱活疫苗。鼠疫疫苗于19世纪后期被发明出来。1890—1950年间,细菌疫苗的研发得到迅猛发展。1923年,英国免疫学家亚历山大·托马斯·格伦尼(Alexander Thomas Glenny)完善了一种用甲醛灭活破伤风毒素的方法,1926年同样的方法被用于开发白喉疫苗。20世纪初,阿尔伯特·卡尔梅特(Albert Calmette)和卡米尔·盖林(Camille Guérin)在含有胆汁的人工培养基上,将牛分枝杆菌在14年内通过230次连续传代获得了牛分枝杆菌卡尔梅特-盖林(BCG)疫苗,并证明了由此产生的突变体保护动物和婴儿免受结核分枝杆菌的侵害。百日咳疫苗的开发花费了相当长的时间,第一个百日咳杆菌疫苗由灭活的全细菌细胞组成,可诱导凝集抗体,直到20世纪后期,诱导百日咳保护性抗体的细菌抗原被鉴定出来,许多国家含有1~5种这些蛋白质的无细胞疫苗取代了全细胞百日咳杆菌疫苗。1974—1985年期间,来自b型流感嗜血杆菌,A、C、Y和W135组脑膜炎球菌,以及多种血清型肺炎球菌的荚膜多糖被转化为细菌疫苗,然而,多糖疫苗无法在婴儿体内诱导出功能性抗体。美国的奥斯瓦尔德·艾弗里(Oswald Avery)和瓦尔特·戈贝尔(Walther Goebel)在1931年就设计出使用蛋白质结合来提高多糖疫苗免疫原性的技术,这一技术在20世纪80年代终于得到很好的应用。约翰·罗宾斯(John Robbins)和雷切尔·施内森(Rachel Schneerson)及其同事通过将白喉类毒素与 b 型流感嗜血杆菌（Hib）结合，开启了结合疫苗时代。很快，与白喉或破伤风类毒素的结合也被用于开发针对脑膜炎球菌和肺炎球菌的疫苗研制中，在广泛使用这些结合疫苗的国家，由疫苗相关菌群的脑膜炎球菌和肺炎球菌引起的疾病已几乎被消灭。

（三）病毒性疫苗研发突破期

病毒类疫苗开发的黄金时代是由 20 世纪中叶的方法学突破开启的，即病毒可以在细胞培养物中生长。病毒组织培养方法使得 Salk（灭活）脊髓灰质炎疫苗和 Sabin（减毒口服）脊髓灰质炎疫苗得以问世。大规模脊髓灰质炎疫苗接种使得世界许多地区实现了消灭脊髓灰质炎的目标。麻疹、流行性腮腺炎和风疹减毒株均已有相应的疫苗研发成功并得以应用，其中麻疹是继脊髓灰质炎之后，下一个期望通过疫苗接种消除的可能目标。20 世纪 70 年代，高桥道明通过在豚鼠细胞中传代使病毒减毒，研发了水痘 - 带状疱疹病毒疫苗。此外，一种基于小鼠脑生产的日本脑炎病毒灭活疫苗、一种通过细胞培养生产的蜱传脑炎病毒疫苗获得上市许可。针对甲型肝炎病毒的高效疫苗是通过对整个病毒进行经典灭活后获得的，而基于多种不同细胞培养衍生的狂犬病病毒疫苗也已被开发出来，疫苗含有灭活病毒并能够诱导针对该病毒的抗体，这些抗体在致伤部位中和病毒，从而阻止其附着在神经元的轴突上，起到暴露后免疫的预防效果。

（四）分子遗传学时期的现代疫苗研发

在过去的二十年中，分子遗传学的应用及对免疫学、微生物学和基因组学应用于疫苗学的见解不断增加。目前的成功案例包括重组乙型肝炎疫苗、反应性较低的无细胞百日咳疫苗以及季节性流感疫苗生产新技术等。分子遗传学为疫苗学的光明未来奠定了基础，包括开发新的疫苗递送系统（例如 DNA 疫苗、病毒载体、植物疫苗和局部制剂）、新佐剂、开发更有效的结核病疫苗，以及针对巨细胞病毒（CMV）、单纯疱疹病毒（HSV）、呼吸道合胞病毒（RSV）、葡萄球菌病、链球菌病、大流行性流感、志贺氏菌、人类免疫缺陷病毒（HIV）和血吸虫病等的疫苗。

2020 年全球新型冠状病毒感染大流行，将全球的疫苗研发推上了前所未有的"快速通道"，在病毒被识别后不到一年半的时间里，多款疫苗获批紧急使用，除传统技术路线的灭活疫苗、技术相对成熟的重组亚单位疫苗外，还包括核酸疫苗（mRNA 疫苗）以及载体技术的新冠病毒疫苗也获得了全球范围内的大规模使用（图 6-1）。

三、种类

按照疫苗设计和制备技术的不同，可将疫苗分为三大类：基于完整病原体（病毒或细菌）制备的第一代疫苗，基于触发免疫系统的病毒或细菌的部分成分制备的第二代疫苗，以及基于遗传材料制备的第三代疫苗。

（一）基于完整病原体制备的第一代疫苗

基于完整病原体制备的第一代疫苗主要包含了传统技术路线的减毒活疫苗和灭活疫苗。

1. 减毒活疫苗　减毒活疫苗从野生株或致病的病毒或细菌衍生而来。这些野生病毒或细菌在实验室经反复传代被减毒后，人体接种较小剂量即可在体内复制，并产生良好的免疫反应（体液免疫和细胞免疫），通常接种 1 剂即能诱导良好的免疫反应。然而，减毒毒株的筛选比较困难、耗时较长，并且减毒毒株在体内有回复毒力的风险，在免疫缺陷患者如白

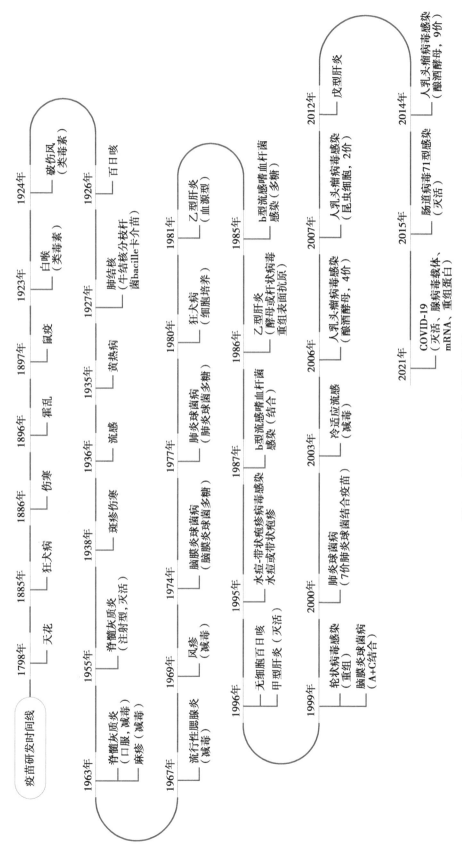

图 6-1 国内外部分疫苗研发时间线

血病、某些免疫抑制药物治疗、HIV感染等患者体内如果疫苗病毒的复制(生长)失去控制,减毒活疫苗也可引起严重的反应等,显示出此类疫苗制备工艺上仍存在一定不足。

在用的减毒活疫苗有卡介苗(BCG)、麻疹风疹腮腺炎减毒活疫苗(MMR)、轮状病毒减毒活疫苗、水痘疫苗等。

2. 灭活疫苗　灭活疫苗是采用加热或化学制剂(通常是甲醛溶液)将细菌或病毒灭活后研制成的疫苗,在灭活过程中保留病原微生物抗原决定簇(诱导抗体产生的主要部分)的完整性。灭活疫苗不能在体内复制,主要诱导产生体液免疫反应,较少诱导细胞免疫反应,需要多次接种,并需定期加强接种以提高或增强抗体水平。与减毒活疫苗不同,接种灭活疫苗不会造成免疫缺陷者感染,并且通常亦不受循环抗体的影响,即使血液中有抗体也可以接种。

在用的灭活疫苗有灭活流感疫苗、脊髓灰质炎灭活疫苗、人用狂犬病疫苗、甲肝灭活疫苗、霍乱疫苗等。

(二)基于触发免疫系统的病毒或细菌的部分成分制备的第二代疫苗

1. 蛋白疫苗　蛋白疫苗是从病原体分离提取具有免疫原性的蛋白组分制成,所以也称组分疫苗或亚单位疫苗。白喉类毒素和破伤风类毒素是最早使用的蛋白疫苗;白喉杆菌在适宜培养基中培养产生毒素,白喉毒素是单一多肽链,经甲醛脱毒即制成类毒素。

2. 细菌多糖与多糖-蛋白结合疫苗　以化学方法提取、纯化细菌荚膜多糖(重要的保护性抗原)制成多糖组分疫苗,是疫苗发展史中的重要成就之一。目前广泛使用的多糖疫苗除脑膜炎球菌多糖疫苗外,还有肺炎球菌23价多糖疫苗和伤寒Vi多糖疫苗。接种多糖疫苗后安全性良好,不良反应较少,对预防、控制大龄儿童和成人的相关疾病效果显著,但其在2岁以下婴幼儿中诱导的免疫应答十分低下甚至缺乏。结合疫苗的成功研发很好地解决了这一问题,异源蛋白质载体制备的多糖-结合疫苗除可增加婴幼儿对细菌多糖的免疫效应外,还可视为二联疫苗,接种后可获得对两种疾病的免疫力,如Hib多糖和白喉类毒素偶联的结合疫苗。目前已有Hib结合疫苗、13价肺炎球菌结合疫苗、A群C群脑膜炎球菌结合疫苗等应用于预防接种。

3. 基因工程亚单位疫苗　是将基因工程表达的蛋白抗原纯化后制成的疫苗。用基因工程表达的抗原产量大、纯度高、免疫原性好,表达外源抗原的表达系统主要有细菌、酵母、哺乳动物细胞和昆虫细胞等。这类疫苗具有良好的安全性,通常需要使用佐剂以增强免疫原性。我国目前广泛使用的基于酵母或CHO细胞表达的重组乙型肝炎疫苗就属于此类。人乳头瘤病毒(HPV)疫苗也属于此类,目前已有四种HPV疫苗均能有效预防相应HPV持续感染和癌前病变的发展:采用重组酵母制备的4价(HPV6、11、16、18型)和9价(HPV6、11、16、18、31、33、45、52、58型)HPV疫苗,使用铝佐剂增效;采用重组杆状病毒制备的2价(HPV16和18型)HPV疫苗,使用AS04佐剂(明矾和甲磷酰脂质A)增效;采用大肠杆菌制备的2价(HPV16和18型)HPV疫苗,使用铝佐剂增效。

(三)基于遗传材料制备的第三代疫苗

1. 载体疫苗　利用微生物做载体,将保护性抗原基因重组到微生物体中,使用能表达保护性抗原基因的重组微生物制成的疫苗。这种疫苗多为活疫苗,重组体用量少,抗原不需要纯化,免疫接种后重组体在机体内繁殖产生大量抗原刺激机体产生特异免疫应答,载体可发挥佐剂效应增强免疫效果。这类疫苗的载体通常为特定微生物的疫苗株,如痘苗病毒、腺病毒、霍乱弧菌、沙门菌、卡介苗等。然而机体内针对载体的抗体(预存抗体)可对相应载体疫苗的再次免疫效果产生一定影响,"非复制型"载体的应用对此类再次免疫问题有所改善。

2. **核酸疫苗**　亦称为基因疫苗,是使用能够表达抗原的基因本身即核酸制成的疫苗。与基因工程亚单位疫苗和载体疫苗的区别是,疫苗成分不是基因表达产物或重组微生物,而是基因本身,即核酸(RNA 或 DNA)。

DNA 疫苗除可以通过在注射部位细胞表达外源抗原,还可以在吞噬了外源基因的免疫细胞内直接表达外源抗原,诱发机体免疫应答。DNA 疫苗易于制备,便于保存,可多次免疫,能诱发全面免疫应答。

mRNA 是转录到翻译的中间产物,含有指导蛋白质翻译的遗传信息,mRNA 疫苗研发技术在新冠病毒疫苗研发中发挥了极大的优势,安全性方面不存在感染或插入突变的潜在风险,研发速度快,成本低,易于制备,有良好的免疫应答和有效性,在全球抗击新冠病毒感染的进程中,mRNA 疫苗成为获批紧急使用且在全球广泛应用的一线新冠病毒疫苗,这也是 mRNA 技术制备的疫苗首次获批正式应用于人群大规模接种。

四、研发

疫苗研发通常是一个漫长而复杂的过程,一般持续 10~15 年,涉及多方机构和不同角色的参与,耗资巨大。就全球来说,疫苗的研发上市通常均遵循一套标准流程,分为多个阶段,在整个过程中国家药品监管部门会有不同程度的监督和管理要求。

(一)实验室和动物研究

疫苗的研发始于确定天然或合成抗原的基础实验室研究,这些抗原可能包括病毒样颗粒、减弱的病毒或细菌、减弱的细菌毒素或源自病原体的其他物质。抗原明确后即进入临床前阶段,该阶段使用组织培养或细胞培养系统和动物试验来评估候选疫苗的安全性及其免疫原性或引发免疫反应的能力,试验动物包括小鼠和猴子等。在该阶段候选疫苗可能会被淘汰也可能会被调整以使其更有效。此外,动物挑战试验通常也在此阶段开展,即为动物接种疫苗,然后用目标病原体感染动物以观察疫苗预防感染或致病的能力。

(二)研究性新药申请

疫苗研发单位(申办者)向国家药品监管机构提交研究性新药(IND)申请。申办者描述制造和试验过程,总结实验室报告,并描述将开展的临床研究。临床方案需经代表临床试验机构的机构审查委员会(IRB)批准。一旦 IND 申请获得批准,疫苗将进入临床试验阶段。

(三)上市前人体临床试验

临床试验是在人体上实施,因此应遵循医学论理的原则,保证受试者的权利、安全和健康。任何研究均应由独立的伦理安全委员会审查获得许可,并与国家《药物临床试验质量管理规范》(Good Clinical Practice, GCP)标准一致。没有知情同意,受试者不能参加临床试验。对于儿童,应获得其父母或者监护人的同意并有书面的同意证明书。受试者是健康婴幼儿、孕妇和老年人时,应特别注意伦理考虑。用于婴幼儿的疫苗,在进行人体安全性试验时,应按先成人、后儿童、最后婴幼儿的顺序分步进行。

上市前临床试验通常包括 Ⅰ~Ⅲ期疫苗试验。

1. **Ⅰ期临床试验**　主要目标是评估候选疫苗的人体耐受性和安全性,并初步探索疫苗引发的免疫反应的类型和程度,通常涉及一小群成年人。

2. **Ⅱ期临床试验**　　目的是证明疫苗在目标人群中的免疫原性和安全性,受试人数达到最低样本量。需要进行严格设计,以得出适宜的疫苗剂量、不同剂量的顺序或者间隔、疫苗免疫次数、接种途径。

3. **Ⅲ期临床试验**　　是为提供疫苗效力和安全性数据而设计的大规模临床试验,通常采取随机对照双盲和多中心设计。Ⅲ期临床试验通常也称效力试验,需要回答以下问题:①候选疫苗是否可以预防疾病?②候选疫苗能否防止病原体感染?③接种后是否会导致产生与病原体相关的抗体或其他类型的免疫反应?此外,还包括常见不良反应的比较研究,以及为发现严重的、不常见的不良反应事件的队列研究,通常需要大样本才足以发现小的差别。

(四)疫苗注册

在完成Ⅲ期临床试验后,疫苗研发单位将向国家药品监管部门提交疫苗注册申请,国家药品监管部门在批准疫苗注册申请时,还需要对疫苗的生产工艺、质量控制标准和说明书、标签予以核准。

五、应用和挑战

疫苗免疫是全球卫生与发展的成功案例,每年可挽救数百万人的生命。在2010—2018年,仅使用麻疹疫苗就避免了2 300万人的死亡。全球每年接种的婴儿数量超过1.16亿,占出生婴儿总数的86%。现在,通过疫苗可以预防20多种威胁生命的疾病。自2010年以来,已有116个国家引入了以前从未使用过的疫苗,如肺炎球菌性肺炎疫苗、HPV疫苗、伤寒疫苗、霍乱疫苗和脑膜炎疫苗等。

疫苗研发方面的创新日益增多,目前已有预防疟疾、登革热和埃博拉病毒病的疫苗,针对呼吸道合胞病毒、HIV和所有流感病毒株(通用型流感疫苗)的疫苗正在研发中。疫苗对健康的保护作用不限于婴幼儿期,在青春期和成年期、妊娠期妇女和老年人中也提供了健康保护。数字工具、用于接种疫苗的新型无针技术以及更可靠的疫苗存储和供应链有望在未来转变免疫规划工作模式,及时获得可靠数据将为国家免疫规划提供新的机会。

然而,疫苗免疫接种仍然存在重大挑战。

免疫的效益分配不均。全球不同国家之间和国家内部的疫苗覆盖面差异很大。在脆弱、饱受冲突折磨的环境中,某些人群(常常是最贫穷、最边缘化和最脆弱的人群)无法获得免疫服务。每年有2 000万婴儿甚至连最基本疫苗都没有完成全程接种,还有更多的人不能获得较新的疫苗。其中有1 300万儿童不能通过免疫规划接种疫苗,即"零剂"儿童。

拖延或拒绝给自己或自己的孩子接种疫苗,即WHO列为"2019年全球健康面临的十大威胁之一"的疫苗犹豫问题日益突出,给寻找机会弥合免疫差距的国家带来越来越大的挑战。据WHO统计,全球每5名儿童中就有1名还没有接受过可挽救生命的常规免疫接种,估计每年约有150万名儿童因疫苗可预防疾病死亡。

区域性疫情(如埃博拉病毒病)、新冠病毒感染大流行以及未来大流行疾病的威胁(如出现新型流感病毒株)持续对即便最有应变能力的卫生系统施加压力。一种明显的风险是基本服务的减少,尤其是减少疫苗接种和其他传染病的预防。

因此,WHO提出,如果希望所有人都获得免疫接种服务,就必须为地域、文化、社会或其他方面处于隔离状态的地区、流离失所者和移民等边缘化人群以及受冲突、政治动荡和自然灾害影响的人群提供疫苗；必须了解和解决疫苗使用率偏低的原因，以增加人们对免疫服务的需求；必须在疫苗接种点提供数量足够、经济实惠和质量有保证的疫苗，并且必须避免疫苗供应中断；从需求出发量身定制的战略对于理解和克服疫苗接种的障碍是必要的；在出现新的传染病威胁时需优先考虑和维持基本卫生服务，并在可行的情况下尽快采取行动，为错过接种时机的人补种疫苗。此外，需要新的方法以覆盖老年群体并提供免疫服务，实现全人群全生命周期的预防接种服务。

第二节　免疫预防

一、免疫机制

（一）疫苗效应的免疫学基础

免疫（immunity）是机体免疫系统对抗原性异物的一种生理反应，免疫一词取自拉丁语"immunis"，在医学领域为"免于疾患"的意思。

传统的概念认为免疫是机体对病原微生物（如细菌、寄生虫等）及其有害产物（如毒素）不同程度的抵抗力，即免疫是机体抗感染的防御功能。随着学科的不断发展，现在的免疫则被认为是识别"自己"和"非己"，并排除抗原性"异物"（病原微生物及其产物、衰老的自身细胞、突变产生的异常细胞等），以维持机体内环境平衡和稳定的一种保护性生理反应。

在免疫学中，抗原（antigen，Ag）是任何能诱导人体针对性免疫反应的物质，包括毒素、化学物质、细菌、病毒或其他来自体外的物质等。抗体（antibody，Ab）是一种免疫球蛋白，是由浆细胞生成的能够对抗原产生反应的蛋白质，目前主要分为五类，即 IgG、IgA、IgM、IgD 和 IgE。IgG 是血清和细胞外液中主要的抗体成分，约占血清免疫球蛋白总量的80%，其亲和力高，是主要的中和抗体。IgA 分为血清型和分泌型，血清型 IgA 在体内含量低，婴儿可以从母乳中获得血清型 IgA（母传抗体），而分泌型 IgA 主要参与局部黏膜免疫。IgM 是个体发育中最早合成的抗体，也是初次体液免疫应答中最早出现的抗体，血清中检出 IgM 通常提示发生了新近感染。IgD 在血清中含量较低（仅占血清免疫球蛋白总量的1.2%），是 B 细胞受体（BCR）的重要组成成分。IgE 是正常人血清中含量最少的免疫球蛋白，主要参与 I 型超敏反应，此外还参与机体抗寄生虫免疫。

免疫应答是多种免疫细胞、细胞因子参与的清除异己抗原的生物学反应。按照发生的时相先后分为固有免疫和适应性免疫，固有免疫是适应性免疫的重要前提和基础。

1. **固有免疫**　也称先天免疫或非特异性免疫，是物种进化中保守的初级防御性免疫，在遭遇抗原后 96 小时内诱导，主要由皮肤黏膜生理屏障（第一道防线）、肠道菌群、补体系统、吞噬细胞、自然杀伤（NK）细胞和多种炎症细胞因子构成。固有免疫的特点包括：个体天然具备，具有遗传性，抗感染效应产生迅速，无抗原特异性，无免疫记忆（近年从表观遗传学角度的研究揭示部分固有免疫可能存在一定的免疫记忆）。此外，固有免疫在产生抗感染效应的同时能够通过抗原提呈诱导、启动抗原特异性 T 细胞、B 细胞免疫，对适应性免疫有重要的启动和调节意义。

2. **适应性免疫**　也称特异性免疫、获得性免疫，是个体发育过程中接触病原微生物等抗原物质后发展形成的免疫能力，包括体液免疫和细胞免疫：由细胞介导的称为细胞免疫应答，由体液中可溶性分子介导的则称为体液免疫应答（主要产生各种抗体）。适应性免疫具有特异性、多样性和记忆性的特点。T细胞受体（TCR）、B细胞抗原受体（BCR）库的高度多样性赋予机体识别周围环境中数量极大的抗原种类并与之发生特异反应的能力。适应性免疫可分为主动免疫和被动免疫。主动免疫是机体自身免疫系统针对外来物质所产生的保护作用，这种免疫通常是持久的。被动免疫是将人或动物产生的抗体通过某种方式转移给其他个体而产生保护作用，然而这种保护并不持久，通常只能持续数周或数月，也不能产生免疫记忆，如犬伤暴露后注射免疫球蛋白。

（二）疫苗免疫反应

疫苗可诱导人体产生 B 细胞应答和 T 细胞应答两种反应，产生的免疫效应物分别为 B 淋巴细胞产生的抗体以及细胞毒性 CD8⁺T 淋巴细胞。抗体能够与病原体或病原体释放的毒素发生特异性结合，而细胞毒性 CD8⁺T 淋巴细胞能够识别并杀死感染的细胞或分泌特异性抗病毒细胞因子以限制感染源扩散。

常用疫苗诱导产生的主要免疫效应物类型详见表 6-1，包括体液免疫、黏膜免疫诱导产生的中和抗体和细胞免疫诱导产生的 CD4⁺ 和 CD8⁺T 淋巴细胞。

表 6-1 常用疫苗诱导产生的主要免疫效应物

疫苗名称	中和性抗体		T 细胞（细胞免疫）
	IgG（体液免疫）	IgA（黏膜免疫）	
乙肝疫苗	+		
卡介苗			+（CD4⁺）
脊髓灰质炎疫苗（减毒）	+	+	
脊髓灰质炎疫苗（灭活）	+		
麻疹风疹腮腺炎减毒活疫苗	+		+（麻疹，CD8⁺）
无细胞百白破疫苗	+		+（百日咳，CD4⁺）
流行性脑膜炎球菌多糖（结合）疫苗	+		
甲肝减毒活疫苗	+		+
甲肝灭活疫苗	+		
乙型脑炎灭活疫苗	+		
Hib 多糖（结合）疫苗	+		
流感灭活疫苗	+		
鼻喷流感减毒活疫苗	+	+	+（CD8⁺）
人乳头瘤病毒（HPV）疫苗	+		
肺炎球菌多糖（结合）疫苗	+		
狂犬病疫苗	+		
轮状病毒减毒活疫苗	+	+	
水痘减毒活疫苗			+（CD4⁺）
带状疱疹疫苗			+（CD4⁺）

疫苗所诱导的免疫反应可以分为三个互相关联的免疫反应阶段。

1. 感应阶段　这一阶段主要是识别和处理抗原。入侵人体的抗原被外周组织中的巨噬细胞，特别是树突状细胞，吞噬并消化为小片段肽或糖类。由抗原提呈细胞（APC）对抗原摄取、处理、加工，并将已处理的抗原提呈给 T 细胞，与主要组织相容性复合体（MHC）结合，再经 TCR 将抗原信息传递给 T 细胞。初次感染或接触抗原，免疫活性细胞可以识别抗原；再次感染或接触抗原，主要依靠记忆细胞对抗原进行识别。

2. 激活阶段　是淋巴细胞分化和增殖的阶段。T 细胞接受巨噬细胞或树突状细胞提呈的抗原信息后，并不即刻做出反应，尚需巨噬细胞或树突状细胞等抗原提呈细胞分泌的 IL-1 的协同刺激才开始活化和增殖。此现象称为"双信号"学说，即通过 T 淋巴细胞和 B 淋巴细胞特异性识别抗原，产生激活的第一信号，同时，T 淋巴细胞、B 淋巴细胞和 APC 表面的某些黏附分子之间相互作用，提供激活的第二信号。T 细胞接受双信号刺激后，在短时间内数量可扩增数万倍，并开始分化为不同的亚群，而激活的 APC 和 T 淋巴细胞产生多种细胞因子，参与淋巴细胞的增生和分化，最终形成浆细胞和 T 效应细胞，并分泌各种细胞因子。

3. 效应阶段　是效应细胞和分子发挥免疫效应，杀伤、清除抗原的阶段。激活后的免疫活性细胞与抗原或被感染的细胞互相作用并将之清除体外。$CD8^+$ 细胞毒性 T 淋巴细胞通过与表面具有抗原多肽和 MHC 的靶细胞（即被感染的细胞）相接触，传递细胞凋亡信号杀死靶细胞。B 淋巴细胞所分泌的抗体则通过激活经典补体途径或抗体介导的细胞毒作用来中和及杀死抗原及靶细胞。

二、免疫规划

（一）免疫规划定义和发展史

免疫规划是指按照国家或省级卫生行政部门确定的疫苗品种、免疫程序或接种方案，在人群中有计划地进行预防接种，以预防和控制特定传染病的发生和流行。

1974 年，WHO 在根除天花工作的基础上，启动了扩大免疫计划（EPI），以确保所有国家的所有儿童都能从拯救生命的疫苗中受益。EPI 初启动时，发展中国家不到 5% 的儿童在其生命的第一年接受了第三剂百日破疫苗和脊髓灰质炎疫苗，而现在覆盖率已超过 80%，并且已经预防了数百万例目标疾病。1987 年，发展中国家通过免疫接种预防了超过 700 000 例麻疹死亡，目前通过孕产妇免疫接种和改善分娩条件预防了越来越多的新生儿破伤风死亡。2000 年 10 月 29 日，我国所在的 WHO 西太平洋区在日本京都召开区域消灭脊髓灰质炎证实会议，宣布"WHO 西太平洋区的所有国家和地区已经阻断了本土脊髓灰质炎野病毒的传播，因此被证实为无脊髓灰质炎区"。如今，世界上每个国家都有自己的国家免疫规划，疫苗被视为预防死亡和改善生活的最安全、最具成本 - 效益和成功的公共卫生干预措施之一。自 40 多年前最初关注六种儿童疫苗可预防疾病以来，新疫苗的添加扩大了免疫提供的保护范围，包括用于保护年龄较大的儿童、青少年和成人的疫苗。

我国的免疫规划发展经历了计划免疫前期（中华人民共和国成立至计划免疫时期前）、计划免疫时期（1978—2000 年）、免疫规划时期（2001 年至今）三个时期。在计划免疫前期，我国的普种疫苗包括牛痘疫苗、卡介苗疫苗两种，并于 1961 年在全国范围内消灭了天花。计划免疫的概念是 1978 年卫生部响应 WHO 的 EPI 并结合我国实际情况提出的，该时期取得了较多的成绩，包括促使预防接种服务形式发生重大转变；免疫服务内容不断扩大；全国儿童免疫程序实现了统一；计划免疫冷链系统完成了基本建设；实现了无脊髓灰质炎证实的目标，疫苗可预防疾病的发病率控制在较低水平等。免疫规划时期主要是在巩固计划免疫工作成果的基础上，扩大免疫服务内容，拓展服务人群覆盖范围，倡导全人群、全生命周期疫苗的应用，提高预防接种工作质量，保障预防接种工作可持续发展。在此时期，我国于2002年对西部和部分中部省份项目地区的所有新生儿免费接种乙肝疫苗。2007年实施扩大免疫规划，将乙脑疫苗、流脑疫苗、甲肝疫苗、MMR、无细胞百白破疫苗纳入儿童常规接种，同时把出血热疫苗、炭疽疫苗和钩端螺旋体疫苗储备用作应急接种。《中华人民共和国传染病防治法》《中华人民共和国疫苗管理法》等相关法律法规相继颁布实施，不仅对控制疫苗针对性疾病，保障人民健康和经济社会的协调发展起到了重要作用，还推进了我国免疫规划工作进一步走向法制化和规范化。此外，近年还有不同省份依据当地传染病防控需要，将流感疫苗、23价肺炎疫苗、2价HPV疫苗等纳入免疫规划，应用于中小学生、老年人等不同人群的免费接种。

（二）我国免疫规划组织体系

我国免疫规划组织体系是一个由国家到地方逐级延伸、末梢到镇村一级的完备体系。免疫规划工作职能更侧重于面向公众提供社会性服务，要求具有目标人群（从新生儿到老年人的全生命周期）覆盖的广泛性、服务获得的可及性和便利性等。我国免疫规划组织体系的职能由管理与实施两部分组成。其中管理职能围绕免疫规划的实施开展，包括政策制定、制度建立、专业人员队伍建设、资源提供等宏观方面的体制与资源保障；实施职能则是免疫规划组织体系的重点和核心，预防接种服务的实施（包含门诊建设、疫苗储运、疫苗接种等）、疫苗可预防疾病的监测及疫苗接种后不良事件的调查处置等都是实施职能的具体体现。我国的疾病预防控制体系虽经过多轮改革，但免疫规划组织体系架构仍基本可以按照行政级别划分为国家级、省级、市（地区、盟）级、县（区）级、乡（镇、街道）和村（居委会）级（图6-2）。

（三）免疫规划相关的监测

1. 接种率监测　疫苗接种率的监测和评价是免疫规划的基础性工作内容之一，接种率监测包括预防接种报告、调查和评价。

我国自1999年在全国范围内建立常规免疫接种率报告系统，采用统一格式和内容的报表，由接种单位、乡（镇）卫生院/社区卫生服务中心、县级、市级和省级疾控机构按照自下而上的方式，在既定时间节点通过"中国免疫规划信息系统"进行免疫接种率的报告和监测，以评价免疫接种目标完成情况，2022年起探索基于免疫规划信息系统中个案信息的疫苗接种率监测体系，该监测方式主要基于系统中受种者接种档案个案信息进行大数据计算得出，而不再是自下而上人工报告，结果更加准确和科学。

接种率由应种人数和实际接种人数计算得到，具体计算公式为：某疫苗（某剂次）接种率（%）= 某疫苗（某剂次）实际受种人数 / 该疫苗（该剂次）应种人数 ×100%，在应种人数的统计中需要考虑人口流动造成的迁入、迁出，疫苗接种绝对禁忌证人群等。因流动儿童的数量较难精准计算，常常影响免疫接种率的估算准确性。

定期或根据实际工作需要对辖区内儿童国家免疫规划疫苗的接种率进行抽样调查。在纸质预防接种证时代，调查内容通常包括适龄儿童建卡（档案）率、建证（预防接种证）率、卡证一致性，国家免疫规划疫苗的接种率，未接种的原因等，调查方法以横断面调查抽样法

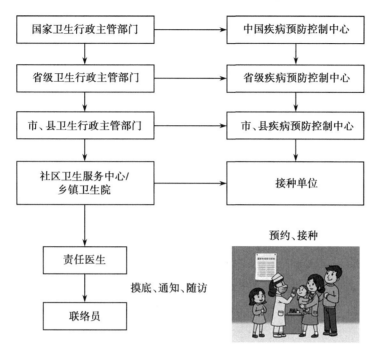

图 6-2　我国免疫规划组织体系示意图

为主。随着信息技术的发展,逐步实现电子预防接种证的应用。

免疫接种率的评价,通常与免疫规划的督导考核工作相结合,主要评价指标包括疫苗接种率、报表报告的完整率、及时率、入托入学儿童补种率等。

2. **疫苗可预防疾病监测**　疫苗可预防疾病的监测可通过连续、系统地收集、分析和解释与疫苗可预防疾病相关的资料,如疫苗引入前后、不同免疫策略下疾病的流行病学特征变化等,为疾病防控策略、疫苗应用策略的相关决策制定和调整提供依据。

疫苗可预防疾病监测作为传染病监测系统的一部分,其监测目标包括监测暴发和发现新病原体、疫苗效果、评价免疫程序效果和确定强化免疫需求等,详见表 6-2。

我国所有可用疫苗预防的法定传染病通过中国传染病监测报告信息系统进行监测和网络直报,针对脊髓灰质炎 / 急性弛缓性麻痹(AFP)病例、麻疹 / 风疹、乙型脑炎或流行性脑脊髓膜炎等病例还建立了专病 / 单病监测信息报告管理系统,进行专病报告和管理。除实时报告病例个案信息外,各级疾控机构还需要定期统计、分析疫情动态,必要时进行预警,并向有关部门通报。

与所有传染病监测一样,当有疫苗可预防疾病疫情发生时,各级均需按照相应的疾病监测方案和传染病调查处置流程开展流行病学调查和处置工作,包括搜索病例、流行病学调查、生物样本采集和检测、采取控制措施等。在调查处置过程中形成相应的调查报告,依据调查处置进程的不同形成初次报告、进程报告和结案报告等。

3. **疑似预防接种异常反应监测**　疫苗的安全性因其本身生物特性,以及应用对象为健康人群而备受关注。疫苗上市前的人群规模有限的临床试验不足以发现罕见的严重不良反应,因此需要在疫苗上市后大规模人群应用过程中继续开展安全性监测和研究以作为上市前安全性评价的重要补充。

我国疑似预防接种异常反应(AEFI)的概念,就是疫苗上市应用后,在免疫规划实施中

表 6-2　疫苗可预防疾病监测目标

监测目标	关键特征	示例
监测疾病消除或根除工作	监测所有病例,相关危险因素,分子流行病学	消灭脊髓灰质炎,消除麻疹
发现暴发和新病原体	聚集性疫苗可预防疾病,异常或罕见病原体菌株(毒株)的鉴定	脑膜炎奈瑟菌脑膜炎暴发,大流行流感病毒或高致病性流感病毒,新冠病毒
为引入新疫苗或优化疫苗免疫程序提供依据	疫苗可预防疾病流行病学,流行趋势,疾病负担	肺炎球菌性疾病、轮状病毒疾病负担作为疫苗引入政策的依据,改变破伤风或百日咳疫苗的程序
评价疫苗免疫程序和确定强化免疫需求	确定免疫规划的空白和病例流行病学特征(三间分布,如年龄、地理分布等)	依据麻疹病例的疫苗接种史可确定免疫覆盖率低的地区和年龄组,为麻疹疫苗接种运动的目标提供依据
疫苗效果评价和 / 或对疾病负担的影响评估	在引入疫苗前后疫苗可预防疾病病例数的趋势	检测阴性病例对照研究评价疫苗效果
疾病菌株(毒株)或类型的变化	分子生物学或血清学特征	季节性流感疫苗组分,肺炎球菌结合疫苗引入后肺炎球菌血清型的更替

资料来源:WHO.疫苗可预防疾病监测标准[M].2版.周祖木,译.北京:人民卫生出版社,2021.

产生的。依据《全国疑似预防接种异常反应监测方案》,AEFI 是指在预防接种后发生的怀疑与预防接种有关的反应或事件,严重 AEFI 是指导致死亡、危及生命,导致永久或显著伤残或器官功能损伤的疑似预防接种异常反应,包括过敏性休克、过敏性喉头水肿、过敏性紫癜等。我国的 AEFI 分类包括不良反应、疫苗质量事故、接种事故、心因性反应以及偶合症。

（1）不良反应:指合格的疫苗在实施规范接种后,发生与预防接种目的无关或意外的有害反应,包括一般反应和异常反应。一般反应指在预防接种后发生的,由疫苗本身所固有的特性引起的,对机体只会造成一过性生理功能障碍的反应,不会留下任何后遗症。异常反应是指合格的疫苗在实施规范接种过程中或者实施规范接种后造成受种者机体组织器官、功能损害,相关各方均无过错的药品不良反应。异常反应是由疫苗本身所固有的特性引起的相对罕见、严重的不良反应,与疫苗的毒株、纯度、生产工艺、疫苗中的附加物如防腐剂、稳定剂、佐剂等因素有关。

（2）疫苗质量事故:指由于疫苗质量不合格,接种后造成受种者机体组织器官、功能损害。疫苗质量不合格是指疫苗毒株、纯度、生产工艺、疫苗中的附加物、外源性因子、疫苗出厂前检定等不符合国家规定的疫苗生产规范或标准。

（3）接种事故:指由于在预防接种实施过程中违反预防接种工作规范、免疫程序、疫苗使用指导原则、接种方案,造成受种者机体组织器官、功能损害。

（4）心因性反应:指在预防接种实施过程中或接种后因受种者心理因素发生的个体或者群体的反应。心因性反应不是由疫苗的固有性质引起。

（5）偶合症:指受种者在接种时正处于某种疾病的潜伏期或者前驱期,接种后巧合发病。偶合症不是由疫苗的固有性质引起。

AEFI 监测是指有计划、连续、系统地收集、整理、分析和解释 AEFI 发生及其影响因素的相关数据，并将所获得的信息及时发送、反馈给相关机构和人员，用于 AEFI 控制策略和措施的制定、调整和评价。AEFI 监测是我国免疫规划的重要工作之一，是为保障预防接种安全而建立的识别、报告、调查和处置 AEFI 的全过程。按发现方式不同，AEFI 监测可分为由医院人员或公众报告 AEFI 的被动监测，和由免疫规划工作人员依据预先制定的方案系统搜索目标人群中 AEFI 病例的主动监测方式。我国主要是基于我国的全国预防接种信息管理系统开展的被动监测为主的 AEFI 监测体系。

三、预防接种

《中华人民共和国疫苗管理法》《预防接种工作规范》中对预防接种单位需要具备的条件进行了明确要求，包括资质、人员设置、房屋及硬件设备配备、冷链系统配置、信息系统及相应工作制度等。预防接种实施是接种疫苗的具体操作过程，包括接种现场准备、身份核实、预检和禁忌证问询，由经培训合格上岗的接种人员使用信息系统进行疫苗扫码（电子监管码）后，使用质量合格的疫苗进行安全注射并登记接种信息，观察接种疫苗后的反应等一系列过程。《中华人民共和国疫苗管理法》要求实现疫苗全程可追溯。鉴于疫苗的接种对象是健康人的特殊性，接种人员在实施接种的全过程中，应严格按照《预防接种工作规范》、免疫程序、接种方案、疫苗说明书等进行规范化操作，以保证疫苗接种安全，避免差错事故等影响公众对疫苗信心的安全性事件发生。

第三节　免疫策略

疫苗免疫策略指疫苗的实际应用策略，包括在某一地区、某类人群使用某种或某几种疫苗以及如何使用的策略，目的在于使用最优的疫苗接种方案以期达到最好的疾病预防和控制效果。国家免疫规划疫苗免疫策略通常可以概括为常规免疫和补充免疫两种主要模式。

一、常规免疫

常规免疫是指接种单位按照国家免疫规划疫苗儿童免疫程序、疫苗使用指导原则、疫苗使用说明书，在相对固定的接种服务周期时间内，为接种对象提供的预防接种服务。常规免疫通常采用固定接种的服务形式，即在固定的服务场所提供长期、定期预防接种服务。

在疫苗常规免疫中，通过提高不同疫苗初始免疫和加强免疫的覆盖率，可以在目标人群中建立良好的免疫屏障，以阻断疫苗可预防疾病的传播和流行。我国的国家免疫规划疫苗儿童免疫程序中包含基础免疫和加强免疫剂次。

（一）基础免疫

基础免疫也称初始免疫，是大多数个体获得足够的对抗疫苗可预防疾病的免疫力所需要的疫苗剂量和接种剂次。不同技术路线研发的疫苗，基础免疫剂次并不相同，灭活疫苗、蛋白疫苗通常需要多针次接种以诱导较好的免疫反应，减毒活疫苗因其可以在体内增殖，相对持久地诱导免疫反应，通常仅需接种 1 剂次即可诱导较强的免疫反应。比如甲肝减毒活疫苗仅需接种 1 剂次，甲肝灭活疫苗则需要接种 2 剂次，而乙肝疫苗需要接种 3

剂次。

（二）加强免疫

部分疫苗初始免疫诱导的免疫力会随着时间的推移而减弱，从而使得其对抗疫苗可预防疾病的能力，包括预防重症或死亡风险的能力也随之下降，此时需要进行加强针次接种，以快速激活免疫记忆，使抗体水平快速升高到有效水平。根据加强针次是否使用相同技术路线疫苗，可将加强免疫分为同源加强和异源加强。

同源加强免疫，指使用与初始免疫相同技术路线的疫苗进行加强免疫的策略。如果使用相同技术路线但不同厂家生产的疫苗进行同源加强免疫，则称为替代，也有俗称"混打"。

异源加强免疫，也称为序贯加强免疫，是使用与初始免疫不同技术路线的疫苗按照一定的接种时间间隔、接种剂次进行的加强免疫，以期在充分考虑安全性的基础上进一步提高预防效果。如我国脊髓灰质炎疫苗免疫策略中既有同源加强也有异源加强，可以使用灭活疫苗进行全程同源加强，也可以使用减毒活疫苗进行序贯加强接种。

（三）查漏补种

查漏补种是指发现常规免疫没有接种过疫苗或未完成全程接种的应种对象，并及时给予疫苗补种的免疫策略，其目的在个体层面是使未种或未全程接种的对象预防疾病，群体层面是进一步提高常规免疫覆盖率，巩固人群免疫屏障。查漏补种是一项重要的常规免疫规划工作，也是完成常规免疫接种剂次的重要措施，主要在入学入托时，由接种单位、学校、幼儿园相关人员通过查验接种证、接种卡或其他信息化手段，发现应种对象，由接种单位给予补种。

二、补充免疫

大规模免疫活动，称为补充免疫活动（supplementary immunization activities，SIAs），旨在作为常规免疫的补充，在实施 SIA 时，通常并不考虑之前的免疫状态，通过 SIAs 使得所有儿童，尤其是既往错过其他免疫机会的易感儿童以及不在常规免疫目标人群中的易感染人群能够获得针对疾病的免疫力，从而阻断相应疫苗可预防疾病的传播。

SIAs 策略与常规疫苗接种的不同之处在于，时间安排通常可以由疾病负担、应对潜在疫情的需要和 / 或规划覆盖需求以及全球和区域控制和消除目标来确定。在中低收入国家，SIAs 通常用于实现特定目标，例如错过常规免疫接种者的补充免疫或实现麻疹或脊髓灰质炎消除。SIAs 的优势在于能够缩小疫苗覆盖差距，减少健康不平等并提高公平性，并且与其他干预措施不冲突。自 1988 年在全球开展消灭脊髓灰质炎行动开始以来，SIAs 一直是脊髓灰质炎消除计划的重要工具，有助于在全球减少 99.99% 以上的脊髓灰质炎病毒传播。

三、其他免疫策略

除国家免疫规划疫苗常用的免疫策略外，还有其他在传染病暴发或流行时对人群采取的群体免疫策略，如群体性疫苗接种、应急接种，以及非免疫规划疫苗的个体免疫策略。

（一）群体性预防接种

群体性预防接种指为预防和控制传染病暴发、流行，在特定范围和时间内，针对可能受某种传染病威胁的特定人群，有组织地集中实施的预防接种活动，是开展预防接种工作的一种方式。其主要依据是传染病监测和预警信息以及风险评估结果。

（二）应急接种

应急接种指传染病暴发、流行时，为控制传染病疫情蔓延，对目标人群开展的预防接种活动。应急接种是控制传染病暴发、流行的有效措施，通常在一定范围和短时间内进行，在传染病疫情开始或有流行趋势时开展。如发生麻疹、水痘等疫情时，需要对相应目标人群开展应急接种。应急接种的实施形式与群体性预防接种类似。

（三）非免疫规划疫苗个体免疫策略

非免疫规划疫苗的个体免疫策略，通常为满足个体防病需求而开展的非免疫规划疫苗的应用，包括自愿自费免疫、暴露前免疫以及暴露后免疫等。

四、免疫程序

免疫程序（immunization schedule）指对某一特定人群（如儿童、老年人、孕妇等）预防疫苗可预防疾病需要接种的疫苗种类、次序、年（月）龄、剂量、部位及有关要求所做的具体规定。

（一）制定免疫程序

免疫程序是根据疫苗的特性、相关免疫学原理、可预防疾病的流行特征和对人群健康的危害程度（如疾病负担）、接种疫苗后的利弊和效益（社会效益、经济效益等），以及国家或地方疾病控制规划等因素，综合考虑后确定的。

1. **疾病流行病学特征和疾病负担**　合理的免疫程序制定首先应考虑疫苗可预防疾病的防控需要。疾病的流行病学特征和现况，包括疾病的分布、发病率、死亡率、疾病的严重性等是选择有效疫苗的重要依据，此外，还需要考虑病原微生物的变异情况，以及适应流行病学特征的新变化。

2. **疫苗的特性和免疫效果**　疫苗本身的安全性和有效性（效力或效果）是疫苗的重要特性，是制定免疫程序需要考虑的重要因素，母传抗体、接种时间间隔与接种剂次、佐剂、联合免疫（使用联合疫苗或不同疫苗同时接种）、疫苗不良反应均需综合考虑。

3. **实施条件**　制定免疫程序时，必须考虑实际可行性，要有必要的行政和技术措施保证以确保达到较高的免疫覆盖率，包括公众的可接受性、可及性、实施的可能性，预防接种服务体系的完善性和能力，疫苗接种后的成本-效益等。

（二）全球免疫程序

WHO 拟定的《2030 年免疫议程》提出"不让任何人掉队的全球战略"口号，并指出世界上每个人的生命全程中，都应公平受益于疫苗，应通过加强免疫接种并促进全民健康覆盖和可持续发展，确保每个人的健康和福祉。截至 2020 年 7 月，WHO 推荐所有 194 个成员国纳入国家免疫规划的疫苗共 10 种，包括卡介苗、乙型肝炎疫苗、脊髓灰质炎灭活疫苗、含百日咳白喉破伤风成分疫苗、含麻疹成分疫苗、含风疹成分疫苗、Hib 疫苗、肺炎球菌多糖结合疫苗、轮状病毒疫苗和 HPV 疫苗。然而，由于各国在国家规模、社会经济资源和人民生活条件方面存在较大差异，疾病负担各不相同，纳入国家免疫规划进行常规接种的疫苗种类差异较大。

1. **WHO 成员国纳入国家免疫规划疫苗**　据统计，WHO 所有成员国纳入国家免疫规划的疫苗共有 75 种，可以预防 31 种疾病：乙肝、脊髓灰质炎、白喉、破伤风、麻疹、百日咳、Hib 相关疾病、风疹、结核病、肺炎球菌疾病、HPV 相关疾病、流行性腮腺炎、流行性感冒、轮状病毒疾病、黄热病、流行性脑脊髓膜炎、水痘、甲肝，以及伤寒、狂犬病、乙型脑炎、带状疱疹、森林脑炎、霍乱、兔热病、疟疾、钩端螺旋体病、炭疽、鼠疫、肾综合征出血热、Q热病。而自2020年新冠病毒感染全球大流行以来，新冠病毒疫苗已实质上纳入全球绝大多数国家免疫规划进行全民接种，主要用于预防新冠病毒感染导致的住院和死亡。

WHO通常通过相应疫苗可预防疾病的立场文件，对疫苗可预防疾病的流行病学、病原学、临床表现、防治措施等进行阐述，并进行相应疫苗的应用推荐，包括推荐应用人群、相应免疫程序等。

2. 欧美等主要发达国家免疫程序简介 除COVID-19疫苗外，美国推荐使用30种疫苗，用于21种疾病的预防，其免疫程序推荐表依据应用人群的年龄不同分为2种，分别应用于18岁及以下儿童、青少年和19岁及以上成人。美国推荐应用于18岁及以下儿童和青少年的疫苗，除WHO推荐纳入国家免疫规划的以外，还增加了登革热疫苗、流感疫苗、水痘疫苗，以及无细胞百白破、乙肝、脊髓灰质炎（灭活）联合疫苗，无细胞百白破、脊髓灰质炎（灭活）、Hib联合疫苗，无细胞百白破、脊髓灰质炎（灭活）、Hib、乙肝联合疫苗，麻疹、风疹、流行性腮腺炎、水痘联合疫苗等多个联合疫苗。推荐应用于19岁及以上成人的疫苗可预防疾病则主要为Hib相关疾病、甲肝、乙肝、HPV相关疾病、流行性感冒、麻疹、风疹、流行性腮腺炎、流行性脑脊髓膜炎、肺炎球菌相关疾病、白喉、破伤风、百日咳、水痘和带状疱疹。

此外，据相关文献报道，英国使用16种疫苗用于预防16种疾病，其3种疫苗应用于成年人接种；德国使用15种疫苗用于预防16种疾病，其中4种疫苗应用于成年人接种；日本使用12种疫苗用于预防14种疾病，其中2种疫苗应用于成年人接种；澳大利亚使用20种疫苗用于预防17种疾病，其中4种疫苗应用于成年人接种。

（三）我国免疫规划程序

依据《中华人民共和国疫苗管理法》，我国的预防用疫苗包括免疫规划疫苗和非免疫规划疫苗。

1. 免疫规划疫苗 指居民应当按照政府规定接种的疫苗，包括国家免疫规划确定的疫苗，省（自治区、直辖市）人民政府在执行国家免疫规划时增加的疫苗，以及县级以上人民政府或者其卫生健康主管部门组织的应急接种或者群体性预防接种所使用的疫苗。如乙肝疫苗、卡介苗、脊髓灰质炎疫苗、百白破疫苗、麻腮风疫苗、乙脑疫苗、流脑疫苗、甲肝疫苗等。免疫规划疫苗由政府免费向居民提供。

2. 非免疫规划疫苗 指由居民自愿接种的其他疫苗，如水痘疫苗、肺炎疫苗、流感疫苗、霍乱疫苗、Hib疫苗等。非免疫规划疫苗属于自费接种疫苗。

我国目前有16种疫苗纳入国家免疫规划，预防15种疾病；其中13种疫苗为儿童接种，预防12种疾病；另外有肾综合征出血热疫苗、炭疽疫苗和钩端螺旋体疫苗共3种疫苗在重点地区目标人群和高危人群接种。我国国家免疫规划疫苗儿童免疫规划目前在用版本为2021年版（表6-3）。

表 6-3　国家免疫规划疫苗儿童免疫程序表（2021 年版）

可预防疾病	疫苗种类	接种途径	剂量	英文缩写	出生时	1月	2月	3月	4月	5月	6月	8月	9月	18月	2岁	3岁	4岁	5岁	6岁
乙肝	乙肝疫苗	肌内注射	10或20μg	HepB	1	2					3								
结核病[1]	卡介苗	皮内注射	0.1ml	BCG	1														
脊髓灰质炎	脊灰灭活疫苗	肌内注射	0.5ml	IPV			1	2											
	脊灰减毒活疫苗	口服	1粒或2滴	bOPV					3								4		
百日咳、白喉、破伤风	百白破疫苗	肌内注射	0.5ml	DTaP				1	2	3				4					
	白破疫苗	肌内注射	0.5ml	DT															5
麻疹、风疹、流行性腮腺炎	麻腮风疫苗	皮下注射	0.5ml	MMR								1		2					
流行性乙型脑炎[2]	乙脑减毒活疫苗	皮下注射	0.5ml	JE-L								1			2				
	乙脑灭活疫苗	肌内注射	0.5ml	JE-I								1、2			3		4		
流行性脑脊髓膜炎	A群流脑多糖疫苗	皮下注射	0.5ml	MPSV-A							1		2						
	A群C群流脑多糖疫苗	皮下注射	0.5ml	MPSV-AC												3			4
甲肝[3]	甲肝减毒活疫苗	皮下注射	0.5或1.0ml	HepA-L										1					
	甲肝灭活疫苗	肌内注射	0.5ml	HepA-I										1	2				

注：[1] 主要指结核性脑膜炎、粟粒性肺结核等。
[2] 选择乙脑减毒活疫苗接种时，采用 2 剂次接种程序。选择乙脑灭活疫苗接种时，采用 4 剂次接种程序；乙脑灭活疫苗第 1、2 剂同隔 7～10 天。
[3] 选择甲肝减毒活疫苗接种时，采用 1 剂次接种程序。选择甲肝灭活疫苗接种时，采用 2 剂次接种程序。

第四节　免疫评价

疫苗的安全性评价、有效性评价贯穿在疫苗研制、生产、流通和预防接种的全过程，即疫苗的全生命周期。疫苗毒株筛选和临床前研究过程中的安全性和有效性评价不在本节描述，本节主要讨论疫苗在人体接种后的安全性和有效性评价。

一、安全性评价

（一）基本概念

1. **不良反应**　指任何与疫苗可能有关的对人体有害或者非期望的反应。疫苗与不良事件之间的因果关系至少有一个合理的可能性，即不能排除相关性。

2. **不良事件**　疫苗接种后，受种者在一定安全性观察期内出现的所有不良医学事件，可以表现为症状体征、疾病或实验室检查异常，但不一定与研究用疫苗有因果关系。

3. **严重不良事件**　指受种者接种疫苗后出现死亡、危及生命、永久或者严重的疾病或者功能丧失、需要住院治疗或者延长住院时间以及先天性异常或者出生缺陷等不良医学事件。

4. **可疑且非预期严重不良反应**　指不良反应临床表现的性质和严重程度超过了疫苗研究者手册、已上市药品的说明书或者产品特性摘要等已有资料信息的可疑并且非预期的严重不良反应。

5. **征集性/非征集性不良事件**　对于减毒活疫苗的安全性评价，通常14天为征集期；对于非减毒活疫苗的安全性评价，7天为征集期。在征集期内出现的征集性症状称为征集性不良事件，征集期内出现的其他症状以及非征集期出现的所有症状称为非征集性不良事件。

（二）安全性评价指标

主要评价指标包括征集性不良反应发生率、不良事件发生率、严重不良事件发生率、疑似预防接种异常反应（AEFI）报告发生率等。其中一般性不良反应通常包括局部反应（如触痛、硬结、肿胀、红晕、皮疹、瘙痒等）和全身反应（如发热、急性过敏反应、皮肤黏膜异常、腹泻、厌食、呕吐、恶心、肌肉痛、头痛、咳嗽、疲劳乏力等）。

（三）安全性评价方法

疫苗上市前的安全性评价方法，主要通过前瞻性队列研究（随机对照试验为主）进行。具体来说，常用的方法是在疫苗接种后通过主动和被动监测相结合方式来获得安全性数据：现场观察受试者每剂疫苗接种后30分钟内不良事件；向受试者发放日记卡并指导和敦促其在安全性观察期内进行自我健康状况观察和记录，在指定的访视时间点回收日记卡并由研究人员审核和进行回顾性问询，以保证安全性观察数据收集的准确性、完整性。

上市后在更大规模人群中开展安全性评价，除常规监测外，队列研究和病例对照研究均适用。如从队列研究衍生出来的自身对照的病例系列研究，适用于发生率极低的严重预防接种不良事件因果关联评估等。

二、有效性评价

（一）免疫原性

免疫原性指抗原能够刺激机体形成特异抗体或致敏淋巴细胞的能力。通常采用中和试验、血凝抑制试验等方法检测抗体，评价疫苗免疫前后血清抗体水平阳性率、阳转率、几何平均滴度（GMT）、几何平均浓度（GMC）等体液免疫反应指标，或细胞介导的免疫反应指标（如 γ 干扰素检测等），以反映相应疫苗的免疫原性。

（二）效力评价

疫苗效力（efficacy）通常在疫苗上市前Ⅲ期临床试验中进行评估，需要通过前瞻性随机双盲设计，计算免疫人群相对于未免疫人群发病率下降的百分率，即直接保护作用。按照 1∶1 比例设置试验组和对照组样本量的效力试验中，疫苗效力计算公式为：

$$疫苗效力 =（疫苗未免疫人群发病人数 – 疫苗免疫人群发病人数）/$$
$$疫苗未免疫人群发病人数 ×100\%$$

如果含相同抗原成分的疫苗已广泛应用，或疫苗相关疾病的发病率很低，则可以考虑用与临床保护相关的免疫学指标（如评价流感疫苗，针对相应疫苗含有毒株的 HI 抗体水平达到 1∶40 即为达到保护性水平）或其他参数作为疫苗效力评价的替代终点。

（三）真实世界的疫苗效果

因获得疫苗效力的人群为筛选过的相对更健康的人群，因此疫苗效力往往不能很好地代表真实世界的疫苗效果（effectiveness），需要开展疫苗上市后研究（包括Ⅳ期临床试验），对疫苗效果进行评价。

真实世界研究（real world research/study）指针对预设的临床问题，在真实世界环境下收集与研究对象健康有关的数据（真实世界数据可以基于大数据）或基于这些数据衍生的汇总数据，通过分析获得疫苗的使用情况及潜在获益 - 风险的临床证据（真实世界证据）的研究过程。

在真实世界中，疫苗的保护效果可能低于或高于上市前临床试验中所观察到的保护效力。例如，在实际免疫规划实践中可能因疫苗接种的操作方法、冷链、延迟免疫或不完全免疫等问题，造成疫苗保护效果低于保护效力；而在目标人群中实施大规模免疫可通过建立群体免疫屏障而产生间接保护，使得疫苗的实际预防效果可能高于保护效力。

疫苗效果的研究方法，包括监测、横断面研究和筛查法等描述性研究；病例对照研究、队列研究和衍生出来的检测阴性病例对照研究、间接队列研究或病例系列研究等分析性研究；以及与随机对照试验相结合的疫苗探针研究、楔形设计等方法。

三、卫生经济学评价

卫生经济学作为经济学的分支学科，是利用经济学的理论和方法，研究卫生领域经济现象和规律的一门学科。卫生经济学评价是运用经济学投入产出分析来评价卫生干预措施经济性的方法，将卫生经济学的理论和方法应用于疫苗领域，研究疫苗的价值及其经济性，比较疫苗接种的经济成本和健康产出，可为疫苗种类、接种程序、免疫规划决策提供经济学证据，促进卫生资源优化配置。卫生经济学常用的研究内容和方法包括疾病负担研究、成本分析、成本 - 收益分析等。

（一）疾病负担

广义而言，疾病负担指疾病一系列有害结局对人群的总体影响，包括对个体和社会所造成的健康和经济影响。通过疾病负担研究，可以明确不同疫苗可预防疾病的危害程度和防控需求的紧迫性，为制定相应疫苗纳入免疫规划优先顺序、促进新疫苗的引入，以及确定或优化免疫程序等提供科学参考。此外,疫苗可预防疾病的疾病负担动态持续监测,也能为疫苗在真实世界应用的效果评价提供相应的测算依据。

常用的疾病负担衡量指标包括疾病频率测量指标和疾病负担综合测量指标。疾病频率测量指标包括感染率、发病率、住院率、死亡率等指标,而疾病负担综合测量指标则包括潜在减寿年数、质量调整生命年、伤残调整生命年等。疾病负担的测量方法通常有系统文献综述、基于现有传染病监测系统数据开展的直接和间接测算,以及构建传播动力学模型等。

(二)成本分析

疫苗应用领域的卫生经济学评价中,成本包括直接成本、间接成本和隐性成本。成本核算的方法,通常有全部成本法或增量成本法;依据核算过程来区分,则有从微观角度进行的自下而上法,及从宏观角度进行的自上而下法。成本的货币单位通常使用本国货币(如人民币),同时建议通过汇率换算成美元或国际美元以提高不同国家或地区研究间的可比性。

1. **直接成本**　指伴随货币转移的资源耗费所构成的成本,包括直接医疗成本(如疫苗购买费用、疫苗接种费等)和直接非医疗成本(包括因接种疫苗产生的交通成本、宣传和社会动员成本等)。疫苗接种成本包括疫苗采购成本、注射服务成本、疫苗储运成本、疫苗可预防疾病监测成本、异常反应监测和处置成本等,通常直接归类为直接医疗成本。

2. **间接成本**　指不伴随货币转移的资源耗费所构成的成本,主要包括劳动力的损失,如因接种疫苗而导致的受种者本人和/或监护人的误工损失等。主要使用自下而上法进行计量,包括人力资本法和摩擦成本法。

3. **隐性成本**　指因接种疫苗而引起的受种者及其照料者在身体和精神上承担的不适,特点是其发生不伴随资源的耗费,主要是付出的代价,通常因难以准确测量且难以转化为货币单位,或包含在健康产出的测量中等因素而无须单独测量。

4. **最小成本分析**　指在各备选方案的收益(包括效益、效果或效用)相同或近似相同时,仅通过备选方案成本的比较来选择最小成本的方案作为经济性最优方案。最小成本分析是成本-效益/效果/效用分析的一个特例,可应用于预防多种疾病的联合疫苗与单价疫苗组合的经济学评价等。

(三)成本-收益分析

成本-收益分析通常包括成本-效益分析、成本-效果分析以及成本-效用分析。

1. **成本-效果分析**　卫生经济学评价中最常用的方法,疫苗的成本-效果分析结合投入和产出,能够综合体现疫苗干预措施的经济性。疫苗效果在不同的应用场景可用不同的指标,如随机对照临床试验针对不同终点指标计算出的疫苗效力,真实世界应用时获得的疫苗效果,应注意根据经济学评价的需要选择合适的指标。此外,疫苗效果还受疫苗接种率指标的影响,获得良好质量的接种率数据也很重要。成本-效果分析的方法,包括成本-效果比值法、增量成本-效果比值(ICER)法等。ICER用在疫苗卫生经济学评价中,指从一个疫苗免疫策略调整为另一个疫苗免疫策略或非疫苗免疫策略,需要增加的成本和多获得的效果的比值,是反映疫苗干预措施相对价值的最佳指标。

2. **成本-效益分析**　通常用于评价一项卫生干预措施的投入和产出是否具有经济效益,主要使用货币的方式比较不同卫生干预策略实施的投入和获得收益,以便于选择最优干预策略,但因将疫苗免疫接种效果转换为货币的效益形式较难实现,因此在我国的疫苗经济学评价研究中应用不多。效益是以货币形式表现的卫生服务效果,可分为直接效益、间接效益、有形效益和无形效益,其中直接效益和间接效益都是指有形效益。成本 - 效益分析的方法包括净现值法、成本效益比值法等。

3. **成本 - 效用分析**　是通过不同卫生服务方案的成本、效用的比较分析,对不同方案进行评价和选择的方法,该方法以效用作为产出指标。效用在经济学概念中是指某种产品或服务满足人们欲望或需要的能力,或人们消费某种产品或服务获得的满足程度。卫生服务方案的效用,指卫生服务方案满足人们对特定健康状况的期望或满足程度,或者指卫生服务方案满足人们获得健康这一需要和欲望的能力。使用效用作为产出指标,不仅可以实现针对同一种疾病的不同疫苗接种方案之间的比较,还可以对疫苗接种方案与其他卫生干预方案进行比较。成本 - 效用分析法在我国的疫苗经济学评价研究中应用率最高。常用的效用指标有质量调整生命年(QALYs)和伤残调整生命年(DALYs),前者应用更广泛。

(王慎玉　何寒青)

【思考题】

1. 什么是疫苗,分哪些种类?
2. 疫苗研发过程包含哪几个阶段?
3. 疫苗免疫程序包含哪些要素?
4. 疫苗效力和疫苗效果有什么不同?
5. 我国的疫苗经济学评价研究中应用率最高的成本 - 获益分析方法是哪种? 其常用指标有哪些?

第七章　传染病与生物安全

【学习要点】

1. 生物安全的概念及其主要危害。
2. 生物安全事件的特点。
3. 现场处理、样本采集与运输、样本贮存等环节应注意的生物安全问题。
4. 病原微生物实验室生物安全管理要点。
5. 生物安全管理的概念及要求。
6. 生物安全管理依据的法律法规体系。

生物安全是国家安全的组成部分,是指防范和控制与生物有关的各种因素对国家、社会、经济、人民健康及生态环境所产生的危害或潜在风险。新发突发传染病防控是生物安全的重要组成部分,此外,生物安全领域的其他重要内容,如生物技术研究、开发与应用,病原微生物实验室生物安全管理,人类遗传资源与生物资源安全管理,防范外来物种入侵与保护生物多样性,应对微生物耐药等也与传染病的防控息息相关。生物安全是从维护国家安全的角度,防范和应对生物安全风险,保障人民生命健康,保护生物资源和生态环境,促进生物技术健康发展,推动构建人类命运共同体,实现人与自然和谐共生。因此,生物安全比传染病防控有更广泛的内涵和外延。本章主要从生物安全概述、传染病现场处置及病原微生物实验室生物安全、生物安全管理等角度阐述生物安全的概念、内容以及传染病防控中需要关注的生物安全问题。

第一节　生物安全概述

一、概念

生物安全问题引起国际上的广泛关注始于20世纪80年代中期。基于生物技术发展在推动人类文明进步的同时有可能带来的不利影响,人们提出了早期生物安全的概念。当时,生物安全是指由现代生物技术开发和应用对生态环境和人体健康造成的潜在威胁,及对其所采取的一系列有效预防和控制措施。

进入21世纪以后,与生物有关的各种因素对人体健康以及社会、经济的发展带来的危害日益增强,特别是经历了严重急性呼吸综合征(SARS)和新型冠状病毒感染疫情后,人们对生物安全的认识也进一步深化。根据2021年4月15日实施的《中华人民共和国生物安全法》相关定义,生物安全是指国家有效防范和应对危险生物因子及相关因素威胁,生物技术能够稳定健康发展,人民生命健康和生态系统相对处于没有危险和不受威胁的状态,生物领域具备维护国家安全和持续发展的能力。

与生物有关的因素带来的危害,特别是病原微生物所导致的安全问题,是人类社会所面临的最重要和最现实的安全问题之一。人们在利用生物技术造福人类的同时,也可能带来意想不到的危害,非和平应用生物技术会对国际社会构成极为严重的潜在威胁。当前生物安全的危害主要体现在以下方面。

(一)新发突发传染病的巨大危害

传染病仍是危害人类健康的重大问题,原有的传染病病原体不断变异,新的传染病不断出现。1940年以来,全球新发传染病种类不断出现,在20世纪80年代达到高峰。20世纪70年代中期以来,全球除少数年份未有报道外,大都以每年一种或以上新发传染病的速度出现。近20年来,全球新发现的传染病和病原体有40余种,包括严重急性呼吸综合征(SARS)、中东呼吸综合征(MERS)、H5N1高致病性禽流感、埃博拉病毒、寨卡病毒、甲型H1N1流感、发热伴血小板减少综合征(新型布尼亚病毒)、立克次体病、莱姆病及新型冠状病毒感染(COVID-19)、猴痘,其中半数为病毒病,我国已发现20多种。

由于人类普遍缺乏对新发传染病的免疫力,且新发、突发传染病的早期发现及诊断较为困难,缺乏有效的预防和治疗手段,加上新发、突发传染病的不确定性更容易导致社会恐慌,影响社会稳定和经济发展,是生物安全体系建设中的核心内容。例如,新型冠状病毒感染的全球大流行,不仅对人类健康造成了严重威胁,对全球的政治、经济、社会发展也造成了巨大影响,同时在一定程度上推动了《中华人民共和国生物安全法》的颁布与实施。

(二)生物技术滥用导致的传染病危害

生物技术是近半个多世纪以来发展最为迅猛的研发领域之一,随着生物技术的快速发展,出现了无数基于生物技术的创新和发明。虽然这些进步为人类的健康和生活带来了许多益处,但不能忽视生物技术对全球安全带来的潜在威胁。生物技术是一把双刃剑,人类在开发利用创新性生物技术的同时,也可能因缺乏监管导致不可预测的潜在危害。

以高致病性禽流感病毒为例,自从1997年第一次在人类身上发现H5N1禽流感病毒以来,全球只有600多人感染该病毒并导致其中的半数以上死亡。这种病毒之所以从未大面积传播,就是因为其很难黏附在人类鼻腔和咽喉的细胞上,也就是说这种病毒无法通过空气传播,这是其成为超级病毒的短板。然而,2011年荷兰伊拉兹马斯医学中心病毒学家荣·弗切尔在实验室利用生物技术"制造"出了新的H5N1变异病毒。这种经过基因编辑的H5N1病毒,可以通过空气传播,从而可能导致危险的流感大暴发。这项研究本身是一项国际合作研究计划的一部分,其目的是明确H5N1禽流感病毒的机制。上述以合成生物学和基因组编辑技术为代表的新型生物技术,一方面通过人工设计、改造病原体,为人类了解传染病传播机制,更好地开展传染病防控提供便利,但在另一方面也人为加剧了传染病病原体的基因突变,对人类健康构成重大挑战。

(三)病原微生物实验室的生物安全隐患

病原微生物实验室是指依法从事与病原微生物菌(毒)种、含有或可能含有病原微生物的样本有关的研究、教学、检测、诊断、生产等实验活动的实验室。实验室生物安全隐患包括实验人员操作不当、设备故障、人为破坏或自然灾害等,可能引发实验室生物安全事件,对人类健康和环境造成危害。例如,实验室中高致病性病原体可能会在操作中意外泄漏引起工作人员感染;实验室存放的高致病性病原微生物可能被盗窃,导致病原体外泄到环境中。

实验室生物安全事件在全球时有发生。1967 年 8 月,德国马尔堡实验室为研制脊髓灰质炎疫苗,从乌干达等地进口一批黑长尾猴,这些猴子携带马尔堡病毒,最终造成实验室工人、医务人员及其亲属在内 37 人感染,其中 1/4 的人死亡。2010 年 12 月 19 日,黑龙江省某大学 30 名学生在动物医学学院实验室进行"羊活体解剖学实验"时,27 名学生、1 名老师被感染布鲁氏菌,事故原因是实验室购买山羊时没有经过动物防疫部门的检疫,此外,实验操作时,本应严格穿戴实验服、口罩、手套,但老师要求不严格,最终导致事故发生。2014 年 6 月,美国疾病预防和控制中心(CDC)设在亚特兰大的一间高级别生物安全实验室,实验人员对活炭疽菌进行灭活时,由于没有遵循正确的程序导致孢子呈烟雾状扩散,最终造成 86 人感染。

(四)生物武器和生物恐怖的潜在威胁

生物恐怖是恐怖分子利用传染病病原体或其产生的毒素的致病作用实施的反社会、反人类的活动,不但可以达到使目标人群死亡或失能的目的,还可以在心理上造成人群和社会恐慌。据统计,1960—1999 年的 40 年间,全球大约发生 415 起恐怖事件,其中生物恐怖的次数为 121 起。在这 121 起事件中,利用生物因子进行谋杀的有 66 起,其余 55 起是生物恐怖活动(其中多数是恐吓和欺骗)。从 1984 年以来,生物恐怖活动呈急剧上升趋势,1984—1999 年就发生了 10 余起大型生物恐怖活动,导致 50 多人死亡,几百人感染致病。

进入 21 世纪以来,国际社会普遍认为生物武器及生物恐怖的潜在威胁大大增加,由于生物武器危害巨大,早在 1972 年 4 月 10 日,美国、英国、苏联等 12 个国家就共同签署了《禁止生物武器公约》,目前全球共有 183 个缔约国。当前,受国际政治斗争持续进行、武器装备高新技术化、人为故意行动等因素的影响,全球生物安全形势非常严峻,生物武器研发屡禁不止。截至 2010 年,全球约有 15 个国家和地区可能已制定生物武器研究发展计划,这些国家和地区大多处于不稳定的热点地区及我国周边地区。生物武器因研发技术门槛较低、研发费用较少,生物技术可使一间普通实验室具有一家大型生物工厂的生产能力,被称为"穷人的原子弹",是较理想的恐怖主义手段,正日益威胁着国际和平和安全。

(五)其他可能存在的生物危害

国际自然及自然资源保护联盟(International Union for Conservation of Nature and Natural Resource,IUCN)公布的全球 100 种最具威胁的外来入侵物种中,入侵我国的有 50 余种。近年来,随着国际商贸往来的日益频繁,我国外来物种入侵数量呈上升趋势。根据生态环境部发布的《2020 中国生态环境状况公报》,全国已发现 670 多种外来入侵物种,包括动物(57 种)、植物(461 种)、昆虫(93 种)、真菌(20 种)、细菌(11 种)、病毒(12 种)、线虫(8 种)和藻类(9 种)。从危害程度看,部分入侵种类已经表现出对国民经济及生态系统的巨大危害。

人类遗传资源包括人类遗传资源材料和信息。前者指含有人体基因组、基因等遗传物质的器官、组织、细胞等遗传材料。后者是利用前者产生的数据等信息资料。保护人类遗传资源的首要目的是防范来自生物领域的安全风险,以保障特定人群健康繁衍;其次,遗传信息数据是科学研究非常重要的资料,大量生物医学研究离不开这类数据库。因人类遗传资源管理在我国起步不久,人类遗传资源管理流程普遍不规范,对人类遗传资源的管理意义和审批范围并不通晓,随着网络的快速发展,人类遗传资源信息可随时随地被传输到境外,实时监管成为突出的难题,人类遗传资源信息的流失已经成为威胁我国生物安全的严重隐患。

二、发展史

人们对生物安全问题的认识随着生物科学的发展而不断深化,由于在生物安全法颁布之前,国人对生物安全的认知还局限于实验室生物安全的范围,以实验室生物安全发展为例,生物安全的发展经历了萌芽期、形成期、成熟期到现在的繁荣期,生物安全管理也随着人们的重视不断发展。

(一)萌芽期(1826—1949年)

从1826年法国医生 Laennec 在实验室接触结核分枝杆菌成为首例实验室感染病例,到1947年美国国立卫生研究院(NIH)认识到Q热感染均与实验室内形成立克次体气溶胶有关,被认为是实验室生物安全管理的萌芽期。

自19世纪人类认识到细菌的致病性以来,从事与病原微生物有关的实验人员日益增多,其感染病原微生物的危险性明显高于普通人群。同时,实验的病原微生物也可能感染非实验人员。有记载的首例实验室感染可能是1826年由听诊器的发明者、法国医生 Laennec 描述的,他本人在接触结核病患者的脊椎骨后,其左手食指感染皮肤结核病。有记载的首例实验室感染死亡病例可能是1849年维也纳的1名医生,其在解剖1例因患产褥热败血症的死亡病例时划破手指而感染发病死亡。1898年,Riesman 报道1例实验室白喉杆菌感染,同年,维也纳1名动物饲养员因处理患皮肤鼠疫的豚鼠而感染肺鼠疫死亡,并导致1名医生和1名护士感染而死亡。1899年,Birt 和 Lamb 报道3例因实验室感染布鲁氏菌的病例。1903年,Evans 报道首例实验室真菌感染。此后,全球各地先后报道多起实验室感染,感染的病原微生物种类逐渐增多,感染例数也显著上升。

此时的实验室生物安全管理处在自发阶段,在对科学研究的认识上还未成系统,也缺乏对生物安全进行管理的完整体系。

(二)形成期(1949—1983年)

从1949年 Sulkin 和 Pike 第一篇与实验室相关感染的调查报告发表,20世纪50—60年代生物安全实验室在美国出现,到1983年WHO《实验室生物安全手册》第1版的出版,被认为是实验室生物安全管理的形成期。

针对实验室感染事件的特点,美国率先在20世纪50—60年代建立了生物安全实验室。自20世纪70年代起,许多其他国家也充分认识到实验室感染的危害,制定了相应的实验室生物安全操作规则,实验室感染逐渐减少。美国研究者首先于1969年提出对微生物的实验室危害性分级,并于1976年和1981年进行了两次修订,将微生物分为4个等级,1级危害性最低,4级危害性最高。1979年,WHO基本采取了美国的分级标准。1983年,WHO出版《实验室生物安全手册》第1版,鼓励各国接受和执行生物安全的基本概念,并鼓励针对本国实验室如何安全处理致病微生物的实际情况制定操作规程。从此,生物安全实验室在全球范围内有了一个统一的标准和基本原则。

(三)成熟期(1984—2004年)

1983年之后,欧洲共同体于1990年制定了相应的致病微生物分级标准,澳大利亚、新西兰和加拿大等国也有相应标准。这些分级标准基本相同,仅在描述上略有差异。通过对HIV等的深入研究,1993年生物安全等级(BSL)制度建立,1993年和2004年《实验室生物安全手册》第2版和第3版相继出版,被认为是实验室生物安全管理的成熟期。

由于各种微生物的危害性不同和多种DNA技术的兴起,美国于1976年制定了4个物理隔离(physical containment)等级来控制实验室的危害,即所谓的 P1、P2、P3、P4 实验室。随后,该分级制度进行了数次修订,并于 1993 年淘汰了该分级,完全改用更确切的生物安全防护等级(biological safety level, BSL)制度。BSL 也分为 4 个等级,BSL-1～BSL-4 实验室的防护等级要求相应从最低到最高,对不同的病原微生物在不同等级生物安全实验室中操作也有了明确规定。

(四)繁荣期(2004 年至今)

2003—2004 年,我国和新加坡等地发生 SARS 实验室感染事件,使政府和科研人员对实验室生物危害有了较为深刻的认识,标志着生物安全实验室建设和实验室生物安全管理进入繁荣期。

尽管有关国家建立了高级别的实验室,制定了严格的管理体制,并采取较多的保护性措施,如采用生物安全柜、防护性手套、防护服和防护面罩,以及合理规划实验室硬件设施等,但仍然不能完全避免危险事件的发生。除了硬件设施的建设,实验室生物安全管理越来越受到重视。2004 年,我国发布了《病原微生物实验室生物安全管理条例》(国务院令第424 号)和《实验室生物安全通用要求》(GB 19489—2004),强调了生物安全管理的重要作用,要求生物实验室操作人员必须具备规范化和标准化使用生物安全设备的能力,特别是2021 年 4 月 15 日《中华人民共和国生物安全法》的颁布实施,标志着我国生物安全管理进入法制化与标准化时期。

三、生物安全事件特点

生物安全事件主要包括传染性疾病流行事件、实验室生物安全事件、新技术滥用事件、重大生物入侵事件等。认识生物安全事件如实验室内突发病原微生物泄漏、新发现病原微生物引发的疫情、生物技术的滥用等可能给人类带来的危害和特点,有助于加强对这类事件的研究和管理。

(一)生物安全事件的发生具有偶然性

在广阔的自然界中,微生物远远早于人类出现在地球上。到目前为止,已经发现的微生物种类共有十几万种,其中能引起人类疾病的统称为病原微生物。病原微生物包括真菌、细菌、放线菌、病毒、立克次体、螺旋体、支原体、衣原体等。病原微生物虽然从数量上只占了微生物总量的少数,但在微生物实验室中工作人员受到意外感染的报道却屡见不鲜。正是由于认识到生物技术有可能对人类和环境产生不良影响,同时,又无法确切知道这种影响到底有多大,才使人们越来越关注生物安全问题。然而,任何一起看似偶然的事故,其背后都蕴含着偶然中的必然,都能找到事故发生的根源,暴露出管理上存在的漏洞、短板。正是这些漏洞和短板,导致生物安全防控多点失守。"偶然中的必然"恰恰印证了海恩法则的精髓,必然性中包含着偶然性,只要存在发生事故的原因,事故就一定会发生。

(二)生物安全事件的危害具有公共性

从事病原体相关工作的人员(包括实验室工作人员、实验动物饲养人员和涉及病原体生物制品的生产工人等)发生获得性感染的事件在国内外经常发生。2001 年,英国暴发的口蹄疫,可能由于实验室口蹄疫病毒泄漏扩散所致。波布莱特是世界最大的口蹄疫病毒实验室,布伦特伍德是首先发现口蹄疫的地区,位于波布莱特东北方约 50km 处。口蹄疫病毒可以通过空气传播,在 60% 的湿度和微风条件下,下风向的 50～100km 范围处于危险状态。在英国常年盛行西风和西南风,因此,很可能由于病毒从实验室泄漏后,经空气传播到布伦特伍德附近的农场，从而引发大规模的口蹄疫暴发。由此可见，生物安全事件发生时可能只局限于几个人，但其背后却隐藏着巨大的公共风险。

（三）生物安全事件的后果具有严重性

生物安全事件的后果值得高度警惕，其危害程度远远超过一般公害，甚至比安全生产有过之而无不及。生物安全事件的受害者不仅限于实验室人员，还可殃及周围环境。事实上，还要考虑到被感染者本人也是一种生物危害，作为传染源，其可能进一步传染家庭成员、访客乃至家畜或实验动物。即使所携带的为非致病菌，也可能污染其他菌株和生物制剂。1979 年 4 月 4 日—5 月 18 日，莫斯科东部 Sverdlovsk 市发生 96 例炭疽，其中 64 例死亡。同时，该市郊区 5 个村庄也发生家禽炭疽暴发。经调查确认，是由于一个微生物实验室发生炭疽杆菌泄漏所致。

（四）生物安全事件的管理具有强制性

1976 年，美国国立卫生研究院颁布世界上第一部《重组 DNA 分子研究准则》。1978 年，德国参照美国颁布了《重组生物体实验室工作准则》，英国也于同年发布了《基因操作规章》。法国于 1975 年开始起草有关基因工程安全规章的工作。日本文部省于 1979 年初次颁布《在大学及其他有关科研机构进行重组 DNA 准则》。这些准则或规章，基本依靠研究机构自愿遵守，尚不具有普遍约束力；准则或规章的内容也仅限于实验室安全问题。1986 年，美国总统办公厅发布《生物技术法规管理协调框架》，阐明了美国生物技术安全管理的基本原则，规定了主要管理部门及其职责。1990 年，欧共体通过两个指令：《关于封闭使用遗传修饰微生物的 90/219/EEC 指令》和《关于向环境有意释放遗传修饰生物体的 90/220/EEC 指令》，这是世界上第一个有关管理基因工程实验和转基因生物的区域性专门立法。为执行这两个指令，欧共体成员国分别起草通过了相应的国内法规。在这一时期，国际社会普遍重视和发展基因工程，转基因生物安全规范的制定及完善工作逐步加强，管理机构进一步健全，管理内容趋向全面合理。1992 年召开的联合国环境与发展大会促进了国际上对生物安全立法工作的重视，各国开始考虑在更高层次上加强立法工作。2000 年 1 月 24—29 日，加拿大蒙特利尔召开了《生物多样性公约》缔约国大会"续会"，130 多个国家派代表团参加会议，并达成《生物安全议定书》（又称"卡塔赫纳生物安全议定书"），表明生物安全事件管理已经在国家层面上具备了强制执行的特点。

第二节　病原微生物生物安全

传染病学和微生物学关系密切，病原微生物的实验室检测对传染病的诊断具有特殊意义，病原体的检出能为明确传染源、确定诊疗方案以及制定防控方案提供科学依据，而免疫学检测亦可提供重要依据。从传染病现场流行病学调查与处置、样本采集、样本运输、样本保存到实验室检测及废弃物处置，需要从做好个人防护、有效消杀、有效及安全采样、对样本进行正确包装及安全运输、在生物安全实验室开展病原学检测直至废弃物处置，每个环节均需关注人员、样本和环境的安全，即贯穿传染病处置现场到病原微生物实验室的全过程生物安全。

一、现场处置生物安全

在进行传染病处置，尤其是针对新发突发传染病，现场处置人员开展流行病学调查、感染者(动物)及环境样本采集、疫源地消毒杀虫时,会近距离接触传染源或身处的疫源地环境有较高载量的病原体,使用适宜有效的个人防护装备可以保护现场处置人员免受生物因子暴露而导致感染,是生物安全的第一道屏障。个人防护装备的选择可以依据传染病病原体的传播特性以及现行有效的技术标准,选择呼吸防护装备、颜面部防护装备、手部防护装备及防护服等。在完成流行病学调查和样本采集后,采取有效的消毒杀虫措施也是确保环境安全的重要手段,目前主要通过高效消毒剂、杀虫剂的喷洒,捕虫装置的有效设置等来实现。另外,对于现场处置人员的保护还包括应急免疫接种,例如应急接种新冠疫苗、流感疫苗、狂犬疫苗等。

二、采样与运输生物安全

在进行传染病样本采集时,采样人员应掌握相关专业知识和操作技能、熟悉个人防护装备使用,在采集过程中能有效防止病原体的扩散和感染,在确保个人安全的前提下采集优质样本,利于提高病原体的实验室检出率。如呼吸道传播疾病,通常采集呼吸道样本,包括鼻咽拭子、痰液、肺泡灌洗液等;血源性传播疾病,通常采集血液样本,并根据检测需要以及是否需要血清,确定是否使用抗凝管;接触传播传染病应采集体液、疱疹液、渗出液、皮屑等;虫媒传播疾病除了采集病原体富集部位样本外,还应采集昆虫活体,便于病原体的核酸检测和分离培养。采集过程要防止直接接触感染者而被感染,做好必要的个体防护。采集样本信息应及时登记并尽可能详细,便于疫情及感染者的追溯。

样本采集后应进行三层包装(样本容器、吸附性材料、防渗漏外包装),附上样本信息,置于专用的样本运输箱进行运输,确保运输安全的核心是防渗漏和适宜温度,根据病原体的特性选择低温或常温运输以保持样本的活性。现有的生物样本智能运输箱除了能自动设置所需的运输温度,自带的 GPS 定位通信功能还能实现实时运输轨迹的定位追踪,对样本的安全运输提供了技术保障。高致病性病原微生物菌(毒)种和样本,如一类、二类病原微生物的艾滋病、结核病样本等,应按照国家《可感染人类的高致病性病原微生物菌(毒)种或样本运输管理规定》进行。省内运输的,由市级卫生行政部门审批;跨省运输的,由运输出发地省级卫生行政部门进行初审,报国家卫生健康委审批。菌(毒)种和生物样本包装及运输应落实分类包装、专用工具、双人押运、专车运输、应急预案等安全措施。通过航空运输的,应当符合民航运输管理有关规定,运输人员需经过危险物品航空运输培训;地面运输应有专人护送,护送人员不得少于两人,不得委托给不具备感染性生物材料运输资质的部门进行运输,不得通过邮寄方式运输,禁止通过公共交通工具和城市铁路进行运输。运输过程中如发生被盗、被抢、丢失、泄漏的,承运单位、护送人应当立即采取必要的处理和控制措施,并按规定向有关部门报告。样本送达实验室后需对运输箱做好外表面消毒,样本内包装在生物安全柜内打开,如有样本溢洒应按应急预案进行处置。

三、菌(毒)种与感染性生物样本保存和处置

传染病样本在送达检测实验室后进行病原体检测或分离,当分离到病原体菌(毒)株时应转运到具备保存资质的政府指定保藏机构或生物样本库进行保存,保存条件常见的是液氮和超低温冰箱,−80℃及以下,菌(毒)株和生物样本的活性得以长期存续。高致病性病原微生物的菌(毒)株应运送至各地疾病预防控制机构暂存,再送交省级疾病预防控制机构保存,新发突发传染病样本分离到的菌(毒)株则应送至国家疾病预防控制中心等国家保藏中心进行鉴定、增殖、入库和保藏。开展传染病队列研究采集的血液、体液样本,临床采集的

传染病患者生物样本应保存至相应的生物样本库。目前，随着数字化改革的推进，许多发达地区的省级疾控中心均建有生物样本库，近年新建的生物样本库基本实现了智慧化管理，样本出入库借助机械臂精准抓取，样本出入库及库存数量实时更新，在确保菌（毒）种和生物样本安全的同时，防止人员感染。

根据《医疗废物管理条例》《医疗废物分类目录（2021 年版）》等医疗废物管理规章，使用过的菌（毒）种和生物样本在丢弃前作为感染性医疗废物进行无害化处理。医疗卫生机构、疾病预防控制机构用于医疗废物处置的消毒灭菌可以参照《医疗机构消毒技术规范》（WS/T 367—2012）、《消毒技术规范（2002 年版）》等技术标准，常规处理为压力蒸汽灭菌，一般设置 121℃、压力 102.9kPa，20～30 分钟。经过高压灭菌的菌（毒）种、生物样本，按照《医疗废物管理条例》在外包装上张贴医疗废物标识，交由有资质的医疗废物处置机构进行处置，交接过程需要做好交接签收记录。

四、实验室检测生物安全

我国境内病原体检测实验室生物安全防护分为 BSL-1、BSL-2、BSL-3、BSL-4 四级，分别对应检测感染危害程度从低到高的四类病原微生物。实验室生物安全就是采取科学措施，强化工作和管理人员的生物安全意识，建立完善规范化、制度化的管理体系，配备必要的物理生物防范措施，确保微生物操作技术和方法更加安全高效。目前我国的生物安全管理法律体系已日趋成熟完善，2020 年 10 月 17 日颁布的《中华人民共和国生物安全法》作为生物安全管理的最高法正式将生物安全上升到国家安全高度，与《中华人民共和国传染病防治法》《病原微生物实验室生物安全管理条例》（国务院 424 号令）共同奠定了生物安全管理的法律基础，此外国家标准《实验室生物安全通用要求》（GB 19489—2008）、《生物安全实验室建筑技术规范》（GB 50346—2011）和卫生行业标准《病原微生物实验室生物安全通用准则》（WS 233—2017）构成了实验室生物安全管理的标准化框架，《人间传染的病原微生物名录》《可感染人类的高致病性病原微生物菌（毒）种或样本运输管理规定》等部门规章则对于病原微生物生物安全管理的各个环节进行了规定。

我国境内的病原微生物实验室管理要求必须符合国家法律法规和标准的规定，建筑设计及施工、硬件配备需满足《生物安全实验室建筑技术规范》（GB 50346—2011）的要求，实验活动及日常运行管理需满足《实验室生物安全通用要求》（GB 19489—2008）和《病原微生物实验室生物安全通用准则》（WS 233—2017）要求。病原微生物实验室生物安全管理包括实验室风险评估与风险控制、生物安全防护水平分级、实验室设计原则及基本要求、实验室设施设备管理、安全管理体系文件、人员管理、实验活动管理、实验材料管理、标识管理、内务管理、废物处置等要素，即贯穿于传染病样本进入实验室后进行检测直至检测完毕保存或无害化处置的全过程。

第三节　病原微生物实验室生物安全

一、生物安全实验室分类

（一）生物安全实验室

生物安全实验室是指通过防护屏障和管理措施，达到生物安全要求的实验室。国家根据病原微生物的传染性、感染后对人类或者动物个体或者群体的危害程度,对病原微生物实行分类管理。第四类是感染后在通常情况下不会引起人类或者动物疾病的病原微生物。第三类是感染后能够引起人类或者动物疾病,但一般情况下很少引起严重疾病,传播风险有限,具有有效的预防和治疗措施的病原微生物。第二类是感染后能够引起人类或者动物严重疾病,比较容易发生人与人、动物与人、动物与动物间的直接或者间接传播,具有有效的预防和治疗措施的病原微生物。第一类是感染后通常能够引起人类或者动物非常严重疾病甚至死亡,并且很容易发生人与人、动物与人、动物与动物间的直接或间接传播,通常没有有效的预防和治疗措施的病原微生物。第一类和第二类病原微生物统称为高致病性病原微生物。

国家根据实验室对病原微生物的生物安全防护水平,对实验室实行分等级管理。按照实验室生物安全国家标准,将实验室分为一级、二级、三级、四级。三级、四级实验室统称为高等级实验室。依照生物安全国家标准,以 BSL-1、BSL-2、BSL-3、BSL-4 表示实验室的相应生物安全防护水平。其中,BSL-2 实验室可分为两种形式,即普通型 BSL-2 实验室和加强型 BSL-2 实验室;普通型 BSL-2 实验室可以是非封闭结构,允许开窗但必须安装纱窗,也可以是封闭结构,需设置排风装置;加强型 BSL-2 实验室(负压实验室)包含缓冲间和核心工作间,采用机械通风系统,保持核心工作间气压相对于相邻区域为负压。

（二）实验动物生物安全实验室

动物实验是生物医学领域非常重要且不可或缺的研究手段。动物实验应在特定的环境设施内进行。对于需要通过人工或者自然方式使实验动物感染致病性生物因子的科学研究或测试,则必须在生物安全实验室内进行。根据对所操作生物因子采取的防护措施不同,实验室防护水平分为一级、二级、三级和四级,表示为 ABSL-1、ABSL-2、ABSL-3、ABSL-4(animal bio-safety level, ABSL),一级防护水平最低,四级防护水平最高即通常讲的四个防护级别的实验动物生物安全实验室。

我国实验动物生物安全实验室(ABSL-2 和 ABSL-3)多数集中在农业部门和高校,如兽医兽药研究机构进行兽药、兽用疫苗研发,农业大学用于布鲁氏菌病、禽流感、口蹄疫等禽、畜传染病及人兽共患病研究,医学院校用于药物保护作用试验的动物建模等。

二、管理要点

病原微生物实验室生物安全涉及领域广、发展变化快和社会影响程度深,因而,制定并实施切实可行、科学有效的政策措施非常重要,这关系到能否妥当应对各种危险生物因子及相关因素威胁。

（一）基本原则

1. 国家加强对病原微生物实验室生物安全的管理,制定统一的实验室生物安全标准。病原微生物实验室应当符合生物安全国家标准和要求。从事病原微生物实验活动,应严格遵守有关国家标准和实验室技术规范、操作规程,采取安全防范措施。

2. 国家根据病原微生物的传染性、感染后对人和动物的个体或群体的危害程度,对病原微生物实行分类管理。从事高致病性或者疑似高致病性病原微生物样本采集、保藏、运输活动,应当具备相应条件,符合生物安全管理规范。

3. 设立病原微生物实验室,应依法取得批准或进行备案。个人不得设立病原微生物实验室或者从事病原微生物实验活动。

4. 国家根据对病原微生物的生物安全防护水平,对病原微生物实验室实行分级管理。从事病原微生物实验活动应当在相应等级的实验室进行。低等级病原微生物实验室不得从事国家病原微生物名录规定应当在高等级病原微生物实验室进行的病原微生物实验活动。

5. 高等级病原微生物实验室从事高致病性或者疑似高致病性病原微生物实验活动,应当经省级以上人民政府卫生健康或者农业农村主管部门批准,并将实验活动情况向批准部门报告。对我国尚未发现或者已经宣布消灭的病原微生物,未经批准不得从事相关实验活动。

6. 病原微生物实验室的设立单位负责实验室的生物安全管理,制定科学、严格的管理制度,定期对有关生物安全规定的落实情况进行检查,对实验室设施、设备、材料等进行检查、维护和更新,确保其符合国家标准。病原微生物实验室设立单位的法定代表人和实验室负责人对实验室的生物安全负责。

7. 病原微生物实验室的设立单位应当建立和完善安全保卫制度,采取安全保卫措施,保障实验室及其病原微生物的安全。国家加强对高等级病原微生物实验室的安全保卫。高等级病原微生物实验室应当接受公安机关等部门有关实验室安全保卫工作的监督指导,严防高致病性病原微生物泄漏、丢失和被盗、被抢。国家建立高等级病原微生物实验室人员进入审核制度。进入高等级病原微生物实验室的人员应当经实验室负责人批准。对可能影响实验室生物安全的,不予批准;对批准进入的,应当采取安全保障措施。

8. 病原微生物实验室的设立单位应当制定生物安全事件应急预案,定期组织开展人员培训和应急演练。发生高致病性病原微生物泄漏、丢失和被盗、被抢或者其他生物安全风险的,应当按照应急预案的规定及时采取控制措施,并按照国家规定报告。

(二)具体要求

以 BSL-2 实验室为例,生物安全实验室的管理可从以下方面开展工作。

1. **人员管理** 实验室人员应经专业培训,能胜任所承担的工作,应参加生物安全培训,考核合格取得培训合格证书才能上岗,同时应每年参加内部或外部的再培训。实验室所在单位还应对涉及生物安全的辅助人员和其他有关人员开展有针对性的生物安全培训。实验室人员应充分认识和理解所从事实验活动的风险,必要时,应签署知情同意书。实验室所在单位应对实验室人员开展健康监测,建立个人健康档案。

2. **风险评估与风险控制管理** 实验室在项目开展之前应对拟开展的实验活动进行风险评估,同时应每年开展 BSL-2 实验室运行的整体风险评估,形成的风险评估报告应由单位法定代表人签字认可。实验室人员在日常实验活动中应能随时识别潜在的风险隐患,针对识别出的风险因子,按规范要求采取相应的风险控制措施,应优先考虑控制风险源,再考虑采取其他措施降低风险。

3. **设施设备运行维护管理** BSL-2 实验室的分区,应根据涉及的病原微生物危害程度、风险因子传播途径、风险控制措施及专业实验室特殊要求等特点合理布局,并定期开展设施设备的维护与检测,保证设施正常运行。实验室采购的仪器设备参数指标要达到国家相关标准和实验室使用要求,在设备显著部位标示其状态,定期对生物安全柜、压力蒸汽灭菌器等设备进行相关指标的检测与验证。

4. **菌(毒)种及感染性样本管理** 实验室菌(毒)种及感染性样本保存、使用管理,应依据国家生物安全的有关法规要求,还应符合国家有关保密要求。应有 2 名工作人员负责菌(毒)种及感染性样本的管理,在使用过程中有入库、出库及销毁记录并存档。高致病性病原微生物菌(毒)种及感染性样本的保存应实行双人双锁,不具备保存条件的应当在实验活动结束后 6 个月内将菌(毒)种或感染性样本就地销毁或者送交保藏机构保藏。菌(毒)种及感染性样本保藏区域应有消防、防盗、监控、报警、通风和温湿度监测与控制等设施。运送菌(毒)种及感染性样本容器的材质、质量应符合安全要求,不易破碎、爆裂、泄漏。

5. **实验活动管理**　实验室的设立单位应指定生物安全管理部门负责实验室日常活动的管理。实验活动应在与其防护级别相适应的生物安全实验室内开展,还应向省级卫生健康行政主管部门备案,并及时维护更新备案相关信息。从事高致病性病原微生物相关实验活动应当有 2 名以上的工作人员共同进行。在同一个实验室的同一个独立安全区域内,只能从事一种高致病性病原微生物的相关实验活动。实验活动应当严格按照实验室技术规范、操作规程进行。个体防护装备与使用应与所从事的病原微生物实验活动风险相适应。从事高致病性病原微生物相关实验活动的实验档案保存期不得少于 20 年。

6. **生物安全标识使用与管理**　实验室应根据实际情况合理、规范使用各类标识,应符合《病原微生物实验室生物安全标识》(WS 589—2018)要求。应在实验室入口处设立BSL-2 实验室生物安全标识,标识不应设在门、窗、架等可移动的物体上,以免这些物体位置移动后,看不见安全标识,标识前不得放置妨碍认读的障碍物。应在涉及生物安全风险的相应危险地点或设备(部件)附近的醒目处使用生物危害的警告标识。标识必须保持清晰、完整。当发现形象损坏、颜色污染或有变化、褪色等不符合标准的情况,应及时修复或更换。

7. **消毒与灭菌管理**　实验室应根据操作的病原微生物种类、污染的对象和污染程度等选择适宜的消毒和灭菌方法,以确保消毒效果有效。消毒首选物理方法,不能用物理方法消毒的可选用化学方法。对于菌(毒)种、生物样本及其他感染性材料和污染物,应选用压力蒸汽灭菌方法处理。实验使用过的防护服、一次性口罩、手套等应选用压力蒸汽灭菌方法处理。实验仪器设备、工作台面污染后,或者在每次实验前后选用合适的消毒液擦拭消毒。污染地面可用消毒剂喷洒或擦拭消毒处理,感染性物质等溢洒后,应立即使用有效消毒剂处理。实验室通风管道、空调系统应定期进行维护、清洗消毒处理。

8. **实验废物处置管理**　实验室废物处理和处置的管理应符合国家或地方性法规和标准的要求。实验室废物处置应由专人负责。实验室所有污染的实验器材和废弃物应经有效消毒、灭菌后才能移出实验室。实验室污水须无害化处理后排放。实验室废物的最终处置应交由经当地环保部门资质认定的医疗废物处理单位集中处置,并保存实验室废物的处置记录。

9. **应急预案和意外事件处置管理**　实验室应制定应急预案和意外事件应急处置程序,定期组织对预案进行评审和更新,同时对所有人员开展培训,确保人员熟悉应急预案和应急处置程序。每年至少组织一次演练,保存演练过程性资料。还应制定具有实用性和可操作性的安全手册,方便实验室人员取阅。当实验室发生意外事件时,应按照应急预案迅速采取控制措施,同时按规定及时报告,不得瞒报,及时记录事件发生过程和现场处置情况,事件报告应经单位管理层、生物安全委员会评估。

第四节　生物安全管理

一、概念

生物安全的管理一般包括安全性的研究、评价、检测和控制措施等技术内容。其主要目的是从技术上分析生物技术及其产品的潜在危险,确定安全等级,制定防范措施,防止潜在危害,即对生物技术研究、开发、商品化生产和应用各个环节的安全性进行科学、公正的评价,以期为有关安全管理提供决策依据,使其在保障人类健康和生态环境安全的同时,也有助于促进生物技术健康、有序和持续发展,达到兴利避害的目的。公共卫生从业者涉及的生物安全通常特指病原微生物的安全防护与管理,其主要目的是防止实验活动区域中病原微生物意外泄漏从而导致工作人员发生感染并由此可能产生的感染群体扩散。

二、对象和要求

生物安全管理的对象是存在潜在感染风险的生物、与之有接触的人员及处置该类生物相关活动的环境。管理的核心是风险评估和风险控制;生物安全管理的依据是生物安全政策与法规、相关标准等,这些依据性文件为生物安全管理划定了一个基本要求。管理者根据实际情况可以细化和强化要求。我国境内所有生物安全管理必须遵照《中华人民共和国生物安全法》的要求,从事可感染人的病原微生物的相关生物安全管理活动应遵照国家卫生健康委发布的规章执行,从事可感染动物的病原微生物的相关生物安全管理活动应遵照国家农业农村部发布的规章执行。

三、法律法规依据

目前,我国生物安全的法律法规体系由生物安全相关的法律、行政法规、地方性法规、部门规章和各类标准组成。全国人民代表大会及其常务委员会根据国家和社会发展需要,制定了多部生物安全相关法律,其法律效力仅次于宪法,一般均以"法"字配称,包括《中华人民共和国生物安全法》《中华人民共和国传染病防治法》《中华人民共和国动物防疫法》《中华人民共和国国境卫生检疫法》《中华人民共和国进出境动植物检疫法》《中华人民共和国种子法》《中华人民共和国畜牧法》《中华人民共和国突发事件应对法》等,从不同方面对生物安全问题作出了相应规范。由于全国人民代表大会是我国最高的权力机构,其制定和颁布的法律是生物安全法律法规体系的基础,国务院及相关部委和地方政府制定和颁布的法规必须与相关法律相一致。

法规是效力相对低于法律的规范性文件,主要有三种形式:一是由国务院及其所属政府部门根据宪法和法律规定而制定和颁布的行政法规,也称行政规章;二是由省(自治区、直辖市)的人民代表大会及其常委会根据本行政区域的具体情况和实际需要制定和颁布的地方性法规;三是较大的市(省会、首府)人民代表大会及其常委会制定的地方性法规(须报省、自治区人民代表大会常委会批准后施行)。法规一般用"条例""规定""规则""办法"称谓。生物安全法规通常是针对某些领域的具体内容制定的细则,是对法律的补充和完善,正是由于各级各类法规的出台,构成了以法律为基础,以法规为支柱的生物安全法律法规体系。其中,国务院制定了多部有关生物安全的行政法规,如《突发公共卫生事件应急条例》《中华人民共和国人类遗传资源管理条例》《病原微生物实验室生物安全管理条例》《医疗废物管理条例》等;国务院有关部门也制定了大量与生物安全相关的部门规章和规范性文件,如《中华人民共和国传染病防治法实施办法》《人间传染的病原微生物菌(毒)种保藏机构管理办法》《医院感染管理办法》《消毒管理办法》《医疗卫生机构医疗废物管理办法》《病原微生物实验室生物安全环境管理办法》《高等级病原微生物实验室建设审查办法》《可感染人类的高致病性病原微生物菌(毒)种或样本运输管理规定》《人间传染的高致病性病原微生物实验室和实验活动生物安全审批管理办法》《中国民用航空危险品运输管理规定》等。有些地区还制定了符合当地管理特色的生物安全管理地方规章,与《中华人民共和国生物安全法》等法律共同构成生物安全法律法规体系,为防范和应对生物安全风险、维护国家生物安全提供法治保障。

标准(standard)是指通过标准化活动,按照规定的程序经协商一致制定,为各种活动或其结果提供规则、指南或特性,供共同使用和重复使用的文件。标准一般分为国家标准、行业标准、地方标准、团体标准、企业标准等。标准是法律法规的补充,法律法规一般都带有一定的原则性,但不可能把社会中每一种情况都规定得十分详细,有些事情可以通过标准予以具体化。此外,法律法规总有一定的稳定性,不可能朝令夕改,而标准则可以较好地发挥其灵活性,能够满足社会发展过程中的急需,且标准的灵活性和主动性成为落实法律的有效手段。因此,标准可成为法律法规的有益补充。生物安全国家标准主要包括GB 19489—2008《实验室生物安全通用要求》、GB 50346—2011《生物安全实验室建筑技术规范》等强制标准;生物安全行业标准是对国家标准的细化和补充,主要包括 WS 233—2017《病原微生物实验室生物安全通用准则》、WS 589—2018《病原微生物实验室生物安全标识》、SN/T 2024—2017《出入境动物检疫实验室生物安全分级技术要求》等;生物安全地方标准多针对具体的对象或操作的生物安全要求,仅在限定区域内适用,如浙江省地方标准 DB33/T 2540—2022《生物安全实验室管理评价规范》等;团体标准是依法成立的社会团体为满足市场和创新需要,协调相关市场主体共同制定的标准,团体标准有助于促进技术创新,如 T/DACS 010—2023《奶牛养殖场生物安全管理规范》等,团体标准所包含的技术要求一般应高于国家标准、行业标准,对提高产品质量、推动产业可持续发展发挥着重要作用。

综上所述,生物安全法律法规体系的基础是国家法律,各种法规构成了生物安全体系的"四梁八柱",各类可操作性的、具体化的标准共同构筑了生物安全的墙体,而监督执法相当于屋顶,共同构建了坚固的生物安全"堡垒"。

四、现状

生物安全关乎人民生命健康,关乎国家长治久安,关乎中华民族永续发展,是国家总体安全的重要组成部分,也是影响乃至重塑世界格局的重要力量。要深刻认识新形势下加强生物安全建设的重要性和紧迫性,贯彻总体国家安全观,贯彻落实生物安全法,统筹发展和安全,按照以人为本、风险预防、分类管理、协同配合的原则,加强国家生物安全风险防控和治理体系建设,提高国家生物安全治理能力,切实筑牢国家生物安全屏障。

(一)生物安全法律体系

2020 年 10 月 17 日第十三届全国人民代表大会常务委员会第二十二次会议通过了《中华人民共和国生物安全法》,自 2021 年 4 月 15 日起正式施行,这是我国第一部关于生物安全的法律,该法的施行标志着我国生物安全进入依法治理的新阶段。《中华人民共和国生物安全法》明确了生物安全的重要地位和原则,规定生物安全是国家安全的重要组成部分;维护生物安全应当贯彻总体国家安全观,统筹发展和安全,坚持以人为本、风险预防、分类管理、协同配合的原则;明确坚持中国共产党对国家生物安全工作的领导,规定了中央国家安全领导机构、国家生物安全工作协调机制及其成员单位、协调机制办公室和国务院其他有关部门的职责;要求各省(自治区、直辖市)建立生物安全工作协调机制,明确地方各级人民政府及其有关部门的职责。该法完善了生物安全风险防控基本制度，规定建立生物安全风险监测预警制度、风险调查评估制度、信息共享制度、信息发布制度、名录和清单制度、标准制度、生物安全审查制度、应急制度、调查溯源制度、国家准入制度和境外重大生物安全事件应对制度11项基本制度，为实现生物安全风险的"全链条"防控提供了可靠的制度依据。

（二）生物安全管理机制

中央国家安全领导机构负责国家生物安全工作的决策和议事协调，研究制定、指导实施国家生物安全战略和有关重大方针政策，统筹协调国家生物安全的重大事项和重要工作，建立国家生物安全工作协调机制。国家生物安全工作协调机制由国务院卫生健康、农业农村、科学技术、外交等主管部门和有关军事机关组成，分析研判国家生物安全形势，组织协调、督促推进国家生物安全相关工作。国家生物安全工作协调机制设立办公室，负责协调机制的日常工作。国家生物安全工作协调机制成员单位和国务院其他有关部门根据职责分工，负责生物安全相关工作。国家生物安全工作协调机制设立专家委员会，为国家生物安全战略研究、政策制定及实施提供决策咨询。国务院有关部门组织建立相关领域、行业的生物安全技术咨询专家委员会，为生物安全工作提供咨询、评估、论证等技术支撑。

各省（自治区、直辖市）建立生物安全工作协调机制，组织协调、督促推进本行政区域内生物安全相关工作。地方各级人民政府对本行政区域内生物安全工作负责。县级以上地方人民政府有关部门根据职责分工，负责生物安全相关工作。基层群众性自治组织应当协助地方人民政府以及有关部门做好生物安全风险防控、应急处置和宣传教育等工作。有关单位和个人应当配合做好生物安全风险防控和应急处置等工作。

（三）生物安全监督与管理

生物安全实行属地化管理。各省（自治区、直辖市）建立生物安全工作协调机制，负责辖区内的生物安全管理。生物安全由于内容广泛，涉及卫生健康、发展改革、科技、教育、农业农村、海关等多个部门，需要地方政府成立生物安全协调机制统一管理。由于生物安全最终关注的焦点是人群健康，因此卫生健康委在生物安全监督与管理中发挥着重要作用。

以浙江省为例，为促进病原微生物实验室生物安全科学规范管理，提高对实验室生物安全事件的快速反应和应急处置能力，保护实验室工作人员和公众健康，成立浙江省实验室生物安全工作领导小组及协调小组，由省级相关委、厅、局共同组成，是全省实验室生物安全管理工作的领导决策机构。协调小组下设办公室，为实验室生物安全日常管理机构。组建由跨行业、多学科专家组成的省实验室生物安全专家委员会，承担技术咨询工作。协调小组每年通过飞行检查及时了解实验室执行国家法律法规要求的情况，切实履行监督管理职责。县级以上卫生健康行政部门负责对实验室菌（毒）种运输、高致病性实验活动、人员培训考核、实验操作规范等内容进行监督检查，环境、质监等其他部门依据法定职权和程序履行职责。实验室设立单位、各级主管部门定期对实验室运行情况和实验活动进行监督检查，通过内部自查与监督检查相结合的方法，及早发现问题、有效整改，避免生物安全事件的发生。

发生病原微生物被盗、被抢、丢失、泄漏，造成传染病传播、流行或者其他严重后果的，由实验室设立单位或者承运单位、保藏机构的上级主管部门依法追究相关人员责任。县级以上人民政府有关主管部门未依照规定履行实验室及其实验活动监督检查职责的，由有关人民政府在各自职责范围内责令改正，通报批评。造成传染病传播、流行或者其他严重后果的，对直接负责的主管人员依法给予行政处分；构成犯罪的，依法追究刑事责任。

五、发展趋势

围绕新发突发传染病病原学和生物安全研究及技术转化、新发突发传染病疫苗及药物研发、新发突发传染病与生物安全大数据和预警预测研究以及新发突发传染病与生物安全防控策略和政策研究四个方向的研究目前还相对欠缺。因此,生物安全管理在今后很长一段时期还将在人才培养、科学研究、数字化建设方面加强投入。

(一)生物安全领域的人才培养

人才是科技创新的第一资源。生物安全的建设和管理,离不开人才队伍的建设和参与,没有高素质的人才队伍,就不可能有高水平的生物安全能力。加强生物安全人才队伍建设,一方面要加强生物基础科学研究人才和生物领域专业技术人才培养。通过建设一批高水平公共卫生学院,着力培养能解决病原学鉴定、疫情形势研判和传播规律研究、现场流行病学调查、实验室检测等实际问题的人才。另一方面要加强对现有生物安全领域人才的继续教育,切实提升生物安全人才管理水平和技术能力,强化生物安全人才培养,防范化解生物安全风险。

(二)生物安全领域的科技投入

近年来,新冠病毒感染、猴痘、脊髓灰质炎、埃博拉病毒病、禽流感、登革热、霍乱等多种传染病频发,严重威胁全球健康和国家安全。我国高度重视科技工作,提出必须坚持科技是第一生产力、人才是第一资源、创新是第一动力,深入实施科教兴国战略、人才强国战略、创新驱动发展战略,开辟发展新领域新赛道,不断塑造发展新动能新优势。因此,深化科技体制改革,加大生物安全领域多元化科技投入势在必行。2023 年 3 月 23 日,国家印发的《进一步完善医疗卫生服务体系的意见》中指出:"加快卫生健康科技创新体系建设,突出医疗卫生机构创新资源聚集平台的作用。强化科研攻关在重大公共卫生事件应对中的重要支撑作用,推进重大传染病、重大疾病等相关疫苗、检测技术、新药创制等领域科研攻关。"

人工智能、机器学习和基因编辑技术的出现大幅提升病毒检测的效率和准确性。美国莱斯大学和康涅狄格大学改进了 RNA 编辑 CRISPR-Cas13 系统,提高了检测生物样本中微量病毒的能力。澳大利亚联邦科学与工业研究组织利用机器学习技术开发出更快、更全面的病毒变异毒株识别方法。瑞士苏黎世联邦理工学院研发出可预测未来可能出现的病毒变体的 AI 模型。科技的发展为新发突发传染病的早期识别提供了技术支撑。

疫苗研发是预防控制新发突发传染病的重要手段。随着科技的进步,mRNA 疫苗的研发和商业化成为各国疫苗技术发展的重要方向。mRNA 疫苗通过激发人体免疫反应来抵御病毒,更安全高效,成本更低,且几乎可以针对任何病毒或细菌感染类疾病提供通用保护,为大流行疾病和艾滋病、癌症等提供新的防治手段,将成为各国疫苗研发领域的攻关重点。

此外,在合成生物技术、抗生素耐药性、转基因技术等领域,世界主要经济体都投入巨大的人力、物力和财力开展相关科学研究,以期通过科技创新提高生物安全的防控能力,科学技术的进步必将是今后生物安全发展的重要支撑。

提升生物安全数字化管理能力。生物安全风险具有隐蔽性、多样性和复杂性,监管难度大、实操风险高。需要建立基于现代化技术的监控管理平台,实现实时、多维、准确的监管数据采集与分析。因此,数字化管理是今后生物安全管理发展的方向。

(周标　蒋征刚　李婵)

【思考题】

1. 什么是生物安全？目前有哪些生物安全相关的主要危害？
2. 什么是生物安全事件？生物安全事件有哪些特点？
3. 全过程生物安全主要包括哪些环节？
4. 病原微生物如何分类管理？高致病性病原微生物指哪两类？
5. 生物安全实验室如何分类？
6. 生物安全管理一般包括哪些内容？其主要目的是什么？
7. 我国生物安全法律法规体系主要由哪些部分构成？
8. 生物安全管理的发展趋势主要体现在哪些方面？

第八章　突发公共卫生事件应急管理

【学习要点】

1. 突发公共卫生事件应急管理"一案三制"的基本内容。
2. 应急预案的编制程序。
3. 应急演练的主要类型和实施。
4. 突发公共卫生事件监测预警系统的类型和内容。
5. 突发公共卫生事件现场调查处置程序。
6. 突发公共卫生事件风险沟通的实施内容。

随着世界经济社会的发展和全球化趋势,突发公共卫生事件已成为各国共同关注的公共安全问题,不仅对人类健康和生命安全造成重大危害,也对社会稳定、经济发展甚至国家或地区安全构成巨大威胁,是人类社会共同面临的严峻挑战。突发公共卫生事件是《中华人民共和国突发事件应对法》中突发事件的四种类型之一。突发公共卫生事件的应对应遵循预防为主、常备不懈、统一领导、分级负责、依法规范、措施果断、依靠科学、加强合作等原则,尤其是现场应急处置更应把握"快、准、齐、实"的要求,即快速响应、准确判断、统一协调、落实措施,将事件影响降低至最低程度。同时,突发公共卫生事件、重大传染病疫情的应急处置绝非单纯的医药卫生问题,而是全方位的工作,是一项系统工程,需要政府及其相关部门在纵向、横向上协调联动、联防联控,也需要得到社会、公众的支持配合,开展社区动员、群防群控。传染病自古以来都是人类历史发展面临的重要公共安全问题,也是各国突发公共卫生事件的重要类型。在我国,当前面临着传统传染病、新发传染病的双重挑战,传染病类突发公共卫生事件在发生数量上占据绝对优势,如何遵循突发公共卫生事件应急处理的基本原则,做好传染病重大疫情的预防准备、监测预警、应急处置、风险沟通、总结评估等工作,提高应对能力,维护公众健康和社会稳定,已成为政府、公共卫生专业机构的重要命题。

第一节　概　　述

一、概念

突发公共卫生事件的定义

《突发公共卫生事件应急条例》(2011 年修订版)中突发公共卫生事件(public health emergency)定义:突然发生,造成或者可能造成社会公众健康严重损害的重大传染病疫情、群体性不明原因疾病、重大食物和职业中毒以及其他严重影响公众健康的事件。

国际上，突发公共卫生事件一般指突然发生的，因自然、社会或人为因素引起的，对公众健康造成严重危害，需要立即采取措施加以控制的事件。《国际卫生条例》将疾病在国际传播并构成对其他国家的公共卫生危害，需要或可能需要采取协调一致的国际应对措施的事件定义为国际关注的突发公共卫生事件。

二、分级分类

（一）突发公共卫生事件的分级

我国根据突发公共卫生事件的性质、危害程度、涉及范围，将其划分为特别重大（Ⅰ级）、重大（Ⅱ级）、较大（Ⅲ级）和一般（Ⅳ级）四级，分别对应红色、橙色、黄色、蓝色预警。同一疾病或健康危害因素构成的突发公共卫生事件在不同发展阶段，可以划分为不同级别，但在划分时要注意上下级别间的衔接。

（二）突发公共卫生事件的分类

可根据事件表现形式或成因性质对突发公共卫生事件进行分类。

按事件表现形式，突发公共卫生事件可分为两类：第一类指在一定时间、一定范围、一定人群中，当病例数或死亡数累计达到规定预警值时所形成的事件，如传染病、不明原因疾病、中毒（食物中毒、职业中毒）、预防接种反应等事件。第二类是指在一定时间、一定范围内，当健康危害因素达到规定预警值时形成的事件，病例可在事后发生，也可能无病例发生，如生物、化学、核和辐射事件（事件发生时尚未出现病例），包括传染病菌（毒）种（株）丢失，病媒、生物、宿主相关事件，化学物泄漏事件，放射源丢失、核和其他辐射受照事件等。

按事件的成因和性质，突发公共卫生事件可分为以下几类：传染病事件、食物中毒、职业中毒、其他急性中毒、环境因素事件、意外辐射照射事件、传染病菌（毒）种丢失、预防接种和预防服药群体性不良反应、医源性感染事件、群体性不明原因疾病等情形，其中传染病事件是突发公共卫生事件最主要的类型。

三、突发公共卫生事件的特征

（一）突发性

突发性指事件是突然、紧迫、非预期、意外发生的。突发公共卫生事件之所以称为"突发"，是因为其发生常比较突然，一般只能做一些模糊的预测。目前已有的检测手段还不能保证迅速查明所有类型突发事件的原因，从而可能对及时有效处置突发事件带来一定困难。正因为如此，在突发公共卫生事件发生时，政府、专业人士和公众往往都没有足够的思想准备，仓促应对，特别是在突发公共卫生事件发生初期，容易出现较为混乱的状况。

（二）公共性

突发公共卫生事件是一种公共事件，在事件发生区域内或影响范围内的所有人，都有可能受到突发公共卫生事件的威胁或损害。如果所发生的突发公共卫生事件是传染病暴发，并且能够迅速传播，就可能威胁其他地区甚至其他国家，引起强烈的跨地区影响，由于广泛采取公共卫生措施，又易引发社会的广泛关注。

（三）严重性

突发公共卫生事件常在短时间内造成人群大量发病和死亡，使公共卫生和医疗体系面临巨大压力，导致医疗力量相对短缺、抢救物资相对不足等，甚至冲击医疗卫生体系本身、威胁医务人员自身健康、破坏医疗基础设施,更加大了应对和处置突发事件的难度。突发公共卫生事件对经济、贸易、金融及社会产生严重影响,甚至能够引起一定程度的经济衰退。

(四)紧迫性

突发公共卫生事件事发突然、情况紧急、危害严重,如不能采取迅速的救援和预防控制措施,事件的危害会进一步加剧,造成更大范围的影响。所以,要求在尽可能短的时间内作出决策,采取具有针对性的措施,将突发公共卫生事件的危害控制在最低程度。许多原因不明或特别严重的突发事件发生时,由于事发突然,对所发生的突发事件认识不明、准备不足,使应对和处理工作更为艰难和迫切。突发公共卫生事件发生后,全力以赴救治患者,迅速调查事件原因,及时采取针对性的预防控制措施,控制事件的进一步扩大,是十分紧迫的任务。

(五)复杂性

突发公共卫生事件种类繁多,原因复杂。有的突发公共卫生事件直接造成人体或财务的损害,有的只是潜在威胁但可能持续较长时间。有的突发公共卫生事件本身还可能是范围更大的突发事件的一部分,例如,动物源性传染病、洪涝灾害后传染病流行、地震灾害等,这些突发事件仅靠卫生系统本身应对有困难,需要政府多部门共同努力和社会的广泛参与。

(六)易变性

突发公共卫生事件由于具有上述特点,使其处理难度较大,处理不当可能造成人群心理应激,出现恐惧、焦虑、认知改变,甚至行为改变,如不能及时有效地进行干预和控制,可能导致社会危机或政治动荡。历史上曾经控制的一些传染病,由于社会、经济条件的变化、防控措施的松懈,疫情再次出现。例如印度自 1963 年后无鼠疫病例报告,1994 年突然在苏拉特市发生鼠疫暴发,报告病例 876 例,死亡 56 例,除引起重大健康危害和经济损失外,还在印度国内引起巨大的社会恐慌,几十万人逃离疫区,造成严重的社会危机,国际社会将该事件称为"苏拉特风暴"。

四、突发公共卫生事件应急管理

(一)突发公共卫生事件应急管理的概念

突发公共卫生事件应急管理指在突发公共卫生事件发生前或发生后,采取相应的监测、预警、物资储备等应急准备,以及现场处置等措施,及时预防引起突发公共卫生事件的潜在因素、控制已发生的突发公共卫生事件,同时,实施紧急的医疗救治,以减少对社会、政治、经济、人民群众健康和生命安全的危害。突发公共卫生事件应急管理是为了保证公共卫生安全、保护人民群众的健康和生命安全,由特定的组织机构实施的一系列预防和控制措施,以及采取相应的医学防治和卫生监督行动等综合性行为。

(二)突发公共卫生事件应急管理体系的概念

我国突发公共卫生事件应急管理体系由两大部分组成。一是组织规则体系,主要以应急预案体系为核心,卫生应急体制、机制、法制为支撑的"一案三制"基本制度框架。二是组织功能体系,主要由各级政府和卫生健康行政等相关部门、疾病预防控制机构、卫生监督机构、医疗机构、非政府组织、社区组织等多元主体、组织、机构、部门参与构成的复杂应对系统。支撑卫生应急组织系统能够有效运作的制度和操作规范体系,为保障其完成监测预警功能、指挥协调功能、联动处置功能、资源与技术支持、社会协同和公众动员等功能提供制度和运行保障。

应急预案是突发公共卫生事件应急准备工作的核心内容,是及时、有序、有效开展事件应急处置的重要保障。目前,我国已形成了由国家总体应急预案和专项应急预案、国务院部门应急预案、各级地方人民政府应急预案及有关部门预案、各相关单位应急预案等组成的突发事件应急预案体系。各级地方人民政府及其有关部门根据有关法律法规、上级人民政府和相关部门突发公共卫生事件应急预案以及本地区的实际情况,也制定了本辖区的突发公共卫生事件应急预案、部门预案和单项预案。

应急体制是指国家依法将应急管理组织系统内部的组织机构设置、隶属关系、责权划分及其运作制度化的总称,体制建设即是应急管理组织体系的建设,是"一案三制"建设的重要内容之一,各级政府在应急体制中处于领导和核心地位。一般由指挥决策系统、信息管理系统、应急处置系统、物资保障系统和专家咨询系统组成。

应急机制是指突发公共卫生事件应急管理制度和方法的具体运行流程、诸要素之间的相互作用和关系。通常包括指挥决策机制、组织协调机制、监测预警机制、应急处置机制、信息发布与通报机制、应急保障机制、国际和地区间的交流和合作机制、责任追究与奖惩机制、社会动员机制、恢复重建机制、调查督导评估机制等。为及时高效地应对各类突发公共卫生事件,应建立统一指挥、反应灵敏、协调有序、运转高效的突发公共卫生事件应急机制,不断完善应急制度建设。

应急法制是指通过构建完善的法律制度和法规规章,以确保突发公共卫生事件发生时所采取的一系列紧急应对措施的合法性,从而进一步保障人民群众生命安全、维护社会稳定。《中华人民共和国传染病防治法》《中华人民共和国突发事件应对法》《中华人民共和国动物防疫法》《中华人民共和国生物安全法》《突发公共卫生事件应急条例》《重大动物疫情应急条例》等相关法律法规的相继出台,对进一步完善突发公共卫生事件的法律体系具有现实指导意义。

第二节　应急预案

一、预案编制

（一）应急预案体系

国家建立突发公共事件总体应急预案及各类专项预案和部门预案。《国家突发公共卫生事件应急预案》是其中一部专项预案,在其之下,与突发公共卫生事件处置相关的各部门根据职责分工制定本部门突发公共卫生事件应急预案,对于一些重点事件或重点传染病,卫生健康等相关部门根据实际情况还需制定该事件或传染病的单项预案。地方各级政府参照国家预案体系构建本级的突发公共卫生事件应急预案体系。

我国突发公共卫生事件应急预案的整体编制框架和格式是统一、规范的,主要包括总则(编制目的、编制依据、事件分级、适用范围、工作原则)、应急组织体系及职责(应急指挥机构、日常管理机构、专家咨询委员会、专业技术机构)、监测预警和报告、应急反应和终止(应急反应原则、应急反应措施、事件的分级反应、应急反应的终止)、善后处理(评估、奖励、责任、抚恤、补助、补偿等)、保障支持(技术、物资、经费、通讯、交通、法律等)、预案管理和更新、附则(术语、实施时间、解释部门)等部分。

（二）应急预案的编制程序

应急预案的编制通常需要确定相应的负责方，成立专门的编制委员会或小组，明确相关参编单位和人员的职责，预先开展当地公共卫生风险评估，分析识别存在的危害、脆弱性、现有的应对资源和能力，针对风险确定应急管理的内容、系统和具体应急工作程序，最终编制并检验预案。具体编制步骤如下。

1. **定义项目**　明确预案编制的目的和使用范围，确定要执行的应急任务以及必要的资源，确定需要管理的突发事件的应急处置框架，考虑依据的有关法律法规和指导方针政策。

2. **组建编制小组**　预案编制小组成员由主要利益相关者或部门代表组成，涵盖多学科、业务工作经验丰富的成员，保证具备足够的专业知识来支持应急预案的科学制定。必须赋予编制小组适当的管理权力，组织协调相关单位和人员按照要求参与编制工作，确保预案顺利编制完成。同时，编制小组中必须有专人或是小团队负责预案编制所需相关信息资料的高效搜集、整理和分析，为编制工作提供素材和参考依据。

3. **潜在问题分析**　预案编制小组应预先组织专家对当地的公共卫生风险进行评估，分析和识别脆弱性，或收集分析已有的风险和脆弱性评估结果，以明确预防和减轻灾害事件的战略和技术，以及事件响应和事后恢复的策略。基于风险分析的预案，事先应预测可能发生什么、可能什么时候发生、可能在哪里发生、发生后可能有什么影响、影响可能有多大、事件可能持续多久、应对和恢复的策略是什么等问题。

4. **资源分析**　主要分析应急战略顺利实施需要得到的各方面支持，包括人、财、物等，确保应急工作顺利协调进行的保障性资源，确保各部门和机构之间合作的机制，以及上述各类资源的供应渠道。

5. **作用和职责**　应在预案中界定和说明应急相关组织机构的职责和任务分工，确保应急体系中的每一个组织都能够清楚地知道其自身在应急过程中的预期目标、发挥的作用、需要采取的措施、职责、与其他组织的工作衔接，并确保每个应急工作人员都了解所有相关组织的职责和作用。

6. **预案写作**　按照预案格式的写作要求，逐项完成写作，形成应急预案草案。

7. **专家评审**　组织专家对预案草案进行评审，最终形成预案正稿。评审专家组的构成尽可能多元化，特别需要纳入应急响应中可能涉及的各部门、各组织和机构的专家。

8. **发布实施**　根据需要择机发布预案，进入预案实施阶段。

9. **预案演练**　预案编制完成后，应模拟应急情况测试该预案，让政府、应急机构、社区及所有工作人员熟悉预案，对预案实施中起重要作用和承担重要责任的工作人员进行培训，定期组织相关部门和人员进行预案演练。并在每次应急处置、模拟演练和每次获得关于危害、脆弱性的新信息之后，以及在政治、社会、经济形势发生变化时，及时审查和更新预案。

10. **检验和评估**　预案编制的最终效果是在现有能力水平下，明确突发事件发生后为尽可能减轻对公众健康、社会经济发展危害的一系列工作方案和措施，以及谁该做什么事情。如何检验一个预案是否有用，需要对其进行评估：是否符合国家预案编制标准和政策？是否符合国家预案编制的格式？制定是否经历了科学的应急预案制定过程（脆弱性分析、风险评估、各相关单位共同参与制定）？是否经过反复实践、定期演练得到检验、验证是科学有效的？所有主要应急部门和工作人员是否熟悉预案的细节，明确职责和应急工作程序？预案还需要改进和补充的内容是什么？

（三）应急预案编制的注意点

1. **预案的科学性**　在预案编制前应收集相关背景资料进行风险分析或脆弱性评估,应对的策略措施与关键环节、可用的资源、法律法规的要求等要充分研究,并使预案链与事件链相匹配,根据应急目的提出相应的任务。

2. **预案的适用性**　一是根据不同传染病突发事件性质要有针对性;二是仅适用于直接管辖的层面,既要考虑与上级预案相衔接,更要针对本地管理实际,有较强的实际适用性;三是预案不仅适用于应急处置,大量的工作是在应急防备,应明确应急防备的要求。

3. **预案的操作性**　在编制预案的过程中应特别关注应急组织体系与各自的职责,明确职责任务的分解,既要避免重叠交叉,又要避免留有空当。明确应急各阶段的工作程序和评估程序,使每个组织和人员明确应急各阶段做什么、为什么做、谁去做、什么时间做、什么地点做、如何做(即 6W)的问题。其中,关于如何做的问题应制定相应的操作手册,明确规范的操作方法和应达到的标准。

二、应急演练

（一）演练定义

应急演练是指各级人民政府及其部门、企事业单位、社会团体等组织相关单位及人员,依据有关应急预案,模拟应对突发事件的活动。主要用于评价机构或部门履行应急预案或实施方案所赋予的一项或多项职能的能力。传染病突发公共卫生事件应急演练主要用于评价卫生健康行政部门、疾控机构、其他医疗卫生机构及其他政府部门履行传染病突发公共卫生事件应急预案或实施方案中相关职能的能力。

（二）演练类型

根据组织形式和演练规模,卫生应急演练可分为讨论型演练(discuss-based exercises)和实战型演练(operations-based exercises)两大类。其中,讨论型演练包括主题研讨(orientation)和桌面演练(table-top exercise, TTX)两种类型;实战型演练包括操练(drill)、功能性演练(functional exercise)和全方位演练(full-scale exercise)三种类型。

1. **讨论型演练**　讨论型演练一般由主持人和 / 或报告人引导整个讨论过程,参会者按照既定演练目标积极参与讨论并达到预期演练目标。传染病突发公共卫生事件的讨论型演练通常集中在传染病防控策略导向性问题,强调现有防控政策、措施、部门间或跨区域协作程序等内容,有助于相关部门和工作人员熟悉和掌握其应具备的各种应急能力。

（1）主题研讨:主题研讨主要用于向参会者介绍或讲解最新防控策略、处置流程及相关信息等,使参会者熟悉与讨论主题相关的应急角色、处置步骤等内容。

（2）桌面演练:桌面演练是指参演人员利用地图、沙盘、流程图、计算机模拟、视频会议等辅助手段,针对事先假定的传染病突发公共卫生事件演练情景,讨论和推演应急决策及现场处置的过程,主要用来解决"做什么、谁来做"的问题,但往往不涉及具体的操作技能。

2. **实战型演练**　实战型演练是基于实践操作,以实战为特点的、更高层次和水平的演练,主要用来对以往讨论型演练所制定的各种技术方案、实施方案、防控策略、处置流程等内容进行验证,明确不同部门和个人的角色和职责,确定计划和实际实施的资源差距,检验和提高个人和组织的应急能力。实战型演练要求个人和部门对假定的各种紧急情况作出实际响应,用以检验对模拟信息和情景的反应能力以及对各类设施设备、资源、人员的调动能力。

（1）操练：操练常用来检验传染病疫情处置部门或应急小分队的某一项具体操作技能，类似于单项实战演练，为将来开展规模和难度更大、检验功能更多的演练做好准备，一般用于新装备的使用培训、新技术的应用测试或用于训练并维持既有技能。

（2）功能性演练：功能性演练用于测试和评估传染病疫情处置部门或应急小分队对一起模拟事件的应急响应能力。功能性演练主要测试传染病突发公共卫生事件应急处置的指挥和控制功能，通过模拟真实传染病疫情情景并设计一系列不断变化的事件，推动应急指挥决策和调度。功能性演练可测试与全方位演练基本一样的职能，但不必动用全方位演练的庞大资源，相当于在实际无装备使用和人员部署情况下的一种全方位演练，也为下阶段开展更为复杂的全方位演练做准备。

（3）全方位演练：全方位演练是各种演练类型中最复杂的一种，往往是由跨部门甚至跨行政区的多方面人员、组织、机构共同参与的演练行动，以检验传染病突发公共卫生事件应急准备的各方面综合情况。全方位演练在实时、紧张的环境下实施，以便尽可能真实地反映事件。全方位演练对仿真程度要求较高，需要最大限度地模拟传染病突发公共卫生事件的情况。为达到与真实事件一致的仿真效果，全方位演练通常需要实际动员和调动参演人员、装备和资源。此外，因全方位演练的高仿真度，应做好舆情引导，避免引起公众恐慌；也可借此机会向公众宣传当真实事件发生时应采取的措施。

（三）方案制定

传染病突发公共卫生事件应急演练方案是以传染病突发公共卫生事件防控为主题设计的演练具体操作计划，包括演练方案、演练控制方案、演练评估方案和受练人员手册，是针对演练中特定人群的基本手册以及演练设计、实施和评估过程中的实用工具。演练人群中，控制人员负责发布演练控制指令，引导控制演练进程；模拟人员负责在演练中进行角色模拟扮演；评估人员负责观察和记录演练进展情况，对演练进行评估；受练人员即接受练习任务的人员，负责练习相应应急职能和角色，是实施演练活动的主体。

演练方案主要提供演练的概要性信息，包括演练基本信息参数、大致进程安排等，可作为设计人员和参演人员的简要工作指南。演练控制方案包含了演练背景故事、主要事件、细节事件、事件进展信息等演练"脚本"内容，可以帮助演练控制人员和模拟人员了解与演练组织和模拟参演工作有关的概念和信息。演练评估方案为演练评估人员、控制人员和模拟人员提供演练评估的概念解释、程序、职责分工等相关信息，明确演练前、中、后过程中用于支持评估的通信、后勤和管理构架等。受练人员手册提供给受练人员，包含有助其有效参与演练的必要信息。

需组建专门的设计团队开展演练方案设计，通常可按照以下五个步骤进行：明确演练目标、编制演练背景故事、撰写演练主要事件和细节事件、列出预期行动清单、编写事件进展信息。不同类型的演练在演练方案设计步骤上略有差异，可根据演练类型进行选择或调整。

（四）组织实施

应急演练的实施是整个演练过程中最核心、最关键的环节，是检验传染病突发公共卫生事件应急预案、锻炼应急队伍、提升实战能力、发现问题最重要的途径，是评价和考核演练计划、演练设计的工具。同时也是最容易受到政府、上级主管部门、社会公众、媒体等关注的环节。一般情况下，演练实施阶段主要包括实施前准备、启动、执行与控制、结束与终止四个主要步骤。演练实施结束后，还要进行一系列的评估活动。

1. **演练实施前的准备工作**　在演练正式实施之前,需进行一系列准备工作,主要包括对演练场地及物资装备的准备、布局布置及检查;对参与演练的所有人员进行组织及确认、演练前人员培训等。

(1)演练场地准备:为方便后期演练布置,演练场地应尽早确定,通常在演练类型、演练目的确定后即可确定演练场地。讨论型演练的场地一般可选择会议室或应急指挥中心或其他室内固定场所,能够提供演练所需要的设备设施,并视情况将桌子设置成分独立小组或 U 形、回字形布局等方便讨论交流。操练的场地则要选择相对固定的场所或真实的工作岗位。功能性演练和全方位演练应选择与实际情况相似的地点。功能性演练可选择应急指挥中心或多功能厅等指挥场所。全方位演练最好选择学校、工厂等较易发生传染病突发公共卫生事件的单位,并根据需要调动日常工作中需要协调的部门人员参与到演练中,使演练更加接近真实事件发生的场景。当真实场景难以实现时,全方位演练也应尽量选择与真实场景接近的单位作为演练场地。

(2)演练物资准备:演练物资主要包括演练相关文本材料、专业器材、办公类材料、通信器材、情景模拟材料、生活必需品等。在演练实施前应对演练所用各类材料、设备、设施进行布置和全面的检查调试,保证其正常工作。

(3)人员准备:参加演练的人员主要包括控制人员、安保人员、后勤保障人员等演练组织工作人员,以及模拟人员、评估人员和受练人员等。演练实施前需对参演人员进行组织安排及确认,并做好演练前培训。

2. **演练启动、执行与控制、结束与终止**　演练启动前,参演人员提前进入相应场地或做好待命准备。演练正式启动一般要举行简短仪式,由演练总指挥宣布演练开始,随后控制人员或主持人介绍演练基本情况。演练启动后,由背景故事切入,模拟某一传染病突发公共卫生事件场景,随后通过输入事件进展信息,参演人员执行各项预期行动。演练的执行是参演人员运用所具备的物资、信息等各项资源,将演练的设计方案付诸实际的过程,演练全过程需采取控制措施,确保演练各个环节按照计划依序执行。演练完毕,演练总指挥宣布演练结束。演练结束后,按预定方案进行现场集中总结点评或者组织疏散,并对演练场地进行清理和恢复。一旦演练实施过程中出现真实的突发公共卫生事件需要参演人员参与应急处置时,参演人员应能迅速回归其工作岗位,必要时可提前终止演练。

3. **演练实施结束后的评估**　首先是现场评估,其优势是及时性。一般在演练结束后,在演练现场组织专家和参会领导对演练的总体情况、取得成效、参演队伍表现、存在问题和意见建议等情况进行快速现场点评。同时演练控制人员和评估人员也可在演练者记忆犹新时,组织现场评估会议,回顾整个演练过程,及时发现存在问题,提出改进措施。大约一周后召开正式的评估团队会议,对演练期间及演练前后收集的相关资料进行分析。对于规模较大的演练,一般在演练结束后一个月内召开演练总结会议,对评估小组撰写的演练总结报告初稿进行讨论及修改,会后形成总结报告最终稿,可为今后类似演练工作提供参考依据。

第三节　应 急 处 置

一、应急组织体系运行

应急组织体系的运行采用平战结合模式,由其日常管理机构负责体系的运行管理。常态下,日常管理机构组织突发公共卫生事件应急指挥机构各成员单位按照职责做好应急预防和准备工作,包括工作计划制定、监测预警、信息报告、风险评估、风险沟通、应急队伍组建、应急物资储备、应急预案和技术方案编制、应急培训和演练、应急值守、专家咨询等工作。必要时,日常管理机构可抽调相关成员单位应急工作人员进行集中办公。而在战时,只要发现突发公共卫生事件,在信息报告的同时应立即启动应急组织体系和应急工作机制,根据事件的级别和严重程度,对照本级应急预案规定的应急响应程序,采用相应的运行模式,全部或部分应急工作小组或功能单元进行集中办公。

为有效提升应急管理体系(incident management system, IMS)运行效能,有必要建设功能综合、技术专业、平急转换的应急作业中心(emergency operation center, EOC),在平时开展应急值守、计划制定、监测预警、风险评估、培训演练等日常应急管理工作,战时作为相关应急组织机构工作人员集中办公会商的场所,实现快速决策、畅通指挥、有力保障。同时,应急作业中心应推进数字化建设,构建多渠道信息共享平台、多点触发监测预警系统、精密智控指挥决策系统,以数字化提升突发公共卫生事件的协同治理能力。

二、信息报告

突发公共卫生事件信息报告有法定的时限、程序、内容、频次等要求。传染病和突发公共卫生事件信息网络直报,极大提高了传染病疫情和突发公共卫生事件报告的时效性,为疫情的早发现、早处置创造了有利条件。

(一)报告标准

报告标准一般以特定时间、空间或人群中的发病数、死亡数或健康危害因素达到一定的预警阈值来界定。例如:一周内,同一学校、幼儿园、自然村寨、社区、建筑工地等集体单位发生 5 例及以上伤寒(副伤寒)病例,或出现 2 例及以上死亡;发生鼠疫、炭疽、SARS、艾滋病、霍乱、脊灰等菌(毒)种丢失事件。

(二)报告内容

突发公共卫生事件相关信息报告内容一般包括事件名称、事件类别、发生时间、地点、涉及的地域范围、人数、主要症状与体征、可能的原因、已经采取的措施、事件的发展趋势、下一步工作计划等,相关内容有统一的信息报告卡。根据事件发生、发展、控制等情况,报告的信息可以分为初次报告、进程报告、结案报告。

初次报告要求快,内容包括事件名称、初步判断的事件类别和性质、发生地点、时间、发病人数、死亡人数、主要症状体征、可能原因、已采取的措施、报告单位、报告人员、通信联系方式等。

进程报告要求新,主要报告事件的发展变化、处置进程、事件诊断、发生原因和影响因素分析、趋势评估研判、控制措施及效果等内容,对初次报告的内容进行更正和补充完善。进程报告的频次根据事件以及事件处置进程的实际情况而定,发生重大变化时必须进行进程报告,重大和特别重大突发公共卫生事件至少每天进行进程报告。

结案报告要求全,在突发公共卫生事件处置结束后,必须在确认事件终止后 2 周内进行结案报告,重点对事件的发生发展过程、调查处理情况进行总结,分析事件原因(病因推断)和影响因素,评估控制措施效果,分析存在问题和短板,提出今后对类似事件的防范和应急处置建议。

（三）报告方式、时限和程序

法定责任报告单位或责任报告人在获得突发公共卫生事件相关信息后，应当在 2 小时内通过电话、传真、办公通信软件等方式向辖区疾病预防控制机构报告，辖区疾病预防控制机构核实信息后，应在 2 小时内尽快进行网络直报，同时报告同级卫生健康行政部门。接到报告的卫生健康行政部门应在 2 小时内向本级人民政府报告，并同时向上级卫生健康行政部门报告。报告单位和报告人应切实履行信息安全责任，确保所用报告方式的安全性，防止信息泄露。

三、监测预警

（一）监测预警机制

1. **突发公共卫生事件监测预警机制概述**　利用多渠道监测系统，建立完善监测预警机制。有效的突发公共卫生事件监测预警系统应具备以下功能。

（1）个案发现：通过医疗机构或监测哨点的常规医疗、护理、检验等日常业务工作或对特定症候人群的识别鉴定，发现报告某一种疾病的个案病例。

（2）事件发现：通过对频次数据的持续收集分析来发现异常信号，从而提示可能发生一起传染病暴发疫情或突发公共卫生事件。

（3）信号验证：通过调查核实流程以验证、确认所发现事件信息或异常信号的真实性。

（4）事件诊断：能够明晰事件原因、病原体、感染来源、传播途径、主要侵袭对象及其他事件特征，指导采取有效的应对措施。

（5）通报反馈：通过及时的信息上报和反馈，确保需要了解监测信息的人员和机构能尽快获取事件详细信息、风险评估结果、预警建议、相应处置措施等信息，并使信息使用者明确其利用和管理信息的责任与义务。

（6）质量控制：要有完善的质量控制方法和具体指标，确保监测预警过程的标准化、监测数据的准确性、信息的保密性、监测对象的隐私保护性等，确保监测系统发挥突发公共卫生事件的预警作用并符合伦理规定。

2. **国内外传染病监测预警系统**　2008 年我国启用"传染病自动预警信息系统"，基于传染病网络直报数据，从时间、空间两个维度初步实现了传染病聚集性疫情的自动预警，为早期发现传染病突发公共卫生事件先兆信息提供敏感的技术工具。目前，我国已建立法定传染病、突发公共卫生事件、群众疫情举报等信息报告系统，结核病、艾滋病等重点传染病专病监测系统，流行性感冒哨点医院、不明原因肺炎等症状监测系统，病媒生物、免疫接种等传播流行因素监测系统，Pulse-net（国家传染病致病菌分子分型实验室监测网络）等实验室监测系统以及出入境口岸卫生检疫、媒体舆情监测等监测系统，在疫情发现报告、信息交流共享、早期预警处置等方面发挥了重要作用。

20 世纪 90 年代开始，西方发达国家相继开展传染病监测预警技术的研究，症状监测开始兴起。症状监测是对临床确诊前的健康相关数据和疾病可能暴发的信号进行监测，以利于作出进一步公共卫生反应。美国比较成熟的症状监测系统有实时暴发与疾病监测系统（RODS）、社区疾病流行早期报告电子监测系统（ESSENCE）、轻型流行病先进检测与紧急应变系统（LEADERS）、快速症状确认项目（RSVP）。英国国家医疗服务系统（National Health Service，NHS），监测包括流感样症状等症候群在内的 10 种症候群（流感样症状、咳嗽、腹泻、呼吸困难、复视、眼部疾病、肿瘤、发热、皮疹和呕吐）。症状监测为传染病突发公共卫生事件监测预警关口前移提供了新的思路和方法。

（二）传染病事件监测预警的类型

1. 先兆监测预警　指通过传染病疫情相关危险因素的监测，发现可能导致传染病突发公共卫生事件的先兆信号或"苗头"，并及时发出警报和采取干预措施。

（1）公共健康危害因素的监测预警：通过水体、食品、大气、场所等危险因素的监测，对污染早期发出预警，从而及早采取控制措施防止相关突发公共卫生事件的发生。

（2）传染病传播因素的监测预警：通过病媒生物、宿主动物、环境物表等监测，发现媒介/宿主携带病原体或种群密度异常升高、动物异常死亡、环境物表污染，研判传染病暴发流行的发生风险；通过对一些传染病开展病原学监测，发现病原体变异、基因同源性、新型别、流行株变迁、耐药性改变，如流行性感冒、流行性脑脊髓膜炎、钩端螺旋体病、新冠病毒感染、感染性腹泻病等，对传染病暴发流行发出预警。

（3）突发事件次生灾难的监测预警：在自然灾害、事故灾难、社会安全事件等突发事件发生后，对事件中可能的传染病传播流行危险因素进行监测和风险评估，以做出早期预警。

2. 早期监测预警　指对某种疾病、疾病相关症状、实验室诊断结果等个案和事件进行实时监测与报告，及时发现聚集性发病、病例数显著增多、非流行季节发病异常增多等疫情暴发流行早期的异常信号，并对事件的后续发展做出预警。

（1）疾病综合征监测预警：开展与目标疾病有关的系列症状或症候群监测报告，如发热伴呼吸道症候群、发热伴皮疹症候群、发热伴出血症候群、腹泻、结膜红肿、黄疸、脑炎脑膜炎等，进行分析和甄别，早期发现传染病和突发公共卫生事件。

（2）传染病早期监测预警：发现个别特殊病例，如法定甲类传染病、已消灭的传染病、本土没有的传染病，或监测发现时间、空间、人群的聚集性病例，进行早期预警。

3. 应急监测预警　传染病突发公共卫生事件发生后，为了早期发现病例以及疾病流行的相关危险因素、评价应急措施效果，需要开展应急监测工作。

（1）病例监测：传染病突发公共卫生事件发生后，在现场调查处置时需要建立本起事件的相关病例定义，并在事件发生地建立符合病例定义患者的监测报告系统，开展病例搜索排查。这种监测方式主要是为了及早发现事件中的病例、掌握事件的感染或传播范围、监控病原体的变异情况。例如，2013 年上半年，我国东部部分省份发生人感染 H7N9 禽流感疫情，国家卫生计生委迅速制定下发《人感染 H7N9 禽流感疫情防控方案》，依次制定了人感染 H7N9 禽流感监测病例、疑似病例、确诊病例的病例定义，要求各级各类医疗机构发现符合上述病例定义的就诊人员时，必须在规定时限内进行网络直报，由属地疾病预防控制机构对病例进行流行病学调查和采样检测；还要求发生人感染 H7N9 禽流感确诊病例的县（区），所有二级及以上医疗机构对符合流感样病例定义的门急诊患者，以及住院严重急性呼吸道感染患者，及时采集呼吸道标本，询问暴露史，并开展相关检测工作。

（2）相关危险因素监测：在应急处置过程中，还需要建立与疾病发生、传播、流行相关的危险因素监测系统。对于霍乱等肠道传染病，需要对疫区的水源污染情况，食品加工、储存、销售环节，饮食从业人员健康状况，市场销售海产品、水产品，环境卫生状况等进行调查和采样检测，为推断传染源、传播途径、发病原因以及预测疫情发展趋势、制定防控措施提供重要依据。对于虫媒自然疫源性疾病暴发，需要在疫区进行可疑宿主、媒介生物种群、分布、密度的监测，并进行病原学检测，以分析传染源和可能引起疾病传播的因素。

（3）防控效果监测：防控措施的制定必须科学严谨，但也绝非一成不变，需要根据措施的实际效果进行调整,这就需要制定若干防控措施效果评价的指标,并对这些指标开展动态监测,随时评估防控措施的效果。例如,环境整治、杀虫灭蚊、清除蚊虫孳生地是切断传播途径、控制登革热等蚊媒传染病疫情的根本措施,通过在疫区开展蚊虫密度的动态监测,可以很好地反映灭蚊措施的效果和落实程度。

四、调查处置

(一)传染病突发公共卫生事件应急处置程序

传染病突发公共卫生事件应急处置程序主要包括先期处置、信息报告、评估预警、分级响应、划定控制区域、实施控制措施、交通卫生检疫、信息发布、维护社会稳定、终止响应等环节。

1. **先期处置**　当卫生健康行政部门或疾病预防控制机构接到传染病突发公共卫生事件信息报告后,应积极组织医疗机构、疾控机构、卫生监督机构赶赴现场开展事件的紧急医学救援和流行病学调查工作,做好前期病例的转运、隔离、治疗,收集事件早期相关信息和数据,核实情况,提出处置意见。

2. **信息报告**　根据先期处置过程中收集到的事件信息,核实事件真实存在,应按照规定的时限要求、内容、程序,及时进行突发公共卫生事件相关信息的报告。

3. **评估预警**　疾病预防控制中心等专业技术机构根据现场流行病学调查、实验室检测、临床检查等结果,综合分析研判事件的性质、原因、发展趋势,评估先期处置措施效果,向卫生健康行政部门提出预警和应急响应建议。

4. **分级响应**　卫生健康行政部门应及时向同级人民政府提出应急响应建议,经批准后由同级人民政府启动应急响应,并向社会公布。应急响应的级别和措施,参照当地突发公共卫生事件应急预案的事件分级标准和分级响应措施,并结合实际情况执行。

5. **划定控制区域**　根据传染病类型、事件级别、病原体污染扩散范围等因素,依法划定疫点、疫区,采取临时控制措施。

6. **实施控制措施**　事件发生地在本行政区域内采取病例定点收治;开展流行病学调查溯源;对划定的疫点、疫区人员采取必要的健康管理措施;根据事件响应级别采取不同层次范围的停工停业停学、禁止人群聚集性活动、关闭公共场所、社区封控、疫区和城市封锁、交通检疫、停止客运物流运输等强制措施;进行社会动员,发挥基层治理组织、社会团体、志愿者队伍、社区网格的作用,做好社区疫情防控;做好应急物资保障,必要时对应急资源进行统一管理、统筹调配。

7. **交通卫生检疫**　在铁路、公路、水路、航空等交通场站以及公路设置临时检疫站,对进出控制区域的人员、交通工具、物资进行检疫查验,对发现的传染病患者、疑似患者、密切接触者等涉疫风险人员采取临时隔离、留验、转运等措施。

8. **信息发布**　在事件处置过程中,现场处置人员或处置机构应每日或定期向当地卫生健康行政部门报告事件处置进程,卫生健康行政部门及时向同级人民政府报告有关情况。当地政府要按照规定及时如实向社会发布事件病例信息、采取的措施、公众防护等信息,正确引导舆论。

9. **维护社会稳定**　政府应组织有关部门保障商品供应,平抑物价,防止哄抢,严厉打击造谣生事、哄抬物价、囤积居奇、制假售假等违法犯罪和扰乱社会治安的行为。处于控制区域内的生产企业,如必要,可在风险评估、落实防控措施的前提下进行闭环管理、保持生产。

10. 终止响应　当事件隐患或相关危险因素消除,或末例传染病病例转运隔离治疗后经过最长潜伏期无新发病例出现,启动应急响应的各级人民政府卫生健康行政部门应组织专家进行分析评估,提出终止应急响应的建议,报请同级人民政府批准并发布实施。

（二）现场调查处置要点

传染病突发公共卫生事件现场调查处置旨在认清事件性质、级别的基础上,把握"快、准、齐、实"四个要点,快速反应、精准施策、协同一致、落实到位,尽可能降低事件的危害程度。

事件发生后,要尽快隔离救治患者,通过流行病学调查、实验室检验检测,迅速查明事件原因,采取针对性控制措施,并遵循事件报告时限和程序,逐级如实上报事件信息。

事件处置中,应及时分析研判,掌握事件的性质、范围、程度及发展趋势,特别要把握好处置的速度和力度。要尽快决策,即使在事件发现之初信息不全时,也要按照当时最大的可能性做出判断,并按可能的条件做出最适宜的处置,边调查边处置,随着调查进展,随时调整控制措施,以免错失事件控制的时机。事件处置中也要在规定权限范围内,及时公布事件真相,正确引导舆论,消除公众恐慌,做到疫情、舆情、社情"三情联动",防止事件后果的叠加效应,以免演变为更大的危机。

（三）事后评估

事件处置结束后,当地政府要指定牵头部门(一般为卫生健康行政部门),组织参与处置的部门和机构及时对事件应急响应开展评估,分析事件的发生原因、处置过程、控制措施效果、经验教训、改进建议等,并将评估报告报送当地政府。事件的事后评估在启动应急响应时即应做出安排,明确评估的责任部门、责任人、评估人员,制定评估方案,明确评估方式和方法。根据需要,评估一般可采取召开评估会议、参与应急处置的人员依据事先制定的评估量表进行评分、委托第三方进行评分等方式。评估结束后,应指定部门和人员跟踪整改进度和整改效果。

第四节　风险沟通

一、风险沟通的概念

风险沟通是指政府及其相关部门与媒体和公众的合作与对话,即个体、群体以及机构之间交换信息和看法的相互作用过程。目的是共同讨论和决定如何预防和降低风险。在卫生健康领域,风险沟通是在突发公共卫生事件中,针对人们普遍存在对潜在的不确定的有关健康风险的问题上,以传达相关信息为主要形式,以科学为基础进行有效的沟通。

风险沟通主要是通过沟通向目标人群提供他们所期望了解的信息,即在此环境/情况中一个行为或暴露产生健康和生命安全后果的类型(好或坏)和等级(弱或强)。以传染病疫情防控为例,风险沟通要求在传染病疫情发生时,主动向政府汇报疫情情况,经授权后与新闻媒体合作,及时向公众、社会和利益相关者以及相关部门通报、传达疫情的流行情况、个体感染风险、预防措施、政府和专业机构目前的态度和所采取的相关处置措施,并解答公众有关疑问及困惑,使公众及时认识到疾病风险,掌握必要的防治知识并采取适当行动。其中,与相关部门对潜在的不确定健康风险信息进行交流并达成共识,是为了采取统一的行动;对公众答疑解惑是帮助公众做出选择,通过沟通倡导公众建立健康行为等。

二、风险沟通的目的和作用

(一)风险沟通目的

风险沟通的目的是争取支持和合作,减少和规避风险,控制和消除突发公共卫生事件的危害,平息事件可能造成的不良影响,营造必要的舆论环境,维护和塑造政府及有关部门的良好形象。

(二)风险沟通作用

风险沟通是突发公共卫生事件应急工作中的重要组成部分,是组织决策的前提和基础,是政府部门、专业机构、公众与媒体之间建立的理性沟通桥梁,具有帮助公众克服心理上的恐惧和不安的作用。主要包括以下方面。

1. 为社会公众、家庭或机构及时提供准确的风险信息,帮助公众克服心理上的恐惧和不安。

2. 告知公众突发事件带来的潜在风险及应采取的行动,改变公众对风险的态度和行为,鼓励社会公众参与风险应对。

3. 履行法律赋予公众的知情权。

4. 为媒体提供正确引导公众的舆论信息。

5. 增加部门间、专家间的信息交流。

6. 为政府提供有效处置突发公共卫生事件的措施建议。

三、风险沟通的原则

为有效处置突发公共卫生事件,风险沟通需要坚持以下六个基本原则,并贯穿于风险沟通工作的方方面面。

(一)提早准备

开展风险沟通要做好充分准备。首先要制定并不断完善风险沟通方案。明确本地区最可能发生的突发公共卫生事件的种类,提前制定突发公共卫生事件风险沟通方案和预案;评估确定不同沟通对象如政府、患者、公众、医务人员、媒体等对信息的需求;开发公众普遍关注的背景材料;测试、修改根据事件的特点事前开发的信息。其次要事前培训新闻发言人。构建风险沟通监测系统,及时掌握公众和媒体的舆情动态。

(二)及时主动

新闻媒体和公众对突发公共卫生事件倍加关注。研究表明,突发公共卫生事件发生后,公众渴求及时获取相关信息,往往对信息不加分析与判断而接受,即使是以讹传讹也深信不疑。因此,卫生应急工作者和健康教育工作者应快速反应,提出处置对策和信息沟通要点,尽快主动地让公众和合作伙伴了解突发公共卫生事件的真相,掌握舆论主动权。

(三)信息真实

开展风险沟通要以准确为前提。即使有的突发公共卫生事件较为复杂、尚未弄清全部情况,也要及时发布相关信息,可先发简短消息,再作后续报道。

(四)口径一致

口径一致是取信于民的至关重要的原则。当突发公共卫生事件发生后,早期信息缺乏、事中信息大量涌现,事件的发展存在着不确定性。因此,对外公布的口径应保持高度统一,不能提供互相矛盾的信息。

（五）有利应对

通常情况下，任何突发公共卫生事件的发生都会使公众产生种种猜测和怀疑，新闻媒体在无法获取准确信息时常常会放大事实，进行猜测性报道，更容易引起公众的猜疑和不信任。因此，要想取得公众和新闻媒体的信任，必须采取真诚坦率和公开透明的态度，围绕事实，放大有利的一面，但绝不能掩盖事实。

（六）维护信誉

政府的信誉是风险沟通的出发点和归宿。在风险沟通的全过程中，卫生应急机构要努力减少对政府信誉带来的损失，争取公众的理解和信任。

四、工作方案制定

有效实施突发公共卫生事件风险沟通，需要事先制定并不断完善风险沟通工作方案。制定风险沟通工作方案需要把握以下原则：一是协调原则；二是重点人群原则；三是差异化原则；四是针对性原则。

风险沟通工作方案的内容主要包括：背景、目的、依据、工作原则、适用范围、工作机制、职能职责、工作队伍、联络员名单、信息处理与发布流程、沟通渠道、阶段计划等。

一个有效的风险沟通工作方案应包含以下要素：

1. 风险沟通方案经过有关部门批准，以正式文件印发。

2. 明确有关职能部门和机构的风险沟通职责，落实信息的收集、整理、分析、报送等各项任务的分工。卫生健康部门内部通常应包括卫生应急办公室、疾控中心、健康教育中心（所）、新闻中心（办）、相关医疗机构、专家组和现场处置队伍。

3. 建立包含工作人员办公电话、手机、电子邮箱等的通讯录，确保 24 小时联系畅通和信息资料的顺畅传递。

4. 明确信息的核查和报批程序。

5. 由授权发布的部门向媒体和公众发布信息（如新闻办）。新闻通稿应经过职能部门核稿和分管领导审批。

6. 设立突发公共卫生事件的新闻发言人。

7. 建立当地和驻地媒体及记者通讯录并及时更新。

8. 建立与有关部门应急风险沟通联动工作机制。

9. 通过政府应急指挥部门争取必要的应急保障资源（人、财、物）。

10. 建立应急信息发布方式和发布渠道。

11. 建立信息反馈机制。

在制定突发公共卫生事件应急风险沟通工作方案的同时，要注重结合实际情况，做好应急储备，健全风险沟通工作机制和工作队伍，制定规范化的培训方案，对健康教育专业人员进行突发公共卫生事件应急处置、风险沟通理论和技能等方面的培训，并在此基础上结合案例开展现场和桌面演练，为风险沟通做好人员储备。

五、风险沟通实施

（一）确定重点沟通对象

突发公共卫生事件风险沟通的重点对象包括：受事件直接影响的人群；对事件高度关

注的部门和人员；参与事件应急处置的部门和人员；影响事件处置的机构和人员等。

（二）确定沟通内容与方式

1. **系统内沟通**　突发公共卫生事件发生后，医疗卫生救援相关信息同时在部门内外进行传播。一方面，大量的医疗救援指令信息和需求信息涌进卫生健康部门各有关单位；另一方面，外部急需了解医疗卫生救援进展相关情况。突发公共卫生事件发生后，卫生健康部门必须加强内部的风险沟通，保持部门间信息畅通，才能有助于迅速统一思想、共同采取行动，在突发事件处置中占据主动。

在危机初期，卫生健康部门内部主要以自下而上沟通为主，使上级管理者能够及时了解情况，判断危机走向。在危机暴发和发展阶段，主要强化自上而下沟通和横向交叉沟通，可以协调、综合各个部门/单位的信息，以加强对危机局面的整体控制和应对，加强卫生健康部门内部上下之间、各个机构之间的信息共享。在危机后期，可以结合自上而下沟通和自下而上沟通的形式，充分认识、评估应急管理和应对措施，总结成功的经验和失败的教训，提升对危机的判断、预警和反应能力。

（1）沟通对象：包括医护人员、疾控人员和卫生健康行政人员和各卫生健康领域专家等。沟通的单位包括卫生健康行政部门、医疗机构、疾病预防控制机构、血液管理机构、院前急救等部门。

（2）沟通内容：突发公共卫生事件发生后，系统内沟通的主要内容包括：事件基本情况、应急医疗卫生资源和救援能力信息、采取的应对措施信息、各部门（单位）的职责分工和工作要求、应急处置专家信息、应急处置人员信息和工作中涉及的医疗卫生行业信息等。

（3）沟通方式：系统内沟通可分为正式沟通和非正式沟通，以正式沟通方式为主，非正式沟通方式为辅。正式沟通是指卫生健康部门（单位）间以公函、文件、会议、工作简报、风险评估等形式开展的风险沟通。正式沟通的优点是约束力较强，效果较好且易于保密，通常重要信息、文件、决策等都应采用这种方式进行沟通。但是，正式沟通往往要依靠层层传递，有时显得刻板，沟通速度也较慢。非正式沟通是上级卫生健康部门借助于非正式渠道与下级部门（单位）进行的风险沟通，特点是自发性、情感性、非强制性以及灵活性。非正式沟通形式较多，例如电话、短信群发、网络传真、网络即时通信工具等。非正式沟通的优点是传递方式较为便捷，信息传递较快，在紧急情况下较多采用。但是这种沟通方式容易导致信息出错、遗漏、失真、片面，且无从查证、可能产生谣言。

2. **政府和部门沟通**　突发公共卫生事件应对面临很多不确定因素，现有医疗卫生应急资源和应急准备还需要进一步完善。因此，除了卫生健康部门需要不断加强自身的能力建设以外，还需要加强与系统外部单位，特别是各政府部门间的风险沟通，积极争取上级部门的支持、各相关政府部门的联动和社会力量的配合等。

（1）沟通对象：主要是突发公共卫生事件应对和医疗卫生救援过程中需要支持、配合、协调的部门。

（2）沟通内容：①政府及相关部门所提出的问题和关注点，如事件的性质；疾病的基本特性，如疾病的传播途径、传染强度、易感人群、主要临床表现以及对公众健康的危害程度等；应对措施方面，如是否可以有效治疗、是否有疫苗可以使用、是否有足够的医疗设备和床位救治患者、公众的自我防范措施等。②卫生健康部门需要政府及相关部门支持配合的内容，如主要的联动处置部门（单位）及其联动内容和要求、需要构建何种应急指挥协调的组织架构、需要哪方面的支持和配合以及所需要的经费等。

（3）沟通方式：与同级人民政府一般采用正式沟通的形式，可使用公文沟通、会议沟通等方式。如遇重大突发公共卫生事件，可以采取先非正式沟通后再进行正式沟通的方式。对于较为复杂的突发公共卫生事件，特别是需要多部门、多单位共同参与、协同处置时，还需要通过专题会议的形式，向同级人民政府和相关部门（单位）进行详细汇报、交流沟通。公文沟通主要采用公函方式，其中以请示、报告、简报等公文为主，将所需告知的信息和支持配合的需求及时函告对方。工作例会、联席会议、座谈会、专家咨询会、通气会等会议方式是日常和应急情况下风险沟通的主要沟通平台，有利于各政府部门面对面进行风险沟通，充分开展风险信息的交流与讨论，易于理清部门工作职责，明确部门工作任务，加强部门协同联动。

3. **媒体沟通** 媒体是与公众进行沟通的重要手段。突发公共卫生事件发生后，应急事件处置部门应及时与媒体沟通，传播真实的主流信息，引导大众科学防控疾病。卫生健康行政部门要通过舆情监测，发现突发公共卫生事件发生的迹象，或者当突发公共卫生事件发生时，科学判断媒体舆情对公众的影响，了解媒体的关注度、媒体报道的完整性和公众的反应情况。同时，要确定媒体的关注点，明确事件发生的时间、地点、性质、涉及人员，以及事件发生的原因和危害，事件的进展和趋势，已采取的措施和对公众的防护建议等，迅速进行媒体沟通。一般媒体沟通方式有两大类：一类是主动的新闻发布，如发布新闻稿、召开新闻发布会、举办媒体通气会、组织媒体集中采访等；另一类是被动接受媒体记者的采访，如领导或专家接受广播、电视等新闻媒体的采访等。

4. **公众沟通**

（1）沟通对象和内容：风险沟通是针对目标人群实施的，因此在进行风险沟通之前必须明确目标人群。目标人群决定沟通的策略、渠道和方式，同时又为沟通的信息提供方向和依据。一般来说，目标人群越广泛，越难以编制适宜的核心信息、选择合适的沟通渠道和方式，因此需要对目标人群进行细分。根据突发公共卫生事件波及范围，可以将目标人群分为三类：①处于突发公共卫生事件区域内的公众，指处于突发公共卫生事件范围内、直接受到影响的人群，如事件受害者、现场目击者等，是需要直接改变行为的人群，其关注的主要内容包括个人安危、家庭安危、家庭财产、事件描述等；②近邻事件区域的公众，指处于事件范围相邻区域的人群，其关注的主要内容包括个人安危、家庭安危、家庭财产、事件描述、正常生活是否受到影响等；③关心事件发生发展的一般公众，其关注的主要内容包括事态进展和各种措施的效果。

（2）沟通方式：主要通过大众传播和人际传播开展沟通。大众传播渠道和方式包括：①传统媒体：如电视、广播和报纸等，可通过发布新闻通稿、传真、电话、电子邮件等形式，也可以通过专家访谈、联合采访、新闻发布会、新闻通气会、电话连线采访等形式进行。②政府或专业机构网站：当前，我国各级政府和有关专业机构都有各自的官方网站，可及时将突发公共卫生事件风险沟通核心信息发布在网站上，以政府部门的公信力或专业机构的学术权威赢得公众的信任。③新媒体：如微信、抖音、微博等。④健康教育资料：这是风险沟通中良好的信息传播载体。⑤健康教育宣传栏：常被应用于企事业单位、街道、广场、社区出入口、活动中心、学校、医疗机构等公共场所，此外，车站、商场等公共场所的 LED 电子显示屏、医院候诊大厅的电视也可作为宣传栏使用。人际传播方式主要包括：开通电话咨询热线、举办健康科普讲座、进行面对面直接沟通等。

六、效果评价

开展风险沟通效果评价应遵循以下原则:评价的独立性,评价的可信性,评价的实用性,评价的透明性,评价的合作性,评价的反馈性。

风险沟通评价的内容主要包括:适宜度评价,足够度评价,进度评价,效率评价,效果评价,效益评价。风险沟通的效果检验不是一次性工作,每一次信息发布后,均应考虑短期效果的评价。风险缓解之后,评价工作应从更广泛的角度、掌握更全面的资料并进行更深入的分析。

(王臻 张人杰 刘碧瑶 边俏 吴青青 戚小华)

【思考题】

1. 简述突发公共卫生事件的特点。

2. 如何科学编制一部应急预案?

3. 作为一名疾控工作人员,为实现急性呼吸道传染病类突发公共卫生事件的早发现,应如何在当地组织开展监测工作?

4. 简述突发公共卫生事件风险沟通的原则。

第九章　鼠疫与人兽共患病

【学习要点】

1. 了解人兽共患病的疾病负担。
2. 熟悉人兽共患病的流行因素。
3. 掌握鼠疫的监测方法和防控要点。
4. 熟悉鼠疫应急处置流程。

人兽共患传染病简称人兽共患病,即能在人与脊椎动物间自然传播的疾病。人兽共患病由来已久,对人类健康和生命安全造成重大损害。随着人类对大自然的持续开发、全球各国畜牧业的快速发展以及全球宠物饲养的流行,动物与人类空间距离缩小,加上生态环境的变化,为病原体的跨物种传播创造了更多的机会,也导致全球范围内人兽共患病大流行事件层出不穷。虽然自 20 世纪下半叶以来,与人兽共患病相关的预防和治疗研究以及公共卫生、应急处置研究已取得了巨大进展,但由于人兽共患病的宿主群体复杂、危害性强、控制难度大,一旦发生疫情不仅会给畜牧业造成巨大的经济损失,更严重威胁全球公众的健康。

第一节　概　　述

一、概念

人兽共患病(zoonoses)指能够在人类和其他脊椎动物间自然传播的疾病,即人类和其他脊椎动物由共同病原体引起的、在流行病学上有关联的疾病,可以通过直接或间接接触感染宿主而传播给人类。人兽共患病种类繁多,传播途径复杂多样,既可通过同源性链在动物与动物或人与人之间传播,又可通过异源性链在动物与人类之间传播。

鼠疫是典型的人兽共患病,是由鼠疫耶尔森菌(*Y. pestis*)引起的烈性传染病,起病急,病情重,传染性强,病死率高,在《中华人民共和国传染病防治法》中列为甲类传染病。从生态学角度来看,鼠疫菌存于自然界是一个生态学问题,即鼠疫菌只有在特定的生态系统之中才能长存。鼠疫菌和宿主、媒介都是这个生态系统中的成员,它们之间以及和生态系统中每个成员都有相互依存、互相制约的关系。

二、疾病负担

人兽共患病的危害严重。人类历史上烈性人兽共患病的暴发曾给人类带来深重的灾难和巨大的损失,历史上有记载的死亡人数超过10万人的重大疫病流行有40余次之多。目前,除了天花已被彻底消灭,其他人兽共患病仍在不同程度地发生和流行,并且新发人兽共患病不断涌现。近40年,出现的175种"新发"传染病中,132种属于人兽共患病。部分新发人兽共患病表现为传染性强、流行范围广、传播速度快、发病率与病死率高、危害性大的特点,人兽共患病已经成为影响全球公共卫生安全的重大问题。

(一)鼠疫

据记载,历史上曾先后发生3次世界性鼠疫大流行,死亡人数数以亿计。第1次大流行发生在公元6世纪(520—565年),首先发生在地中海附近地区。公元542年埃及南部鼠疫流行从塞得港沿陆海商路将鼠疫传到北非、中东和欧洲,全世界约1亿人死于鼠疫。这次大流行导致东罗马帝国的衰退,以"汝斯丁(Justinian)瘟疫"载入医学史册。第2次大流行始于14世纪(1346—1665年),在15世纪、16世纪和17世纪的前70年,鼠疫流行遍及整个欧洲、亚洲和非洲北海岸,尤以欧洲为甚。欧洲死亡达2 500万人,占当时人口的1/4,英国1/2~2/3的居民因鼠疫死亡。因多数人出现呼吸困难、缺氧,导致口唇、颜面及四肢皮肤发绀,甚至全身发绀,故在当时又被称作"黑死病"。第3次大流行发生于19世纪末(1894年),持续到20世纪中叶,共波及亚洲、欧洲、美洲和非洲的60多个国家,几乎遍及当时全球沿海各港埠城市及其附近内陆居民区。此次大流行初期(1894年),日本学者北里氏和法国人耶尔森氏发现了鼠疫菌,随后(1897年)绪方氏又从跳蚤体内分离出鼠疫菌,从而初步明确了鼠疫的病原体和传播途径,人类与鼠疫的斗争进入了科学阶段。

我国历史上也曾发生过多次鼠疫流行。据推测,公元6世纪第1次世界鼠疫大流行时曾发生过流行,但有可靠记录的是14世纪第2次世界鼠疫大流行,1 300万人死于本次鼠疫流行。1644年山西潞安(现长治市)曾发生过鼠疫。据不完全统计,在中华人民共和国成立前的305年中,共有20个省(自治区)549个县(市、旗)流行鼠疫179年次,发病2 598 794人,死亡2 399 400人,在此期间有6次较大的流行。1950—1954年,发生人间鼠疫6 868例。1955年基本控制了人间鼠疫的暴发流行,1955—1979年发生人间鼠疫579例。1980—1989年,发生人间鼠疫102例。进入20世纪90年代,人间鼠疫疫情呈明显上升趋势,1990—2002年,发生鼠疫病例796例,其主要原因是南方家鼠疫源地动物鼠疫复燃波及人间。2003年以来,随着南方家鼠疫源地动物鼠疫疫情的下降,我国人间鼠疫发病人数呈现明显下降趋势。

从地区分布来看,1980年以来,在西部旱獭疫源地(青海、西藏、甘肃、四川、新疆)、南方家鼠疫源地(云南、广西、贵州)和长爪沙鼠疫源地(内蒙古)9省(自治区)164县次发生人间鼠疫。20世纪80年代以西部旱獭疫源地为主,占该时期病例总数的95.10%;1990—2003年,以南方家鼠疫源地为主,占该时期病例总数的87.14%;2004年后,西部旱獭疫源地人间病例又上升到主要地位。截至2021年年底,我国鼠疫自然疫源地分布于黑龙江、吉林、辽宁、河北、内蒙古、宁夏、甘肃、新疆、青海、西藏、陕西、云南、广西、广东、福建、浙江、江西、四川、贵州19个省(自治区)322个县(市、旗)(不包括台湾、香港、澳门数据),疫源地面积达158.766 6平方公里。按地理景观、宿主、媒介、鼠疫菌生态型等特点,目前我国已确认12种类型鼠疫自然疫源地。

(二)布鲁氏菌病

布鲁氏菌病仍然是目前流行最广泛的人兽共患病之一。1887年,David Bruce第一次从驻扎在马耳他(欧洲岛国)死于马耳他热的士兵脾脏内分离出布鲁氏菌。现今全球每年发病人数超过 50 万例,遍布 170 多个国家,而一些国家年发病率甚至超过 10/10 万。布鲁氏菌病的全球流行地区有地中海地区、东欧、中东、非洲、中南美洲、亚洲。1905 年 Boone 于中国重庆报告 2 例布鲁氏菌病患者,证实中国有本病存在。我国布鲁氏菌病自 1995 年开始发病率呈上升趋势,并逐年递增,尤其是 2000 年以后,布鲁氏菌病报告新发病例由 1993 年的 326 例(发病率 0.028/10 万)上升至 2022 年的 66 138 例(发病率 4.637 9/10 万),波及范围不断扩大,几乎各个省市均有报道,发病从牧区转向非牧区,从农村转向城市,甚至南方一些省市也成为流行地区。近年来,我国布鲁氏菌病病例主要分布于内蒙古、山西、黑龙江、新疆、河北、辽宁、吉林和宁夏等省(自治区)。

(三)狂犬病

狂犬病是一种古老的传染病,早在四千多年前苏美尔人就有疯动物咬伤与人狂犬病发病致死的关联性记载。据估计,全球每年约 5 900 人死于狂犬病,其中 60% 发生在亚洲,每年由此导致的经济损失约 86 亿美元,导致的伤残调整寿命年超过 370 万人年。作为一种被忽视的传染病,狂犬病主要影响中低收入国家人群,尤其是农村地区的贫困人口和儿童。中国是除印度以外的全球狂犬病负担最重的国家。1960 年以来,我国狂犬病疫情分别在 20 世纪 80 年代和 2007 年前后经历了两个发病高峰,年狂犬病发病数一度高达 7 000 例。2008 年以后,我国狂犬病年报告病例数呈逐年下降趋势。但作为一种致死性传染病,狂犬病仍造成严重的健康威胁,位居我国法定报告传染病死亡数前五位。北方低发地区狂犬病疫情呈现抬头趋势,传统中南部狂犬病高发地区疫情存在反复。1988—2003 年,0~9 岁儿童是我国狂犬病的高发人群,2004 年以后中老年农民成为我国狂犬病的高发人群。

(四)肾综合征出血热

肾综合征出血热(hemorrhagic fever with renal syndrome,HFRS)也称流行性出血热(epidemic hemorrhagic fever,EHF),是由汉坦病毒(hantavirus,HV)引起,以鼠类为主要传染源,通过多种途径传播的自疫源性疾病。临床上以发热出血期、低血压休克期、少尿期、多尿期及恢复期五期经过为特征。

肾综合征出血热于 20 世纪 30 年代在欧亚大陆国家陆续被发现。当时在黑龙江下游中俄边境交界地区及斯堪的纳维亚国家最早发现。1935 年,日本士兵在中国东北森林和草原地带发病,当时被误诊为"出血性紫斑""异型猩红热""急性肾炎"等。此后不断有病例发生,并根据最早发现本病的地区分别称为"二道岗热""孙吴热""黑河热""虎林热"等。1934 年在北欧芬兰、瑞典及挪威三国的军队及森林工人中发生流行性肾病(NE)流行,其后在东欧等国先后发生 NE 流行。1951 年起,在朝鲜半岛三八线附近地区的美军等外国军队中流行本病,其后在当地驻军及居民中持续发生,并逐步延伸到朝鲜半岛大部分地区。1960—1970 年,日本大阪梅田区发生城市型 HFRS,认为褐家鼠和黑家鼠是宿主。迄今,HFRS 遍及全球五大洲(亚、欧、非、美、大洋洲)70 多个国家,疫情主要分布于四大洲(亚、欧、非、美)30 多个国家,以欧亚国家为主。

中国 1984—1986 年为发病高峰期。近年来,全国疫情总体进入相对低水平的波动,但局部地区仍存在较大幅度的升降,呈现此伏彼起的状态。2004—2021 年,全国 31 个省份均有 HFRS 病例报告,累计报告 HFRS 病例 224 396 例,死亡病例 2 068 例,年均发病率 0.93/10 万,死亡率 0.008 6/10 万。1981 年在山西、河南发现临床表现较轻、由家鼠作为传染源的 HFRS 流行。我国是全球 HFRS 疫区分布最广、报告病例最多、受其影响最严重的国家,31 省(自治区、直辖市)均有 HFRS 病例报告(不包括台湾、香港、澳门数据),累计报告发病 140 多万例, 每年报告病例占全球 90% 以上, 多个省份出现过暴发。我国大多数疫区类型由Ⅰ型(姬鼠型)或Ⅱ型(家鼠型)的单一型疫区逐渐向Ⅰ、Ⅱ型并存的混合型疫区演变。

(五)钩端螺旋体病

钩端螺旋体病(以下简称"钩体病")呈全球分布, WHO 曾估计 20 世纪末全球钩体病年发病数高达 50 万人。钩体病好发于水稻种植地区, 动物宿主多, 群(型)复杂, 感染方式和临床类型多种多样, 防治工作难度大, 对人类健康和畜牧业生产均产生严重危害, 也是洪涝灾害时重点防控的传染病之一。

钩体病作为独立的疾病被记载下来已有百余年历史。古典的钩体病即"Weil 病", 主要引起黄疸和肾功能损害。德国医师 Weil(1886 年)根据其对 4 例黄疸病例的研究, 确定该病为另外一种类型的传染性黄疸, 其特征为发热且伴有严重的神经症状, 肝、脾大、黄疸以及肾脏损害。

钩体病在中国医学文献中最早的、有确切证据的报告, 是汤泽光(1937 年)在广东发现的 3 例"Weil 病"。其于 1934 年在广州一个鼠患严重的监狱中观察到 3 个典型病例, 将患者血液注射豚鼠, 发病后取鼠肝作组织切片、镀银法染色, 发现了典型的钩端螺旋体。除广东省外, 浙江省发现钩体病也较早, 1948—1949 年临海县有疑似病例报告, 1952 年该地区又有流行, 并从 1 例死者的肾组织切片中找到钩端螺旋体。1954 年浙江地区又发现多例患者, 并从患者体内分离出 3 株钩端螺旋体。1955 年我国将钩体病列入法定报告传染病。1955—1998 年我国累计发病 240 多万人, 死亡 2 万多人。在此期间全国各地曾发生过数十次规模较大的钩体病流行, 对我国人民生命健康造成很大危害。自 1993 年后, 全国钩体病疫情呈下降趋势, 近年来更是维持在较低水平, 年报告病例数在 1 000 例以下。流行区域主要分布在南方的长江、珠江和澜沧江流域, 其中长江流域的四川、湖南和江西, 珠江流域的广西和广东以及澜沧江流域的云南为我国钩体病流行最严重的 6 个省份。

全国 31 个省(自治区、直辖市)均已分离出钩端螺旋体, 已发现的致病性钩端螺旋体有 18 个血清群、77 个血清型, 以鼠类携带的黄疸出血群和猪携带的波摩那群为主, 其中赖型和波摩那型最常见。

三、流行因素

人兽共患病的发生和流行, 也必须具备传染源、传播途径及易感人群 3 个环节, 并受自然因素、社会因素的影响。

(一)传染源

人兽共患病中, 绝大多数以感染的动物作为主要传染源。动物作为传染源的危害程度, 一方面取决于人类和动物的接触机会、接触的密切程度和受感染动物的数量和感染度, 另一方面取决于是否有传播条件和传播媒介存在。同时, 还与人们的卫生和生活习惯等因素有关。

(二)传播途径

某种人兽共患病的流行, 有时由一种传播途径引起, 有时则由多种不同传播途径引起。人兽共患病的传播途径主要包括接触传播、病媒生物传播、土壤传播、食物传播和空气传播等。

易感人群与动物:人和动物宿主对人兽共患病均易感, 感染后的获得性免疫力因病种和动物种类而异。易感性的高低与病原体的种类、毒力强弱、易感机体的免疫状态和年龄等因素有关。

（三）自然和社会因素

人兽共患病的流行受生态环境、人类行为和饮食习惯、动物种群以及环境污染等多种因素影响。

1. 自然因素 由于人口的增长和生产、生活的需要,人类不断利用尚未开发的地区和自然资源,如兴建水电、修建穿越未开发地区的铁路和公路以及旅游等活动,都会使人类进入未适应的生态系统,这些地区常存在自然疫源地,其中的病原体在适宜的生态条件下可通过各种途径传播给人和家畜。此外,随着经济发展和城镇化进程的加速,不少城镇已扩展到原来无人居住的存在自然疫源地的地区,使人类与自然疫源地的接触机会增多。

2. 社会因素 现代某些生产娱乐方式,如旅游、登山、狩猎和骑马等使人与病原体的接触机会增加,进行这些活动的人们常常变更住地,有时还进入非常原始的地区,因此增加了人兽共患病风险。此外,外出旅游者感染人兽共患病后,通过快速的交通方式返回家乡,如当地具有传播该病的条件,则可造成疾病的扩散。

第二节 鼠疫监测

鼠疫监测是为了预防和控制鼠疫而开展的一项长期的、连续的且十分重要的基础性工作。通过鼠疫监测,可系统收集、分析人间鼠疫和动物鼠疫的有关信息,尽早发现疫情,掌握疫情动态,及时采取防控措施,控制疫情发生和流行,科学评价防治工作效果,为预测预警和改进防控措施提供科学依据。

一、人间鼠疫监测

各级各类医疗机构、诊所及社区门诊的首诊医生,根据患者的流行病学史和临床表现作出初步诊断,如为疑似鼠疫患者,在做好个人防护的前提下,就地隔离,按照程序及时报告,并根据不同病型采集标本送检。

疫源地内所有单位和个人均有报告疫情的义务。各级疾病预防控制机构和医疗机构工作人员在发现鼠疫病例、疑似鼠疫病例后,应严格按照《中华人民共和国传染病防治法》和《突发公共卫生事件与传染病疫情监测信息报告管理办法》规定的时限,通过疾病监测信息报告管理系统进行报告。

在鼠疫流行季节,鼠疫疫源地及其毗邻地区的各级卫生行政部门,应在辖区内定期组织开展以"三报三不"为主要内容的鼠疫防治知识宣传教育。"三报"指:报告病死鼠(獭)、报告疑似鼠疫病例、报告不明原因的高热病例和急死病例;"三不"指:不私自捕猎疫源动物、不剥食疫源动物、不私自携带疫源动物及产品出疫区。

二、动物鼠疫监测

动物鼠疫监测是通过对宿主动物、媒介昆虫、病原体和地理生境等综合因素的监测,尽可能在发生人间鼠疫之前发现动物鼠疫疫情,或在动物鼠疫发生之前能够监测到某些可能流行指征,以便及时采取防控措施,防止人间疫情发生或蔓延。

（一）宿主动物监测

宿主动物监测以鼠类监测为例。

1. 鼠密度　固定监测点：室外（野外）鼠密度，用5m笼（夹）线法，每月连续布放3天，每天100笼（夹）次，根据捕获率计算室外鼠密度。室内鼠密度监测，在居民住宅区选择20户，每户室内布放5个笼（夹），每月连续布放3天，每天100笼（夹）次，根据捕获率计算鼠密度。

2. 宿主动物种群　固定监测点和流动监测点，每点每监测月捕获30～50只鼠类，计算鼠种构成比。

（二）媒介监测

1. 鼠体蚤指数　每月梳检鼠类及其他鼠型动物30～50只，蚤分类鉴定，计算蚤指数和染蚤率。

2. 室内地面游离蚤　在居民区内每月布放粘蚤纸150张，每室5张，晚放晨取检蚤，蚤分类鉴定，计算地面游离蚤指数。

（三）病原学及血清学监测

1. 病原学　在动物鼠疫流行地区，每月或每点用鼠疫细菌学方法检查各种动物30～50只，全年不少于500只；在非动物鼠疫流行地区，每月或每点用鼠疫细菌学方法检查各种动物20～30只，全年不少于300只。

2. 血清学　用鼠疫间接血凝试验或放射免疫试验方法，如果检出放射免疫试阳性标本，必须进行间接血凝试验加以确证。在动物鼠疫流行地区，每月或每点采集动物血清20～30份，全年200～300份。在非动物鼠疫流行地区，每月或每点采集鼠血清30～50份，全年500～1 000份。

第三节　我国鼠疫防控历程

人类同鼠疫做斗争有悠久的历史。目前在世界范围内基本控制了鼠疫的流行，仅表现为散发病例发生。我国鼠疫防治工作始终贯彻"预防为主"方针，坚持"综合治理，科学防治"原则，近60年来取得了巨大的成绩。1949年以来，我国鼠疫防治工作大体经过三个阶段。

一、人间鼠疫控制阶段

第一阶段，1949年10月至20世纪50年代末。当时的主要任务是"控制鼠疫于鼠间，不使之波及人间，一旦发生人间鼠疫，就地及时扑灭。"1956年卫生部颁发了《中华人民共和国急性传染病管理条例》《鼠疫防治手册》等法规性文件，对我国鼠疫防治起到推动和技术指导作用。

二、灭鼠拔源阶段

第二阶段，1960—1978年。我国"灭鼠拔源"的实践来源于20世纪20—30年代，主要依据苏联自然疫源地学派关于"相对独立鼠疫自然疫源地"学说。科研工作围绕"灭鼠拔源"加强了全国疫源地的调查研究。"灭鼠拔源"对黄鼠鼠疫自然疫源地这样真正的单宿主鼠疫自然疫源地，起到了遏制鼠疫和保护人类的作用。1965年制定了《做好消灭鼠疫点、面工作标准(试行草案)》,1978 年制定了《灭鼠拔源标准和考核验收方法试行方案》。然而,我国进行过"灭鼠拔源"的地区,均不能称为"相对独立鼠疫自然疫源地",一些鼠疫自然疫源地并不是真正的单宿主疫源地,并且在自然界中,鼠疫菌在没有动物鼠疫流行的情况下也能保存下来,其机制尚不明确。虽然发动群众灭鼠,促进灭鼠工作的开展起到一定作用,但是,通过"灭鼠拔源"来根除鼠疫自然疫源地,在理论和实践上都存在着一定的局限性。

三、分类控制阶段

第三阶段,1978 年至今。1983 年《中国鼠疫自然疫源地的发现与研究》发表时,我国共发现了 9 种不同类型的鼠疫自然疫源地,其分布范围基本确定。在这项研究中,确定了鼠疫在啮齿动物中如何发生与传播,以及传播至人类的规律,提出了一种全新的观念。由于鼠疫自然疫源地类型不同,因而,在不同地区必须有完全不同的鼠疫防制措施。该项研究为这些地区有效控制鼠疫提供了科学依据。这一阶段本着"因地制宜、分类指导、积极慎重、量力而行"原则,强调进一步加强鼠疫监测工作,因地制宜地落实综合防治措施,国家也进一步加强了法律法规的建设。1982 年制定《防治鼠疫规定》;1985 年修订《控制鼠疫标准和考核方法》,以县(市、旗)为基本单位,以基本控制、稳定控制两个等级考核;1986 年颁布《中华人民共和国国境卫生检疫法》,将鼠疫列为为检疫传染病;1989 年正式颁布《中华人民共和国传染病防治法》,把鼠疫列为甲类传染病。

第四节 鼠疫应急处置

一、处置原则

由于我国鼠疫自然疫源地面积广,地理景观复杂,宿主、媒介的种类、数量及动物鼠疫流行规律各不相同,因此有必要建立完整的鼠疫预警体系。除按照《国家鼠疫控制应急预案》建立的四级预警级别外,当某一类型鼠疫自然疫源地出现宿主或媒介数量异常变化,或分离到鼠疫菌,或检出血清学阳性标本时,应及时采取相应的控制措施。因此,在四级预警级别的基础上,应该建立动物鼠疫预警机制,针对不同动物鼠疫预警级别,采取相应的技术措施。

(一)预警分级

1. **Ⅰ级预警** 特别重大鼠疫疫情(Ⅰ级)、重大鼠疫疫情(Ⅱ级)。

2. **Ⅱ级预警** 较大鼠疫疫情(Ⅲ级)。

3. **Ⅲ级预警** 一般鼠疫疫情(Ⅳ级)。

4. **Ⅳ级预警** 动物间鼠疫疫情达到下列强度:在某一类型鼠疫疫源地发生动物鼠疫大流行(黄鼠疫源地流行范围≥200km²,黄胸鼠、齐氏姬鼠疫源地流行范围≥500km²,沙鼠、田鼠、旱獭疫源地流行范围≥1 000km²);或局部地区出现动物鼠疫暴发流行,且波及县级以上城市;或动物鼠疫发生在交通便利、人口稠密地区,对人群构成严重威胁。

(二)应急反应

1. **Ⅰ～Ⅲ级预警的应急反应**详见《国家鼠疫控制应急预案》。

2. **Ⅳ级预警的应急反应**

(1)县级建立疫区处理组织:县级卫生行政部门应迅速了解情况,掌握疫情态势,确定疫情严重程度,提出控制措施建议,立即向当地人民政府报告并通报当地驻军领导机关。

同时迅速逐级上报上级人民政府卫生行政部门,直至国务院卫生行政部门。

（2）市（地）级卫生行政部门协调和指导疫区控制工作,分析疫情趋势,提出应急处理工作的建议。市（地）级政府根据疫情和县级人民政府请求,对疫区作出应急反应。

（3）省级卫生行政部门根据市（地）级或县级卫生行政部门请求,给予必要的人力和物资支持。

二、步骤和方法

（一）疫情调查与核实

1. 县级机构接到疫情报告后,必须在 2 小时内出发,乘坐快速交通工具迅速赶赴疫区,检查和完善初步封锁隔离措施。现场确定疑似鼠疫病例的同时,立即向县级卫生行政部门和上级疾控机构报告。上级疾控机构接到报告后,必要时,专业人员必须在 2 小时内出发,乘坐快速交通工具迅速赶赴现场,进一步检查和完善初步封锁隔离措施。

2. 工作人员到达现场后,按照鼠疫现场流行病学调查的内容和程序开展工作,填写“鼠疫病例个案调查表”,初步作出临床诊断;追踪直接接触者并进行隔离观察,填写“鼠疫病例直接接触者调查表”,必要时给予预防性服药。

3. 在治疗前,根据病情采集病例血液、淋巴结穿刺液、痰液和咽拭子等样本,样本要足量、留取备份。对采集的样本进行鼠疫病原学和血清学等实验室检测。

4. 对病例进行血常规、胸部 X 线等必要检查。

（二）疫区处理组织

根据初期现场工作给出鼠疫确定诊断或仍然不能排除鼠疫时,应按照鼠疫疫情进行应急反应,根据疫情初步分级,成立相应级别的鼠疫应急指挥部。

应急指挥部的主要任务是负责组织、领导和协调疫情处理工作,实施疫情处理各项防治措施,维护隔离和封锁地区的生产、生活秩序和社会治安,及时、高效控制疫情,并及时向本级人民政府及上级卫生行政部门汇报疫情进展和处理情况。

三、疫区处置程序

鼠疫疫情处置采取综合性控制措施,下述（一）～（十三）项工作可视疫情情况和工作布局同时或先后开展。

（一）划定控制区域,实施疫区隔离

发生鼠疫疫情时,县级以上地方人民政府报经上一级人民政府决定,可以宣布疫区范围;经省（自治区、直辖市）人民政府核准,可以对本行政区域内疫区实施封锁;封锁大、中城市的疫区或者封锁跨省（自治区、直辖市）的疫区,以及封锁疫区导致中断干线交通或者封锁国境的,由国务院决定。

疫区和隔离区域的大小、范围,应根据鼠疫病例病型、发病人数、传播范围、直接接触者数量、流行趋势而定,即根据疫情级别而定。疫区和隔离区域划定范围要明确,根据污染严重程度和管理控制要求,依次划定小隔离圈、大隔离圈、警戒圈、封锁区域。隔离区域要设立明显警示标志,由专人负责警戒管理,严格实行隔离,必要时由公安部门或武警配合管理,严禁非工作人员出入。

（二）鼠疫病例、疑似病例的隔离救治

1. 根据《中华人民共和国传染病防治法》规定,医疗机构发现鼠疫病例、疑似病例时,

应及时采取隔离治疗、防护和消毒措施,并在治疗前采集检测样本,立即向当地县级疾病预防控制机构或鼠疫防治专业机构报告。

2. 未到医疗机构就诊或就诊医疗机构达不到收治鼠疫病例条件时,应将病例用传染病专用救护车转运到有条件的医疗机构,进行隔离治疗。如果病例在交通不便的偏远农村牧区,一般不宜长途转运,可在小隔离圈内设立隔离病房,由医疗救治机构派医护人员就地隔离和治疗。

3. 医疗救治机构负责或协助疾病预防控制机构、鼠疫防治专业机构人员完成病例标本的采集、流行病学调查工作;做好医院内的感染控制工作,实施消毒隔离和个人防护,防止出现院内交叉感染;严格处理医疗垃圾、污物和污水,避免环境污染;负责或协助完成鼠疫病例死亡后尸体解剖、消毒、焚烧等处理工作。此外,医疗救治机构要加强隔离病区的管理,防止病例出走或无关人员进入,按规定做好病例膳食供给、心理抚慰,鼓励病例配合治疗。

4. 鼠疫病例治愈后,达到解除隔离和出院标准,应与病例所在地县级卫生行政部门联系,负责将病例接回家休养康复,并由当地医疗卫生机构负责随访1个月。

（三）密切接触者隔离留验

密切接触者可居家单室隔离或设立临时隔离留验站集中隔离,隔离期限为9天,隔离期间进行预防性服药5～7天。

（四）现场流行病学调查

鼠疫流行病学调查包括人间和动物间鼠疫流行病学调查,发生疫情时的现场流行病学调查,首先应以人间鼠疫流行病学调查为重点。应迅速查明疫情发生的时间,传染源和感染过程,传播关系,病例数量,病死情况,直接接触者的人数、去向和波及的范围,影响流行的因素等,对疫情进行全面评估,为疫情控制提供依据。

动物鼠疫流行病学调查是对患者被感染或可能被感染地区的啮齿类动物和媒介昆虫种群、数量、分布,有无自毙动物等进行调查,采集样本进行细菌学、血清学检验,证实该地区是否存在鼠疫疫源地。动物鼠疫流行病学调查可在人间疫情处理的同时或处理完毕后开展。

（五）实验室检测

1. 实验室检测结果是鼠疫病例确诊的重要依据,必须尽可能在治疗前采集鼠疫病例、疑似病例及直接接触者的样本,首发病例尸体应解剖查验,采集脏器样本,进行病原学和血清学检测。

2. 应尽可能收集与疫情有关的疫源动物、昆虫及其他可检材料进行检测。

3. 应使用标准规定或已经研制成熟的多种检验检测方法进行样本检测,综合分析检测结果。快速检测方法应在24小时内作出初步实验室诊断,常规病原学和血清学方法在48～96小时内作出实验室诊断。

4. 实验室检验、样本采集与运输等应遵守有关规定。

（六）巡诊检诊

除小隔离圈内人员、居家和集中隔离的直接接触者由医疗卫生人员专人检诊检查外,当地基层医疗和预防保健人员负责对疫区内外群众进行巡诊,搜索鼠疫病例、疑似病例,如发现体温在37℃以上的可疑病例,尤其是有直接接触史者,需要严密观察。在不能排除鼠疫时,应采集标本送检,并及时进行隔离观察和预防性治疗,及时作出实验室诊断。

（七）免疫接种

发生大规模人间鼠疫流行，鼠疫病例有可能出现在大隔离圈之外时，可由应急指挥部决定，在一定范围内实行全人口鼠疫疫苗免疫接种。

（八）交通卫生检疫

发生鼠疫疫情时，根据上级或本级人民政府的指令和当地疫情形势，一般在车站或港口设立检疫站，在交通要道设路卡，进行检疫。必要时在鼠疫疫区附近（10km）内的交通要道设置临时交通卫生检疫站，对进出疫区和运行中的交通工具及其乘运人员和物资、疫源动物进行检疫查验。

（九）疫区消毒

消毒是切断传播途径、防止鼠疫疫情扩散的重要措施，其目的是将污染范围内的病原微生物杀灭或消除，使之无害化。病例的衣服、被褥全部进行消毒、灭蚤处理。对病例及直接接触者住处的所有房屋、地面、墙壁、炕面、室内物品等普遍喷洒灭蚤药物，进行初步灭蚤。初步灭蚤后，开展第二次彻底普遍的药物灭蚤。如病例发生在城市，已知环境中无媒介蚤类时，可不灭蚤。人间鼠疫疫区的灭鼠，必须在灭蚤的基础上或与灭蚤同时进行。

（十）环境卫生整治

做好环境卫生是巩固灭蚤、灭鼠效果的经常性措施，也是检验灭鼠、灭蚤效果的重要指标。经过疫区处理之后，应使居室内外形成一个清洁卫生的环境，清除鼠、蚤孳生的场所和病原体存在的隐患。

（十一）尸体处理

依照《中华人民共和国传染病防治法》第四十六条规定，患甲类传染病、炭疽死亡的，应当将尸体立即进行卫生处理，就近火化。为了进行病理检查和确诊，医疗机构在必要时可以按照国务院卫生行政部门的规定，对鼠疫病人尸体或者疑似鼠疫病人尸体进行解剖查验，并应当告知死者家属。遇有少数民族地区或个别特殊情况，不宜采取上述措施时，由鼠疫应急指挥部根据具体情况作出妥善处理。

（十二）健康教育与群防群控

鼠疫应急指挥部要及时向疫区群众如实说明疫情形势、控制情况，对社会上流传的不实消息及时辟谣，稳定公众情绪；开展以"三报三不"为主的鼠防知识宣传教育，提高公众预防保健意识。街道、乡（镇）以及居委会、村委会应协助卫生行政部门、医疗卫生机构和其他有关部门，动员群众积极参与，做好疫情信息的收集、报告、人员转移或隔离、消杀灭、环境卫生整治及其他公共卫生措施的实施。

（十三）疫情信息报告与发布

鼠疫应急指挥部要详细了解疫情发生时间、地点、涉及地域范围、发病人数、主要症状与体征、传染源和传播途径、临床诊断与实验室检测结果、已经采取的控制措施、疫情发展趋势、下一步工作计划等。鼠疫疫情发生后，地方人民政府有关部门要按照规定做好信息发布工作。信息发布应及时、准确、客观、全面。

（十四）应急反应终止

1. 鼠疫应急反应终止程序

（1）鼠疫疫情控制工作按《人间鼠疫疫区处理标准》的要求和程序全部完成相应应急处置工作，疫区卫生行政部门组织专家评估验收达到解除疫区隔离和封锁标准，可提交疫情应急反应终止、解除疫区隔离和封锁申请。

（2）特别重大鼠疫疫情（Ⅰ级）由国家卫生行政部门组织有关专家进行分析论证，提出终止应急反应的建议，报国务院或国家鼠疫应急指挥部批准后执行。

重大鼠疫疫情（Ⅱ级）、较大鼠疫疫情（Ⅲ级）、一般鼠疫疫情（Ⅳ级）分别由省、市（地）、县级卫生行政部门组织有关专家进行分析论证，提出终止应急反应的建议，报本级人民政府或本级鼠疫应急指挥部批准后执行，并向上一级卫生行政部门报告。

2. 解除疫区隔离和封锁的标准

（1）鼠疫病例解除隔离标准：鼠疫病例经过治疗，体温恢复正常，一般症状消失，不同病型病例还要达到以下条件，方符合治愈和解除隔离标准：①腺鼠疫病例，肿大淋巴结完全吸收，或仅残留小块能够移动的硬结，全身症状消失后，观察3~5天，病情无复发。②皮肤鼠疫病例及淋巴结肿破溃者，创面清净并已基本愈合，局部病灶经3次检菌阴性（每隔3天检菌1次）。③肺鼠疫病例，体温恢复正常，一般症状消失，咳痰及咽部分泌物连续3次以上（每隔3天检菌1次）检菌阴性。④败血症鼠疫病例，体温恢复正常，一般症状消失，血液连续3次以上（每隔3天检菌1次）检菌阴性。

（2）密切接触者解除隔离标准：密切接触者隔离观察9天，无新发鼠疫病例及疑似鼠疫病例时，可解除隔离；隔离观察期间有新发鼠疫病例时，新发病例的密切接触者须重新隔离观察9天。

（十五）疫情处置工作评估

由国家卫生行政部门和省、市（地）、县级卫生行政部门组织相关人员组成评估小组，开展评估工作。

第五节　其他人兽共患病防控要点

一、布鲁氏菌病

1. 控制与消除布鲁氏菌病传染源的主要措施是检疫、隔离和屠宰（淘汰）各类染疫畜。

2. 布鲁氏菌病可经不同携带因子通过不同途径侵入机体，造成感染和发病，因此必须阻断一切可以发生感染的途径。防止消化道感染，不食生奶；肉类加强监督管理，严禁未经检疫的牛、羊、猪肉流入市场；防止经体表接触感染，对相关工作人员加强个人防护，对流产物、畜圈及被污染场地应予以消毒；防止呼吸道感染，对实验室工作人员及疫苗生产人员除加强个人防护外，应加强空气消毒措施。

3. 疫苗接种是预防人畜布鲁氏菌病的重要手段之一。畜间预防接种是世界上广泛采用的措施，人用疫苗只在极少数国家和地区预防人间布鲁氏菌病。

二、狂犬病

狂犬病的传染源包括几乎所有的温血动物，但95%以上的人间狂犬病疫情是由犬只传播的。在狂犬病疫苗发明之前，狂犬病的防控措施主要为动物猎杀、圈养。19世纪末，巴斯德成功研制了人类历史上首个人用狂犬病疫苗，自此人类进入了疫苗预防狂犬病时代。20世纪20年代，兽用狂犬病疫苗的大规模使用使狂犬病防控工作取得了加大进展。通过使用兽用狂犬病疫苗，中南美洲、欧洲及包括韩国、日本在内的部分亚洲国家成功消除了犬传狂犬病疫情。

作为一种同时影响人和动物的自然疫源性传染病,人间狂犬病疫情的预防控制必须采取真正的"同一健康(One Health)"理念。2021年,WHO、OIE、FAO和联合国环境规划署(United Nations Environment Programme,UNEP)共同发布了"One Health"的操作性定义。"One Health"是综合的、统一的方法,旨在优化人类、动物和生态系统的健康,并维持可持续平衡。其核心在于认为人类、家畜、野生动物、植物和更广泛的环境(包括生态系统)的健康是紧密联系和互相依赖的。"One Health"理念在狂犬病防制中的实践主要包括:通过大规模的犬只免疫,促进负责任的养犬行为,根据国际标准人道开展流浪犬数量的控制等方式加强动物间疫情的控制;通过开展健康教育提高防病意识,发生狂犬病暴露后及时提供必需的预防处置措施等方式开展人间狂犬病疫情的控制。

2016年OIE在"One Health"理念的基础上颁布了实现"到2030年消除犬传人间狂犬病疫情"的全球框架。全球框架围绕消除狂犬病的以下五个支柱展开:社会文化支柱、技术支柱、组织支柱、政治支柱和资源支柱。社会文化支柱专注于提高狂犬病作为可预防疾病的认识,包括解释如何寻求预防处置,提供防咬伤健康教育以及负责任的养犬行为。社会文化支柱的实现可以通过开展电视、广播等途径的宣传活动、社区遛狗活动、研讨会以及推行狂犬病控制政策措施等方式实现。技术支柱包括人和犬只免疫、诊断和监测,概念性的验证。人和犬只免疫的关键在于疫苗质量能得到保证、费用可负担、供给稳定和可获得性高。狂犬病的诊断和监测依赖于狂犬病实验室诊断技术能力建设以及完善的人和动物间狂犬病监测网络的建立。组织支柱指加强部门间和区域间的合作,这是由狂犬病是一种人兽共患病的特性决定的。政治支柱是指实现"到2030年消除犬传人间狂犬病疫情"需要政府的参与和支持。资源支柱主要是对控制计划的长期、可持续的资源支持。

三、肾综合征出血热

1. **防鼠灭鼠**　灭鼠是预防肾综合征出血热的主导措施。防鼠可切断传播途径,灭鼠可消灭传染源。

2. **疫苗接种**　可有效预防肾综合征出血热,是个人预防最有效的办法,我国针对肾综合征出血热实行扩大免疫规划,流行区人群应接种疫苗。

3. **病例治疗**　做到"三早一就",可显著降低病死率。

(1)早发现:发现疑似病例,应尽早就医并及时向疾控机构报告。

(2)早休息:发病后立即卧床休息,减少活动。

(3)早治疗:早期治疗和预防性治疗是本病预后的决定性因素。

(4)就近治疗:就近到医疗机构规范治疗,避免长途转送加重病情。

四、钩端螺旋体病

1. **控制传染源**　鼠类是钩端螺旋体病的主要储存宿主,灭鼠是消灭钩端螺旋体病自然疫源地的根本措施。疫区应因地制宜,采取各种有效措施尽力消灭田间鼠类,同时也要消灭家舍鼠类。加强猪、牛、水鸭、犬等动物的管理,开展牲畜圈养积肥,禁止牲畜尿粪直接流入附近的水沟、池塘、稻田,加强检疫及预防接种。

2. **切断传播途径**　改造疫源地,开沟排水,消除死水,在许可的情况下,收割水稻前1周放干田中积水。兴修水利,防止洪水泛滥。通过施用草木灰、石灰氮等热性肥料,改变土质和水质,加速钩端螺旋体死亡。做好环境卫生和消毒,牲畜饲养场所、屠宰场等应做好环境卫生和消毒工作。在流行地区、流行季节,告知居民不要在池沼、水沟中捕鱼、游泳、嬉戏,减少不必要的疫水接触。工作需要时,可穿长筒橡皮靴、戴胶皮手套。

3. **保护易感人群**　在常年流行地区采用多价钩端螺旋体疫苗预防接种,目前常用的为灭活全菌疫苗。应在钩端螺旋体病流行前1个月对易感人群完成接种,一般是4月底或5月初。接种后约1个月产生免疫力,该免疫力可保持1年左右。对进入疫区短期工作的高危人群,可服用多西环素药物预防。对高度怀疑已被感染但尚无明显症状者,可每天肌内注射青霉素80万～120万单位,连续2～3天。

(孙继民　张蓉　刘营)

【思考题】

1. 什么是人兽共患病?
2. 鼠疫的监测有哪些内容?
3. 鼠疫应急处置的疫区和隔离区域如何划定与管理?
4. 什么是"同一健康(One Health)"理念?

第十章 霍乱与肠道传染病

【学习要点】

1. 了解肠道传染病的概念。
2. 掌握霍乱监测方法。
3. 掌握霍乱预防控制要点。
4. 熟悉其他肠道传染病防控要点。

第一节 概　　述

一、概念

肠道传染病指病原体经口侵入肠道并能由粪便排出病原体的传染病。按照感染来源可分为细菌性肠道传染病，如霍乱、细菌性痢疾、伤寒和副伤寒、空肠弯曲菌肠炎等；病毒性肠道传染病，如诺如病毒、轮状病毒、札如病毒、星状病毒等引起的感染性腹泻、手足口病、戊型病毒性肝炎等；寄生虫肠道传染病，如阿米巴痢疾等。按照疾病表现可分为以吐泻等肠道症状为主的肠道传染病，如霍乱、诺如病毒感染等；以肠外症状为主的肠道传染病，如手足口病、戊型病毒性肝炎等。本节主要讲解法定传染病中常见的肠道传染病疾病特征和疾病负担。

二、疾病负担

随着卫生条件的改善，全球细菌性肠道传染病发病呈下降趋势，疾病负担较以往减轻，但在发展中国家，特别是非洲国家、印度等仍具有较重负担；病毒性肠道传染病在全球的发病呈上升趋势，即使在发达国家及经济条件较好的发展中国家，诺如病毒等引起的腹泻疫情依然十分常见，可能原因包括：①人们就诊意识提高；②监测和检测技术完善；③病毒的病原学变异发生较快，可发生多次感染；④人群聚集程度逐渐提高，疾病易于传播；⑤环境污染严重，贝类等海水产品中病毒载量较高；⑥病毒相关疫苗接种人群基数少，易感人群多等。

（一）霍乱

在有效的静脉和口服方式补液疗法问世以前，霍乱病死率可达40%以上。WHO估计全球每年有100万～400万人感染霍乱，并夺走高达14.3万人的生命，其中近一半死亡病例发生在非洲，其余大部分发生在亚洲。最近一次WHO基于34个国家的报告显示，2018年共有499 447例霍乱病例和2 990例死亡，全球霍乱病例数减少了60%，表明在海地、索马里和刚果(金)等全球主要霍乱流行地区疾病防控成效显著。

（二）细菌性痢疾

细菌性痢疾是引起 5 岁以下儿童腹泻的主要原因之一,估计全球每年发病人数达 1.65 亿次,约有 150 人死于志贺菌感染,其中 61% 的死亡病例为 5 岁以下儿童,发病率和死亡率居感染性腹泻之首,是除肺炎以外 5 岁以下儿童的第二大死因。目前细菌性痢疾的临床表现通常不典型,分离获取菌株进行实验室诊断的难度较高,而临床诊断病例的判定指标特异性不强,疾病负担难以准确评估。

（三）伤寒、副伤寒

在抗生素问世之前,伤寒病程可达数周,病死率为 10%～20%。20 世纪伤寒、副伤寒病例中,伤寒占多数,但 20 世纪 90 年代以来,甲型副伤寒发病呈上升趋势。近 50 年来,我国伤寒、副伤寒发病率和死亡率已明显下降,1995 年之后发病率逐渐稳定在 5/10 万左右,但每年仍有局部流行或小规模暴发。1984 年曾估计全球每年伤寒发病 1 600 万例,死亡 60 万例。之后,由于全球人口的变化,改善饮水安全和环境卫生的计划使感染风险降低。2004 年一项研究显示,印度、巴基斯坦、印尼和中国 4 个国家全人群伤寒年发病率分别为 136.7/10 万、394.0/10 万、82.4/10 万和 15.2/10 万;副伤寒年发病率分别为 42.1/10 万、72.3/10 万、13.7/10 万和 27.5/10 万。

（四）诺如病毒感染性腹泻

2012 年以来,诺如病毒已成为我国其他感染性腹泻病暴发的优势病原体。目前,直接准确评估诺如病毒感染的疾病负担还存在较大困难,主要原因有:①多数急性胃肠炎患者未就医,且就医病例中仅少数患者采集了标本进行病原学检测,多数医疗机构未将诺如病毒纳入常规检测项目;②测量伤残调整寿命年等指标需要高质量、健全的监测信息系统支持,全球绝大多数国家缺少基于诺如病毒感染个案病例的全国性监测系统。基于以上原因,目前全球关于诺如病毒感染的疾病负担研究报道并不多。WHO 估计全球每年因诺如病毒感染死亡的人数约为 3.5 万人。2014 年发表的一项系统综述和 meta 分析,纳入 48 个国家报道的 175 篇文献,结果显示,1/5 的急性胃肠炎病例由诺如病毒感染引起,在社区、门诊和住院病例中所占比例分别为 24%、20% 和 17%。

（五）手足口病

自 2008 年 5 月手足口病被纳入法定报告传染病管理以来,我国 31 个省(自治区、直辖市)均有报告病例,年均报告发病人数 187.2 万例,报告死亡病例 307 例,发病率为 134.59/10 万,死亡率为 0.03/10 万,病死率为 0.02%。不同地区报告发病率差异较大,范围为 25.79/10 万～568.81/10 万。2010 年以来,手足口病报告病例数位居我国法定传染病首位,发病率呈增长趋势,年均增长 15.92%,死亡率年均下降 3.49%,病死率年均下降 16.86%。2010 年后全国≤5 岁儿童报告死亡率显著下降,2018 年和 2019 年较 2010 年(905 例)分别降低 96.13% 和 97.90%。2008—2018 年全国报告手足口病重症病例 157 065 例,2010 年后出现下降趋势。

（六）轮状病毒感染

轮状病毒是导致婴幼儿发生严重脱水性腹泻的病原体。几乎所有儿童在 2～3 岁之前都曾感染过轮状病毒,即使在卫生水平高的发达国家中,轮状病毒仍然是导致严重腹泻的最常见原因。每年轮状病毒感染导致全球 20 余万名儿童死亡,其中大部分发生在低收入和中等收入国家。在我国,轮状病毒腹泻被列为丙类传染病中的"其他感染性腹泻"。根据法定传染病报告系统的年度报告,轮状病毒发病率从 2005 年的 8.4/10 万上升到 2018 年的 178.1/10 万,报告省份也从 17 个增加到 30 个。流行高峰季节为 11 月至次年 2 月,主要影响 2 岁以下儿童,与哨点监测结果相似。轮状病毒感染不仅对健康造成严重影响,还给家庭和社会经济带来负担。某项研究显示,轮状病毒感染每年在全球范围内导致的经济负担为 39 亿~46 亿美元,主要是由于医疗费用、家长误工费用以及儿童死亡所造成的经济损失。

(七)大肠杆菌感染

目前国际公认的分类,主要有六种大肠杆菌,即能够致使胃肠道感染的肠致病性大肠杆菌(EPEC)、肠产毒素性的大肠杆菌(ETEC)、肠侵袭性大肠杆菌(EIEC)、肠出血性大肠杆菌(EHEC)、肠集聚性大肠杆菌(EAEC),以及近年来发现的肠产志贺样毒素同时具有一定侵袭力的大肠杆菌(ESIES)。2016 年全球疾病负担数据显示,在所有年龄组中,ETEC 是造成 2016 年腹泻死亡的第八大主要原因,总计 51 186 例(26 757~83 064 例),约占腹泻死亡总人数的 3.2%(1.8%~4.7%)。ETEC 导致 5 岁以下儿童腹泻死亡人数约占该年龄组腹泻总死亡人数的 4.2%(2.2%~6.8%)。

三、流行因素

(一)传染源

病例和带菌(毒)者是肠道传染病的主要传染源。人感染肠道传染病后,多表现为腹泻症状,但严重程度不一,轻症多、重症少,严重脱水的典型病例仅占感染者的一小部分。急性期病例通过频繁的腹泻和呕吐,极易影响周围环境,是重要的传染源。轻型病例由于就诊不及时,在临床上易漏诊和误诊,不易被发现,且可以自由活动,流行病学意义更大。

(二)传播途径

肠道传染病经粪-口途径传播,主要经水、食物和密切生活接触传播。

对于安全用水缺乏地区,经水传播是最主要的传播途径。经水传播的特点是常呈现暴发流行,病例多沿被污染的水体分布。

受污染的食物在肠道传染病传播中的作用仅次于污染水体。在已有安全用水的地区,因食物被污染,可发生肠道传染病暴发。食品在生产、运输、加工、贮存和销售过程中都有可能被污染。另外,苍蝇、蟑螂的机械携带作用也是造成食物污染、疫源扩散的一种方式。

接触传播多在人员密集、卫生条件差的情况下发生,并可在小范围内引起续发感染。接触感染多见于疫情中后期,传染源和传播途径未经及时处理,通过人与人的接触引起疫情进一步播散。

(三)易感人群

人群对肠道传染病普遍易感,但受个体免疫力等因素影响,感染后并非人人都发病。霍乱等细菌性肠道传染病以感染成年人为主,近年多为散发,诺如病毒感染等病毒性肠道传染病以感染小年龄儿童为主,常引起幼托机构、学校聚集性疫情,但戊型病毒性肝炎常见于孕妇、老年人、肝病患者等免疫功能低下人群。

(四)自然和社会因素

1. **自然因素**　自然因素又分为生物学因素和环境因素两类。生物学因素主要取决于病原体的生物学特性以及生态学因素。环境因素主要包括气候、地理以及自然灾害等因素。

2. **社会因素**　社会因素包括社会稳定性、居民经济收入、文化水平、医疗保障、公共卫生状况、人口流动性以及社会习俗等。社会因素在肠道传染病的流行与控制中发挥着重要作用。公众生活水平低下，社会环境恶劣，往往会增加肠道传染病的传播风险。在生活贫困、卫生状况差的地区，由于公共卫生设施缺乏，医疗卫生服务水平低，病例粪便和呕吐物污染水体，往往会造成疫情扩散，流行加重和长期存在。

第二节　霍乱监测

健全的监测体系是霍乱防控工作的基础和重要手段。霍乱防控需要通过监测及时发现病例和相关疫情，快速反应，才能有效控制疫情。另外，监测也是霍乱预警预测的基础。

目前，我国霍乱处于低发期，局部暴发疫情时有发生，因此，霍乱监测的重点在于对监测信息的分析和利用、尽早发现霍乱病例，以利于及时规范开展流行病学调查和处置，防止疫情扩散。

一、病例监测

（一）病例发现

各级医疗机构在日常腹泻病例的诊疗过程中，对有霍乱疑似症状的病例采集标本进行检测（粪便、肛拭子或呕吐物），保存于碱性蛋白胨水中。可通过快检（如霍乱弧菌胶体金试纸条、制动试验等）对病例进行初筛。一旦检出阳性和疑似阳性的病例，尽快隔离收治。

在霍乱的流行季节（5—10月份），县级以上及近年疫情发生地区的医疗机构开设肠道门诊，对前来就诊的腹泻病例进行登记，对病例进行追踪管理。

病例定义：现行 WS 289—2008《霍乱诊断标准》中规定的霍乱疑似病例、临床诊断病例和确诊病例以及带菌者均为监测病例。腹泻病例指每日排便≥3 次，且具有大便性状异常的病例。

（二）病例报告

各级各类医疗机构、疾病预防控制机构执行职务人员、乡村医生、个体诊所医生等，一旦发现霍乱病例和疑似病例，应于 2 小时内通过传染病疫情网络直报系统进行网络直报，通过"突发公共卫生事件报告管理信息系统"进行报告。

二、暴发监测

（一）暴发发现

霍乱暴发疫情指一周内，局部地区发生 3 例及 3 例以上有流行病学关联的霍乱病例及/或带菌者。

（二）暴发报告及调查

发现霍乱暴发疫情时，通过"突发公共卫生事件报告管理信息系统"进行报告。调查报告包括初次报告、过程报告和结案报告。

暴发疫情调查处置过程中，应主动进行病例搜索，及时发现感染者。对暴发疫情中的个案进行流行病学调查，找出传染源、传播因素，评价扩散危险程度，并采集相关腹泻病例标本、食品标本、环境标本（水体、居家环境）等，进行霍乱弧菌分离及分型鉴定，以帮助分析暴发的原因。

暴发疫情结束后，及时收集、整理、统计和分析调查资料，撰写调查报告，报告主要包括疫情概况、首发病例或指示病例的描述、流行特征、暴发原因分析、实验室检测结果和病原分型、控制措施效果评价等内容。疫情结束 7 天内完成结案报告的撰写,随同"暴发调查关键信息一览表"上传至"突发公共卫生事件报告管理信息系统"。

三、危险因素监测

不同地区不同时间造成霍乱流行的危险因素会有所不同,主要通过水和食物,特别要注意食源性危险因素,例如海水产品、被含霍乱弧菌的河沟水污染的蔬菜、卫生条件差的大排档、小吃摊等,也应注意少见因素,如跨境传播。气候中常见的影响因素为台风和海水倒灌,可造成霍乱的感染扩散。危险因素监测用于疫情预警、疫情溯源、明确霍乱防疫重点、制定防控策略等。

1. 环境水体　环境水体是必检对象,以经水传播为主的地区尤为重要,比如沿海地区、缺乏安全供水而主要依靠自然水体和水井供水的地区等。疫点周围及直接关联的水体是重点监测地区。其他易于污染的水体,如粪肥污染处、医院污水排放处、水产品码头、沟壑盲端、市政下水道排放处及海产品交易市场出水口等,应根据流行病学指征抽样检查。

在霍乱多发地区,应根据当地历次霍乱疫情规模及可能污染范围的情况,设置环境水体长期监测点。环境水体包括淡水和海水养殖场、亚热带地区沿海水域、江河入海口水体、河塘、湖泊、水井、自来水厂等。阳性水体应定期复查,直至完全转阴。

2. 其他外环境　医院污水排放口、下水道排放口,苍蝇、蟑螂可能污染的其他环境等,均可适当采样检测,以便了解是否被污染以及污染范围。

3. 食品检测　在霍乱多发地区,根据流行病学指征定期开展市售食品的监测。监测的重点包括海水产品以及生冷、卤制食品。在流行季节,以各地海水产品批发市场和餐馆为重点,采集甲鱼、牛蛙、贝壳等水产品,详细记录养殖地点和销售地点等信息,并进行霍乱弧菌的实验室检测。

第三节　霍乱预防控制

一、策略

霍乱防控实行"政府主导、部门配合、社会参与、依法处置"的综合性防制策略。长期策略宜采用"标本兼治,治本为主"的防治措施,通过物质文明建设(主要指改水改厕)和精神文明建设(指移风易俗、健康宣教等)丰富"标本兼治,治本为主"的工作内容。当霍乱疫情暴发时,则宜采取狠抓卫生宣传教育、提高群众自我防护意识、注意饮食卫生习惯、对病例排泄物的安全处置等,是个人预防霍乱最有效的方法。采取常规监测和特殊监测相结合,在重点地区和重点人群中有针对性地投放预防性药物,加强食品卫生监督管理及饮水消毒和保护等综合性应急防制措施,是迅速控制霍乱暴发流行和阻止疫情扩散与蔓延的有效措施。

二、原则

在长期的霍乱防制实践中,我国科学总结出霍乱疫点消毒处理的根本原则"早、小、严、实",对疫点既要尽早处理,又要遵循"小"的原则,既要强调措施严厉,又要突出落到实处。可根据不同类型的病例及污染情况,采用科学而灵活的消毒方法。有针对性地彻底消毒,从而及时、有效地控制霍乱疫情的扩散与蔓延,避免不必要的物质消耗和浪费。

三、措施

霍乱是因摄入受粪便污染的水或食物中所携带的 O1 或者 O139 霍乱弧菌而引起的一种急性肠道感染,其传播与无法充分获得安全用水和适当卫生设施密切相关。预防霍乱的发生,必须贯彻"预防为主"的方针,深入开展宣传教育,普及以霍乱为重点的肠道传染病防治知识,充分发挥各级医疗机构在监测与防治中的重要作用,有针对性地制定本地区的预防控制规划。要抓早、抓紧、抓落实,采取以"三管一灭"(管水源、管饮食、管粪便,灭苍蝇、蟑螂)为中心的综合性预防措施,逐步减少和控制霍乱发生和流行因素。这些预防措施对于其他腹泻病的防控同样具有重要作用。以下从流行因素角度探讨肠道传染病防制基本策略。

(一)控制传染源

1. **建立健全以肠道门诊为主体的腹泻病诊疗监测体系** 一般情况下,各级综合医疗机构每年 5—10 月开设肠道门诊,同时各地区会根据历年疫情情况设置一定比例常年开设的肠道门诊。肠道门诊一般包括诊疗室、观察室、专用厕所等,指派专(兼)职医生、护士、检验人员,配备专用医疗设备、抢救药品、消毒器械、粪便采集和运送器材,以及霍乱快速诊断试剂。肠道门诊要求"逢疑必采",对所有霍乱疑似病例,须立即采集粪便标本进行快速检测及分离培养。无检测条件的基层医疗机构,由检验人员或门诊医务人员按要求采集标本,详细登记病例信息,立即送当地疾病预防控制中心进行分离培养和鉴定。

2. **规范疫情的报告和管理** 做到五早,即早发现、早报告、早诊断、早隔离、早处理,是有效管理传染源、迅速控制疫情的首要环节。无论在流行季还是非流行季,都应具备腹泻病例霍乱排查意识,尽早发现病例并及时报告。

3. **加强重点人群的监测和管理** 人口流动频繁的地区和单位,特别是外来人口聚集地,如城乡接合部、车站、码头、大型建筑工地等,因人员流动频繁,不易长期固定监测,应着重加强经常性预防与监督。外来人口聚集地的非安全性供水,是霍乱弧菌及其他肠道致病菌重点监测的目标。

(二)切断传播途径

1. **确保饮用水安全** 水是霍乱的重要传播途径,霍乱在一个地区的广泛流行、暴发或持续性流行往往与水体被污染有关。在已实现集中供水的地区,要保护好水源,确保饮用水不受污染;供水单位必须制定严格的操作程序,饮用水管理和消毒人员要相对固定,定期接受专业培训;开展水质监测。在没有实现集中供水的区域,应采取有效措施保护水源,改善饮用水条件。饮用水井的地方应设置井台、井栏、排水沟,使用公用水桶;饮用河塘水的地方应严格分段、分塘用水,设置警示牌,严禁在饮用水源内洗涤衣物、倾倒排泄物、洗刷粪具。提倡居民不喝生水、饮水消毒。幼托机构、学校、医疗机构等重点场所要加强用水管理。幼托机构和学校应保证幼儿、学生喝开水。医疗机构污水必须进行无害化处理后排放。

2. **加强食品监管,建立食品追踪溯源制度** 重视食源性致病菌监测和食源性疾病报告工作。加强对食品经营单位的监管,特别是餐饮行业、农贸市场、集体食堂等重点环节和重点场所。建立健全食品及其原料的登记、溯源制度,加强餐饮和销售环节的管理,严格执行食品安全要求。当发现不符合食品安全标准时,应立即停止相关食品的销售并责令餐饮单位停业整改。对食品行业从业人员,严格执行准入制度,依法进行体检和发放健康证明。有计划地对餐饮从业人员进行采便检查。

3. 开展爱国卫生运动 夏秋季是肠道传染病高发季节,发动群众开展经常性爱国卫生运动,消除苍蝇、蟑螂孳生地,有效降低苍蝇、蟑螂密度。在城镇,结合城市规划,解决好粪便贮存、污水排放和垃圾处理。在农村,结合社会主义现代化新农村建设和农村生产特点,建设无害化厕所或沼气池,使用干粪的地区实行高温堆肥发酵,厕所远离饮用水源。

(三)保护易感人群

1. 开展健康教育 充分利用网络、电视、宣传栏等多种形式,以生动活泼、贴近生活的方式,把健康教育内容融入其中,提高健康教育宣传的效果。宣传内容包括以霍乱为重点的肠道传染病防治基本知识,注意饮食饮水卫生,提倡喝开水、吃熟食,生吃瓜果蔬菜要洗净,食物加工生熟分开,饭前便后勤洗手,养成良好的个人卫生习惯,把好"病从口入"关。宣传的形式应根据宣传的受众进行适当调整,根据受众人群的生活环境和条件、文化背景、接受能力等,针对性地制定宣传方案。

2. 预防接种 在霍乱低发地区,口服霍乱疫苗仅作为一项常规性预防手段使用,不应取代上述建议的综合性措施。目前已有口服霍乱疫苗可供使用,我国使用的主要是重组 B 亚单位/菌体霍乱疫苗(WC-rBS),主要针对前往霍乱流行地区旅行和工作的人员进行预防性服用,包括出国旅游、出国务工人员等,尤其是所赴地区正处于流行季节,建议提前 3～4 周口服霍乱疫苗,并关注我国海关、旅游部门向公众发布的国际旅行建议。

第四节　霍乱应急处置

发生霍乱疫情后,应迅速组织力量核实诊断,判定疫情的严重程度,查明传播因素,追溯传染源,及时采取针对性的控制措施,防止疫情进一步扩散蔓延。按照《中华人民共和国传染病防治法》和《突发公共卫生事件应急条例》规定,启动应急预案,组织开展应急处置。如果流行病学调查发现病原体属于产毒株时,应严格按照霍乱处置要求采取控制措施;如果为非产毒株,则可以按照一般感染性腹泻控制措施进行处置。

一、疫点疫区划定

根据流行病学调查、疫情发生发展趋势及风险评估综合判断划定疫点、疫区范围。疫点、疫区划定的目的在于及时发现并管控传染源、切断传播途径、保护易感人群,控制疫情进一步发生发展。

疫点指发生病例、疑似病例或带菌者的地方,可重点考虑病例或带菌者日常活动及排泄病原体可能污染的范围。疫点的划定要根据流行病学指征,一般指同户出入有生活接触的住户或与病例、疑似病例、带菌者生活上密切相关的若干户为范围。根据传染源的污染情况,一个传染源可以划定一个以上的疫点。

疫区指出现多个霍乱病例的地区。根据疫情流行特征和传播趋势、当前所有疫点的地理分布、水系分布、交通分布、自然村落等要素综合考量划定疫区。疫区内包含多个疫点。划分疫区是为了明确需要采取控制措施的范围、防止病原体向疫点外扩散。

二、疫点处理

（一）传染源管理

对病例、疑似病例及带菌者及时采取医学隔离。患者的粪便、呕吐物及其他可能被污染的物品，均需采取严格的消毒处理。若转运患者，必须携带可盛放吐泻物的器具和消毒器械。对转运途中污染的物品、地面及时消毒处理。

（二）密切接触者管理

登记密切接触者个人信息和联系方式。密切接触者需进行医学观察，观察时间为脱离接触后 5 天。需对密切接触者进行卫生宣教，告知医学观察的内容；要求不参加聚餐、集会等活动；必要时对其排泄物进行消毒。为及时控制疫情，所有密切接触者均应开展至少一次粪便或肛拭子的霍乱弧菌培养检测。

（三）疫点消毒

做好随时消毒和终末消毒，特别是病例、疑似病例和带菌者吐泻物的消毒和处理。对所有可能污染的场所、物品、食品等都应进行消毒。

（四）其他措施

全面管理疫点，开展卫生宣教，落实饮水消毒、杀蛆灭蝇及改善卫生环境等措施。加强饮水、食品卫生监督。

（五）疫情公布和风险沟通

根据疫情防控工作需要，依法向公众发布疫情相关信息，告知公众潜在风险和应对措施，避免猜疑、恐慌等不利因素。

三、疫区处理

除了在疫点采取严格的防控措施之外，还应在疫区范围内开展群众爱国卫生运动，加强疫点外围的监测，及时发现传染源，防止疫情扩散。

（一）应急监测

综合考虑流行病学调查、疫情形势以及实验室检测能力，制定应急监测方案。应急监测的内容除包括腹泻病例外，还要涵盖重点人群、水体、海水产品、餐饮食品等多方面。

按照应急监测方案尽快在疫区内开展腹泻病应急监测，对腹泻病例做好登记报告、采样送检和及时治疗，发现疑似病例应及时隔离留观。开展腹泻病例主动搜索，及时发现所有腹泻病例并处置。

（二）加强生活饮（用）水卫生管理

提供安全生活饮（用）水是预防霍乱传播的根本措施。在以河水为饮（用）水的地区，禁止在河内洗涤患者衣物、用品及下河游泳。饮（用）塘水的地区，应将饮水和洗涤用水分开，饮水要消毒。饮（用）井水的地区，水井要有栏、有台、有盖、有共用水桶，安排专人消毒。定期对上述水体采样检测卫生学指标和分离培养霍乱弧菌。饮（用）自来水的地区，对出厂水余氯进行监测，特别是村镇小自来水厂的水源，做好加氯消毒。

（三）加强食品卫生监管和集市贸易管理

禁止出售不符合卫生要求的食物。对不符合要求的饮食店、食品摊位限期整改，未达到卫生要求之前停止营业。病例、带菌者、密切接触者等霍乱疫情相关人员，不得从事饮食服务业，对饮食服务业从业人员开展健康检查。

加强集市贸易管理。停止销售可能被霍乱弧菌污染的食品,查清污染来源及销售去向。

(四)做好粪便管理,改善环境卫生

粪便管理以不污染环境,并达到无害化为原则。对农村和城镇可能污染饮用水源的厕所进行改造。

(五)健康教育

疫区内开展健康教育宣传,告知公众霍乱防控知识,包括如何预防霍乱、霍乱症状、出现腹泻如何就医等。开展因地制宜、形式多样的健康教育活动。加强风险沟通,及时识别和处理舆情。

(六)国内交通检疫和国境卫生检疫

通过疫情评估发现潜在的跨区域传播或国境输入等情况时,按照《中华人民共和国传染病防治法》《突发公共卫生事件应急条例》《国内交通卫生检疫条例》《中华人民共和国国境卫生检疫法》等相关法律要求实施国内交通检疫,防止疫情扩散。

四、阳性水体管理

对检出产毒株的水体(阳性水体)必须加强管理和监测。应插警示牌或采取其他有效告知办法,告诫群众暂时不能使用该水体。与阳性水体相关的地区,应加强防控。对周围人群或重点人群进行监测;在阳性水体周围检出病例和带菌者时,判断是否是水型暴发或流行,对水体两岸地区进一步做好饮用水消毒和粪便管理。阳性水体内的动植物,在水体转阴前,禁止捕捞和移植。

五、应急接种

是否需要在疫区进行霍乱疫苗应急接种,应组织专家根据疫情的具体情况进行评估。如疫情严重程度、发展趋势、流行菌株血清型、疫区经济状况、安全生活用水可及性等,进行流行病学分析和评估后,确定接种人群、接种范围和接种率。疫苗接种仅作为一种辅助性措施,在霍乱防控实践中,应始终坚持"以切断传播途径为主导"原则。

第五节 其他肠道传染病防控要点

肠道传染病通常因患者接触受污染的水和食物成为疫情初期主要的传染源,然后通过接触传播方式将疫情进一步扩大。肠道传染病防控主要考虑以下方面:①日常做好疾病监测和外环境监测;②疾病高发季加强肠道门诊、发热门诊、感染科等相关科室医务人员培训;③疫情发生早期做好病例、可疑病例、带菌(毒)者、密切接触者的管控以及可疑污染源的消毒处理;④做好社会公众健康教育,培养公众养成"每个人是自己健康第一责任人"的意识。具体病种防控要点如下。

一、细菌性痢疾

细菌性痢疾以散发为主要流行形式,病例可以通过肠道门诊就诊时发现。日常采用健康宣教方式,倡导群众吃熟食、喝煮开的水、饭前便后洗手、防蝇虫。发生暴发疫情时对病例及时管理、对受污染的水源和食物早期采取控制措施,可以使疫情得到快速控制。

二、伤寒、副伤寒

由于集中供水的普及,我国水型伤寒、副伤寒暴发已明显减少。目前伤寒、副伤寒的防治仍有以下难点:①缺乏系统的传染源管理体系;②危险因素复杂多样;③缺乏完善的易感人群保护措施;④防控措施得不到有效落实。针对以上问题,任何单一的防控措施都很难奏效。实践证明,采取以切断传播途径为主的综合性控制措施对伤寒、副伤寒的控制是有效的,但措施是否更具有针对性和如何优化组合防控措施,如何寻找到落实措施的高效方式及真正落实这些措施,是目前伤寒、副伤寒防控工作亟待解决的重点问题,也是难点问题。伤寒、副伤寒在不同地区、不同季节的危险因素不同,需因地制宜制定防控措施。

三、诺如病毒感染性腹泻

诺如病毒感染性腹泻疫情的防控主要在于对传染源的早期发现和控制,以及对患者污染环境的规范处置。例如对可疑的水(桶装水、自备水等)或食物立即暂停使用并送检以明确带毒情况;疑似感染者需脱离集体环境进行隔离至排除或72小时后症状消失且诺如病毒检测为阴性后方可返校(工),对餐饮工作人员等重点人群的措施更加严格,感染者必须连续两次诺如病毒检测阴性方可返工;诺如病毒具有极强的传染性,对酒精等消毒剂不敏感,需要使用含氯消毒剂喷洒消毒,课桌、门把手等部位需擦拭消毒;处理诺如病毒病例呕吐物时,使用含有效氯5 000~10 000mg/L的含氯消毒剂,处理时应戴好口罩和手套;加强宣教,一旦有学生在公众场合呕吐,一定要及时疏散,报告卫生老师或校医,千万不要停留围观。

四、手足口病

手足口病疫情的防控在于对传染源的管理以及对重症患者的早期识别。传染源管理即在发现早期对学校或幼托机构疫情发生班级停课,出现重症或死亡病例,或1周内同一班级出现2例及以上病例,建议病例所在班级停课10天,同时做好相关班级的环境消毒。手足口病重症病例早期识别有以下特征:①持续高热,体温>39℃,常规退热效果不佳;②神经系统表现;③呼吸异常,呼吸增快、减慢或节律不整,安静状态下呼吸频率超过30次/分;④循环功能障碍,心率增快(>160次/分)、出冷汗、四肢末梢发凉、皮肤发绀、血压升高、毛细血管再充盈时间延长(>2秒);⑤外周血白细胞计数升高,≥15×10^9/L,除外其他感染因素;⑥血糖升高,出现应激性血糖升高,血糖>8.3mmol/L;⑦血乳酸升高,出现循环功能障碍时,通常血乳酸≥2.0mmol/L,其升高程度可作为判断预后的参考指标。在引起手足口病的多种病原体中,EV71是导致重症病例的主要病原体。目前已上市的手足口病疫苗主要针对EV71进行研发,可预防由EV71感染引起的手足口病。该疫苗适用于6月龄至5周岁的儿童,接种方式为两剂,第一剂和第二剂之间需间隔至少1个月。

五、轮状病毒感染

轮状病毒主要通过散发传播,因此加强个人和社区的卫生意识是预防轮状病毒传播的关键。加强健康教育,保持良好的个人、食物和环境卫生,经常洗手,使用公筷公勺,并避免与患者共用物品。常用消毒剂即可杀灭轮状病毒,如双季铵盐等。此外,推广和普及轮状病毒疫苗也是预防轮状病毒感染的有效措施。疫苗接种可以显著降低发病率和病情严重程度。建议在儿童6月龄时开始接种轮状病毒疫苗,并按照医生的建议完成接种计划。

（孙继民 陈奕娟）

【思考题】

1. 引起腹泻的主要病原体有哪些?

2. 霍乱暴发疫情调查处置要点有哪些?

第十一章　艾滋病与性传播疾病

【学习要点】

1. 了解艾滋病等性传播疾病的流行现状、传播途径与主要临床表现。
2. 熟悉艾滋病等性传播疾病防控的重点人群、检测发现技术、预防控制策略。
3. 熟悉艾滋病哨点监测和分子传播网络监测的基本概念、监测内容及方法。
4. 掌握艾滋病自愿咨询检测和医务人员主动提供艾滋病检测咨询的内容和方法。
5. 掌握艾滋病检测发现、治疗管理、重点人群干预和职业暴露应急处置的内容和方法。

第一节　概　　述

目前,已知有 30 多种不同的细菌、病毒和寄生虫通过性接触传播。其中 8 种病原体引起的性传播疾病最常见,有 4 种可以治愈:梅毒、淋病、衣原体感染和滴虫病;另外 4 种是无法治愈的病毒感染:乙型病毒性肝炎(简称乙肝)、单纯疱疹病毒感染、人类免疫缺陷病毒(HIV)感染和人乳头瘤病毒(HPV)感染。性传播疾病主要通过性接触传播,包括阴道性交、肛交和口交。一些性传播疾病也可能在怀孕、分娩和哺乳期间通过母婴传播。易感人群可能在没有症状的情况下感染性传播疾病。性传播疾病的常见症状包括阴道分泌物异常、男性尿道分泌物或烧灼感、生殖器溃疡和腹痛等。

一、流行情况

(一)艾滋病

HIV 是一种攻击人体免疫系统的病毒。获得性免疫缺陷综合征(艾滋病,AIDS)是HIV 感染的最晚期。HIV 以人体白细胞为目标,削弱免疫系统。感染者更容易患肺结核、感染和肿瘤等疾病。HIV 经由感染者的体液传播,包括血液、母乳、精液和阴道液;也可以由母亲传给胎儿;不会通过亲吻、拥抱或分享食物传播。HIV 感染可以通过抗逆转录病毒疗法(ART)进行治疗和预防。未经治疗的 HIV 感染通常会在多年后发展为艾滋病。

艾滋病是全球性的重大公共卫生问题,在全球所有国家持续传播,迄今已夺去 4 040 万(3 290 万~5 130 万)人的生命;一些国家报告的新发感染呈上升趋势,而之前呈下降趋势。截至 2022 年年底,估计全球有 3 900 万(3 310 万~4 570 万)HIV 感染者,其中约 2/3(2 560 万)在非洲区域。2022 年,全球有 130 万(100 万~170 万)人新感染 HIV,63 万(48 万~88 万)人死于 HIV 相关原因。

目前针对 HIV 感染尚无治愈方法。然而,随着人们获得有效的 HIV 预防、诊断、治疗和护理措施,包括针对机会性感染的措施,HIV 感染已成为一种可管理的慢性疾患,HIV 感染者能够过上健康长寿的生活。WHO、全球基金和艾滋病署都制定了全球 HIV 战略,这些战略与到 2030 年终结 HIV 流行的可持续发展目标一致。

2022 年,在所有 HIV 感染者中,有 86%(73%~98%)了解自身感染状况,76%(65%~89%)正在接受抗逆转录病毒治疗,71%(60%~83%)病毒载量已得到抑制。预期到 2025 年,95% 的 HIV 感染者得到诊断,其中 95% 的确诊者接受抗逆转录病毒治疗,95% 接受治疗者达到病毒载量抑制,以利于人体健康并减少 HIV 的继续传播。

(二)其他性传播疾病

全球每天有 100 多万人感染性传播疾病。2020 年,WHO 估计有 3.74 亿人新增感染以下四种性传播疾病中的一种:衣原体感染(1.29 亿人)、淋病(8 200 万人)、梅毒(710 万人)和滴虫病(1.56 亿人)。2016 年,估计有超过 4.9 亿人感染了生殖器疱疹病毒;估计有 3 亿妇女感染 HPV,HPV 病毒是宫颈癌的主要致病因素;估计有 2.96 亿人患慢性乙型病毒性肝炎。HPV 感染和乙肝可以通过接种疫苗预防。

除感染本身造成的直接影响外,性传播疾病还可能引发其他严重后果:①疱疹、淋病和梅毒等性传播疾病会增加感染 HIV 的风险。②性传播疾病的母婴传播可导致死产、新生儿死亡、出生体重不足和早产、败血症、肺炎、新生儿结膜炎和先天畸形。据估计,2016 年约有 100 万名孕妇患活动性梅毒,导致 35 万多例分娩结果不良,其中包括 20 万例死产和新生儿死亡。③HPV 感染导致宫颈癌。宫颈癌是全球女性第四大常见癌症,据估计,2018 年有 57 万新增病例,每年有 31.1 万人死于宫颈癌。④2019 年,乙肝导致约 82 万人死亡,主要死于肝硬化和肝细胞癌(原发性肝癌)。⑤淋病和衣原体感染等性传播疾病是女性盆腔炎和不孕症的主要原因。

二、检测发现

用于性传播疾病的准确诊断检测工具已在高收入国家广泛使用。这些检测工具对无症状感染的诊断尤其有效。但在低收入和中等收入国家,性传播疾病的诊断检测工具不太容易获得。即使能够检测,费用往往也十分昂贵,而且由于交通不便等原因,患者通常要等待很长时间才能得到检测结果,增加了患者追踪、护理或治疗的难度。目前可以获得廉价、快速检测工具的性传播疾病仅限于梅毒、乙肝和 HIV 检测。

梅毒快速检测已在一些资源有限的环境中使用。目前已有同时快速检测 HIV/ 梅毒的方法,可以用一根单次指端采血棒和一个单次检测试剂盒进行 HIV 和梅毒检测。检测方法十分准确,可以在 15~20 分钟内出结果,便于使用,只需要进行最简单的培训即能完成操作。其他性传播疾病的几种快速检测工具正在开发中,有可能改善性传播疾病的诊断和治疗,特别是在资源有限的环境中。

HIV 可以通过快速诊断检测法得到诊断,当天即可获得检测结果,大大促进了早期诊断及与治疗和关爱措施的对接。高风险人群也可用 HIV 自测方法进行自我检测。但是,没有任何一种单项检测可以提供完整的 HIV 诊断,需要由合格且经过培训的卫生或社区工作者在社区卫生服务中心或诊所进行确认检测。在国家批准的检测策略中使用 WHO 预认证的检测试剂盒,可以十分准确地发现 HIV 感染状况。

最广泛使用的 HIV 诊断检测法可发现人体对 HIV 做出免疫反应过程中所产生的抗体。

多数情况下,人体在感染后 28 天内产生 HIV 抗体。这段时间会经历所谓的"窗口期"——产生的 HIV 抗体还未达到标准检测法能够检测到的程度,可能没有感染 HIV 的体征,但可将 HIV 传染给他人。

被诊断为 HIV 阳性者在治疗之前要再次检测,以排除检测或报告错误。需要特别注意的是,一旦确诊感染 HIV 并启动治疗,就不应再重复检测。虽然对青少年和成年人的检测简单有效,但对 HIV 阳性母亲所生的婴儿(18 月龄以内),血清学检测并不足以发现 HIV 感染,因此必须在出生时或 6 周龄时进行 HIV 病毒学检测。

三、临床治疗

目前已有针对几种性传播疾病的有效治疗方法。三种细菌性的性传播疾病(衣原体感染、淋病和梅毒)和一种寄生虫引起的性传播疾病(滴虫病),使用现有的单剂抗生素疗法一般可治愈。对于疱疹和 HIV 感染,目前已有的最有效药物是抗病毒药物,虽不能治愈疾病,但可控制病程。对于乙肝,抗病毒药物可能有助于抗击病毒,并可减缓对肝脏的损害。

近年来,性传播疾病(尤其是淋病)对抗生素产生的耐药性迅速增加,可用治疗方案不断减少。淋球菌抗微生物药物耐药性监测显示,其对多种抗生素的耐药率很高,包括对喹诺酮类药物耐药性、对阿奇霉素的耐药性正在不断增加,且对广谱头孢菌素这一最后治疗方法出现耐药性,这些都增加了淋球菌无法治疗的风险。虽然其他性传播疾病的抗微生物药物耐药性不太常见,但也同样存在,因此,预防和及时治疗至关重要。

HIV 感染可通过三种或三种以上抗逆转录病毒药物组成的联合疗法来治疗。目前的抗逆转录病毒疗法虽无法治愈 HIV 感染,但可在很大程度上抑制病毒在人体内的复制,使人体免疫系统康复、增强并恢复其抵御机会性感染和癌症的能力。

自 2016 年以来,WHO 建议向儿童、青少年和成年人以及孕妇和哺乳妇女等所有 HIV 感染者终身提供抗逆转录病毒药物治疗,无论其临床状况或 CD4 细胞计数如何。到 2021 年 6 月,187 个国家已经采纳了这一建议,占全球 HIV 感染者总数的 99%。除"应治尽治"策略外,WHO 建议对所有 HIV 感染者快速启动抗逆转录病毒治疗,包括在诊断当天即为做好准备的人提供抗逆转录病毒疗法。至 2021 年 6 月,82 个低收入和中等收入国家已采取这一策略。

四、预防措施

(一)使用安全套

持续正确使用安全套是预防包括 HIV 感染在内的性传播疾病最有效的方法之一。安全套还可以防止在性关系中意外怀孕。尽管非常有效,但安全套并不能预防引起外生殖器溃疡(如梅毒或生殖器疱疹)的性传播疾病。所有阴道性交和肛交都应该尽可能使用安全套。

(二)疫苗预防

乙肝和 HPV 感染有安全高效的疫苗可供使用,这些疫苗代表了在预防性传播疾病方面取得的重大进步。到 2020 年年底,已有 111 个国家将 HPV 疫苗列入常规免疫规划,其中大多数是高收入和中等收入国家。如果能够实现少女(11~15 岁)HPV 疫苗接种高覆盖率(>80%),则通过接种 HPV 疫苗可在下个十年内在宫颈癌病例最多的低收入和中等收入国家预防几百万名妇女死亡。

疱疹疫苗和 HIV 疫苗的研究工作正在推进，一些候选疫苗正处于早期临床开发阶段。越来越多的证据表明，预防流行性脑脊髓膜炎的疫苗对淋病有交叉保护作用。需要对衣原体感染、淋病、梅毒和滴虫病疫苗进行更多研究。

（三）检测治疗

及时进行检测和抗逆转录病毒治疗是预防艾滋病的重要措施。正在接受抗逆转录病毒药物治疗且病毒得到抑制的 HIV 感染者不会将 HIV 传给其性伴，因此 HIV 感染者尽早使用抗逆转录病毒药物并坚持治疗，对改善其健康及预防 HIV 传播都至关重要。此外，使用抗逆转录病毒药物可以防止母亲将 HIV 传染给子女。

（四）其他生物学措施

其他生物医学干预措施，如成年男性包皮环切术和杀微生物剂对预防一些性传播疾病也有一定的效果。有关临床试验显示，接受包皮环切术的成年男性感染 HIV 的风险可降低 50%～60%，感染疱疹病毒 2 型和各型 HPV 的风险降低 30%。虽然尚无可靠证据证明男性可通过接受环切术降低其阴道性交的女性伴侣感染 HIV 的风险，但有部分研究结果显示，接受包皮环切术男性的女性伴侣 HIV 感染率略低。此外，使用药物进行暴露前、后预防，可以大大降低重点高危人群 HIV 感染风险。

五、面临挑战

（一）目标人群行为变化错综复杂

尽管做了大量工作，推广能确定降低危险性行为的简单干预措施，但行为变化依然是一项错综复杂的挑战。研究显示，有必要重点关注的是：经过仔细定义的人群，与其进行广泛磋商，让其参与措施的制定、落实和评价过程。

教育和咨询可以提高公众识别性传播疾病症状的能力，增加自身主动就医和鼓励性伴侣就医的可能性。然而，公众缺乏认识、卫生工作者缺乏培训以及对性传播疾病的长期和普遍的污名化仍然阻碍着更多和更有效地利用这些干预措施。

（二）以筛查和治疗性传播疾病为目的的卫生服务依然薄弱

筛查和治疗性传播疾病面临诸多问题，包括资源限制、污名化、服务质量差以及往往需要自付费用。

性传播疾病发生率最高的边缘化人群（性工作者、男男性行为者、注射毒品者、监狱囚犯、流动人口和青少年）往往无法获得充分和方便使用的卫生服务。

许多情况下，低收入和中等收入国家的性传播疾病服务往往不受重视且资金不足。这些问题导致在对无症状感染者进行筛查方面出现困难、训练有素的人员数量不足、实验室能力有限以及药物供应不足。

第二节　艾滋病监测

艾滋病监测是持续对艾滋病疫情、高风险人群和 / 或危险行为进行监测，用于预测艾滋病流行趋势、描述受影响人群和指导公共卫生应对措施。相对于个体检查而言，艾滋病监测更强调群体，且随着时间的推移，监测的内容也在不断更新和变化，以期为更好地制定公共政策提供科学依据。艾滋病监测除了常规的疫情报告之外，主要开展针对各类高风险人群及其行为与感染状况的哨点监测。近年新开展的 HIV 分子网络监测，旨在评估区域病毒传播特征与传播网络活跃程度,为精准防治提供科学依据。

一、艾滋病哨点监测

艾滋病哨点监测指在固定地点、固定时间连续收集特定人群中 HIV 感染状况、行为特征及相关信息,为分析当地艾滋病流行水平及趋势、评价艾滋病预防与控制效果提供依据。

(一)监测目的

1. 了解不同地区特定人群艾滋病流行状况和流行因素。

2. 分析不同地区特定人群艾滋病流行趋势,为艾滋病疫情预测提供信息。

3. 为制定艾滋病防治策略和干预措施及效果评价提供依据。

(二)监测人群

监测人群包括吸毒者、男男性行为者、卖淫妇女、性病门诊就诊者、孕产妇、青年学生、流动人口等 HIV 感染高风险人群和其他重点人群或一般人群。

(三)哨点设置

根据当地艾滋病的流行状况、易感染艾滋病高危行为人群规模等相关因素和防治工作需要,在高危行为人群、重点人群、一般人群中建立监测哨点。优先选择高危行为人群设立哨点,当地高危行为人群 HIV 抗体检出率高于 5% 时,应考虑设立一般人群监测哨点。可根据当地疫情特点自行设立重点人群监测哨点。

(四)监测内容

1. **一般人口学信息** 包括年龄、性别、婚姻、户籍、民族、文化程度等。

2. **血清学信息** 包括 HIV 抗体、梅毒抗体、丙肝抗体以及 HIV 新发感染检测。

3. **行为学信息** 包括性行为、吸毒行为等高危行为信息。

4. **其他有关信息** 包括艾滋病防治知识知晓率、接受检测和行为干预服务的情况等。

二、艾滋病分子网络监测

HIV 具有高度变异性,具有传播关系的感染者群体的病毒基因序列具有更大的基因相似性,在系统进化分析上更倾向于聚集成簇。HIV 基因序列数据可提供传播关系的信息,基于病毒序列进行的系统进化分析可以构建关联个体的 HIV 传播网络,了解传播模式,准确判断潜在传播并确定活跃传播网络,引导针对高风险传染源的精准干预,一些发达国家已将其列为控制艾滋病新发感染的国家策略之一。

(一)基本概念

1. **分子网络** 又称分子簇,是指经 HIV 基因序列分析确定的一组可能具有传播关系的 HIV 感染者组成的网络。网络的基本结构是节点和连接节点的边,节点代表网络中的个体;边表示相连的两个节点(个体)之间 HIV 基因序列的基因距离小于某一个特定的阈值,因而具有潜在的传播关系;节点的度数指每个节点所连接的边的数目,也称链接数,指与该节点(个体)存在潜在传播关系的其他节点(个体)的数目。

2. **传播网络** 指由一组具有传播关系的 HIV 感染者组成的网络,包括已诊断和未诊断的 HIV 感染者,分子网络是传播网络的一部分,由传播网络中已诊断且获得 HIV 基因序列的感染者组成。

3. **风险网络** 指由一组具有 HIV 传播风险的人组成的社会网络,既包括已诊断和未诊断的 HIV 感染者,也包括具有潜在感染风险的 HIV 阴性人群。传播网络是风险网络的一部分,由风险网络中的 HIV 感染者组成。

（二）监测目的

1. 建立 HIV 分子监测系统,完善 HIV 传播网络监测。

2. 实施基于 HIV 传播网络分析的艾滋病精准防控策略。

（三）监测流程

分子网络监测工作流程包括样本采集与信息收集、实验室检测与数据库构建、分子网络分析与鉴定、分子网络评估 4 个关键步骤。分子网络监测工作流程主要针对在特定区域内由疾控部门主导的 HIV 分子网络的鉴定和分析,鉴定的结果可以为传播网络和风险网络的调查和精准干预提供信息。

（四）监测方法

1. **样本采集与信息收集** 包括采集血液样本、通过现场流行病学调查或查询医疗机构数据收集信息、实验室检测、质量控制、建立数据库等。为确保传播网络分析的质量,基线分子网络分析应尽可能多地收集和检测此前当地感染者的样本,特别是近 2~3 年的样本,以更好地反映近期传播网络情况,此后每年采样比例应不低于监测地区当年新报告病例的60%。分子网络分析与鉴定所需的信息为 HIV 感染者基本的人口学、流行病学、实验室检测、临床以及相关行为学信息,应不涉及感染者隐私相关的敏感信息。

2. **实验室检测与数据库构建** 分子网络监测可以使用任何 HIV 基因区序列作为工作基因区,但为了充分利用数据资源,可以使用耐药检测获取的 HIV-1 pol 基因序列(PR/RT 区),作为分子网络监测的工作基因序列。这不仅可以充分利用更多既往获得的耐药监测数据,也可以为后续的耐药检测工作提供数据支持。除了病毒基因序列数据外,还应收集其他有助于分子网络分析的实验室检测结果,如病毒载量、$CD4^+$ 细胞计数、耐药位点、新发感染检测等结果。

3. **分子网络分析与鉴定** 通过系统进化分析鉴定 HIV-1 的基因亚型和重组毒株,同时进行病毒基因型耐药突变位点分析,分析结果将直接用于分子网络分析。目前常用的分子网络分析方法有两两比对的基因距离法、系统进化树法及两者联合分析方法。基因距离的计算推荐使用 HIV-TRACE 和 HyPhy 等软件包,选择 TN93 模型进行计算。较小的基因距离阈值可以较好地反映近期发生的传播,因而对防控更有指导意义。各种类型的分子网络监测都需要展示网络示意图,提取网络基本信息,包括网络个数(簇数)、网络节点数、节点度数等。除了构建基于序列的分子网络以外,还需要将每个节点对应感染者的人口学、流行病学和实验室检测信息注释到分子网络中,以便进一步对网络特征进行描述。

4. **分子网络评估** 通过对分子网络特征指标的评价,评估监测区域内需重点关注的活跃分子网络及网络内高风险传播人群,为后续传播网络调查提供依据。监测过程中重点关注原有的分子网络扩张或出现新的分子网络,辅以其他人口学、流行病学、实验室检测、临床以及社会网络的相关信息,为后续个案追踪和同伴调查以及精准干预奠定基础。

第三节 艾滋病防治

2014 年,联合国艾滋病规划署(UNAIDS)提出艾滋病防治三个 90% 的策略,即在继续推行综合、强化的干预措施基础上,到 2020 年生存的 HIV/AIDS 患者 90% 被检测出,诊断的 HIV/AIDS 患者 90% 接受规范的抗病毒治疗,治疗的 HIV/AIDS 者 90% 达到病毒抑制。2017 年，国际艾滋病防治领域倡导这样一个理念："未检测到 HIV 病毒 = 没有传染性（U=U）"。这一理念体现了"治疗就是预防"的思想，与 3 个 90% 的策略相吻合：尽最大可能发现已经感染 HIV 的感染者，并给予有效的抗病毒治疗，降低感染者的传染性，从而达到阻断艾滋病传播的目的。2020 年，UNAIDS 为实现 2030 年全球艾滋病防治目标，将 2025 年艾滋病防治的阶段目标升级为三个 95%。基于上述策略，艾滋病防治需进一步强化病例发现与治疗管理、重点人群综合干预，推广应用暴露前、后预防的防治措施。

一、检测发现

尽早发现 HIV 感染者，尽快开展抗病毒治疗，实现有效病毒抑制是全球终结艾滋病流行的重要策略。HIV 检测不仅是这一策略的重要前提，也是对易感染 HIV 危险行为人群进行有效干预的重要环节。

（一）医务人员主动提供艾滋病检测咨询

1. **概念**　医务人员主动提供艾滋病检测咨询（provider initiated HIV testing and counseling，PITC），是指医疗卫生机构医务人员在医疗服务中，主动为就诊者 / 患者提供 HIV 检测和针对性的咨询，并把这项服务作为艾滋病预防、医疗服务和关怀服务的组成部分。

2. **服务对象**

（1）术前、住院及有创伤检查的患者。

（2）性病门诊、肛肠科、泌尿科、妇科等就诊者。

（3）孕产妇及备孕夫妇。

（4）感染者的孩子。

（5）婚前医学检查者。

（6）HIV 感染者 / 艾滋病患者的配偶 / 性伴。

（7）结核病、丙肝等患者。

（8）具有以下行为的就诊者：吸毒、卖淫嫖娼、多性伴、同性性行为、有偿供血者及受血者等。

（9）具有以下临床症状的患者：不明原因的长期发热（间断或持续）>1 个月；出现口腔念珠菌病、带状疱疹、单纯疱疹、口腔毛状黏膜白斑、复发性口腔溃疡、脂溢性皮炎等细菌、真菌、霉菌感染；复发性上呼吸道感染；反复发作生殖道感染；慢性腹泻>1 个月；不明原因肺部感染；不明原因体重下降（<原来体重的 10%）；发育迟缓或营养不良，且对治疗不敏感的儿童；掌跖及身体其他部位出现不明原因皮疹；生殖器、肛门部位出现溃疡性或赘生性病变；皮肤反复溃疡治疗效果不佳；突发精神或神经运动症状并逐渐加重者等。

3. **服务内容**　主要服务内容包括：提供艾滋病检测信息，完善就诊者基本信息登记，开展艾滋病检测，告知结果和提供后续服务，登记初筛阳性反应者个人信息，送检初筛阳性反应标本，确证结果咨询、告知和疫情报告，提供转介及后续支持服务等。

（二）艾滋病自愿咨询检测

1. **概念**　艾滋病自愿咨询检测（HIV voluntary counseling and testing，VCT）指怀疑发生 HIV 感染风险的个人，通过咨询专业人员，在充分知情和完全保密的情况下，自愿接受 HIV 检测及相关转介和延伸服务的过程。

2. **服务对象**

（1）HIV 感染者和艾滋病患者的家属或密切接触者。

（2）感染 HIV 的母亲所生新生儿。

（3）有过无保护性行为者（尤其是无保护的婚外性行为、多性伴侣性行为、男男同性性行为等）。

（4）与他人共用注射器吸毒的人员。

（5）既往有偿卖血者（到非法采血点卖血）。

（6）怀疑接受过不洁血液和血液制品者。

（7）使用过未经严格消毒的针具注射者。

（8）有破损的皮肤、黏膜，不慎接触到被 HIV 污染的血液、体液者。

（9）其他自愿接受艾滋病咨询检测的人员。

3. 服务内容　VCT 服务内容包括：检测前咨询、HIV 抗体筛查检测、检测后咨询及转介。咨询员应按规定程序为求询者提供规范的咨询、检测和转介等服务。

二、感染者治疗管理

"四免一关怀"是当前和今后一个时期我国艾滋病防治的有力政策措施，国家免费抗病毒治疗是其中重要内容之一，其目标是降低我国 HIV 感染的发病率和病死率，并通过有效的抗病毒治疗减少 HIV 传播。HIV 感染者需要持续的医疗关怀、治疗和支持，以满足整个病程中不断变化的需求，包括提供 VCT 及 PITC 服务，早期发现 HIV 感染者，及时纳入关怀体系；由经过培训的专业人员提供关怀和治疗；提供预防干预和咨询、心理支持、社会支持，以及必要时的社会服务、家庭护理和临终关怀与支持。

（一）HIV 感染者确诊并纳入关怀体系

HIV 检测是对 HIV 感染者提供关怀的第一步。有过 HIV 感染高危行为的人（如吸毒、不安全的采血、供血和输血经历、无保护性行为等），或者出现体征或症状提示有可能感染了 HIV 的个人都应该接受 HIV 检测。应在所有可能发现 HIV 感染者的地方提供 VCT 或 PITC 服务，如性病门诊、结核病门诊、医院、急诊室、生殖健康及产前门诊以及毒品替代治疗点。

（二）临床评估

HIV 感染确诊后，应对每位感染者进行临床和实验室评估，确定是否适合启动抗病毒治疗。评估首先包括完整的病史、药物治疗史、过敏史和免疫接种史。临床评估包括进行相应的体格检查以发现 HIV 相关的临床表现。实验室评估包括 CD4 细胞检测、病毒载量检测（有条件者）和其他相关实验室检查。

（三）提供抗病毒治疗

由经过培训的医务人员评估 HIV 感染者是否适合抗病毒治疗并确定治疗方案。应特别关注某些特殊情况，如合并结核分枝杆菌感染、肝功能异常、妊娠以及抗病毒治疗药物用药史等，选择适宜的抗病毒治疗方案，并在恰当的时机尽快启动抗病毒治疗。

（四）监测随访和支持

治疗中的监测随访包括定期实验室检测和临床随访。在监测过程中，可以及时发现药物不良反应和治疗失败等问题，必要时需将 HIV 感染者转诊到上级医院处理严重不良反应或其他临床问题。实施治疗的医疗机构应提供有效的抗病毒治疗依从性咨询服务，鼓励 HIV 感染者家属和同伴感染者等积极参与提高 HIV 感染者依从性的工作。

（五）治疗失败的确定

治疗失败可以通过病毒学、免疫学或临床表现来确定。治疗失败首先表现为病毒载量的升高,数周到数月内出现 CD4$^+$T 淋巴细胞计数下降,最终导致新机会性感染或肿瘤的出现或者原有感染的复发。严格进行临床随访和实验室检测、密切关注依从性并鼓励 HIV 感染者克服药物不良反应等,有助于提高治疗方案的有效性,及时发现治疗失败的征象。

(六)关怀的持续性

持续为 HIV 感染者提供医疗关怀和支持服务,并且能够满足病程中需求的不断变化。如果 HIV 感染者暂时未被纳入治疗体系,确保将其持续保留在随访关怀系统中,在随访机构接受常规随访,每年进行一次 CD4$^+$T 细胞计数检测,以评估疾病进展和机会性感染的发生,同时进行持续的抗病毒治疗动员。停止抗病毒治疗的 HIV 感染者也应继续获得全面的关怀和支持。

三、异性性传播高危人群干预

异性性传播高危人群指商业性交易女性服务者(commercial sex worker, CSW),又称女性性服务者(female sex worker, FSW)或目标人群(不同地区对此人群有不同的代称,如暗娼、失足妇女、卖淫妇女、小姐等)。

(一)干预目的

提高女性性服务者预防 HIV 感染 / 性病的自我保护意识和能力;促进女性性服务者安全性行为;减少女性性服务者 HIV 感染 / 性病及传播。

(二)干预策略

采用行为干预与生物学手段相结合策略,主要内容包括:开展有针对性的 HIV 感染 / 性病宣传教育;安全套推广;加强 HIV 感染 / 性病检测咨询;促进 HIV 感染者及早治疗和开展有效的随访管理;提供规范的性病转介治疗服务和生殖健康服务等。

(三)干预工作内容

1. **形势分析** 了解和掌握当地目标人群场所分布、规模及人群特征信息并进行分析。可利用当地艾滋病综合防治信息系统病例报告、哨点监测及其他各种专项调查资料,分析每年新报告 HIV 感染者中,目标人群所占比例;专项调查或哨点监测数据,目标人群 HIV 感染率、梅毒感染率;每年新报告 HIV 感染者中,经商业性行为传播的 HIV 男性感染者所占比例。开展目标人群场所调查,方法包括访谈关键知情人,走访社区、乡镇、街道的管理机构或常住居民,走访相关行政管理部门,创立目标人群群聊组获得相关信息等。对目标人群干预需求进行分析与评估。

2. **外展干预服务** 外展干预服务是加强干预工作人员与目标人群信息沟通,及时了解当地目标人群动向及对性病艾滋病防治工作需求等的一项重要工作。由接受过培训的外展人员对本辖区的女性性服务者实施干预,包括艾滋病性病基本知识宣传教育、检测动员和安全套推广使用等。

3. **HIV 感染 / 性病检测及咨询** 及时开展 HIV 感染 / 性病检测咨询,有效提高目标人群的检测覆盖率,及早发现 HIV 感染者。根据人群特征、检测工作需要,提供不同的检测服务。检测频率至少每 6 个月开展一次,每次检测时尽量覆盖新流入该场所内的女性性服务者。检测工作可以通过定期的外展干预开展。重点地区医疗机构的重点科室,如皮肤性病科、妇产科、感染科及计划生育门诊等开展对目标人群的咨询和检测工作(PITC)。低档人群的经济条件和个人主动检测意愿均有限,在外展干预工作中以直接提供检测服务为主。

4. **HIV 阳性／性病／美沙酮转介治疗** 有效的性病、艾滋病转介治疗服务是干预工作的关键环节。早诊断、早治疗不仅可以及时解除感染者的病痛和疾苦，延长其生存时间，而且通过及时治疗感染者，减少其向其他人传播 HIV/性病的风险。对于海洛因等阿片类毒品依赖者及时转介到美沙酮维持治疗门诊，降低注射吸毒人群 HIV 感染风险。

四、男男性行为人群干预

男男性行为者（men who have sex with men，MSM）指与同性发生性行为的男性，又称男性同性性行为者、男男性接触者等。根据性取向不同，MSM 可分为男性同性恋者、双性恋者和异性恋者。男性同性恋者简称"男同""同志"，是 MSM 人群的核心。

（一）干预目的

1. 提高 MSM 人群防范 HIV 感染的风险意识和自我保护意识，促进其安全性行为。

2. 扩大 MSM 人群的 HIV 检测覆盖面，促进其形成定期检测的行为习惯。

3. 扩大 MSM 人群 HIV 感染者抗病毒治疗覆盖面，促进其对应用抗病毒治疗药物开展暴露前及非职业暴露后预防服务的认识和利用。

（二）干预策略

MSM 人群预防干预是综合运用行为学和生物医学的方法和措施，从个体、群体和社会多个层面实施的综合干预。行为干预措施包括宣传教育、推广使用安全套和润滑剂、感染状态知情交友、外展服务、同伴教育和互联网干预等。生物医学干预措施包括艾滋病检测和咨询、感染者随访干预、性病筛查和治疗、使用抗病毒药物进行暴露前和暴露后预防用药以及 MSM 感染者抗病毒治疗等。

（三）干预工作内容

1. **形势分析** 持续进行 MSM 人群相关资料的收集和分析，包括：MSM 人群规模、活动形式和特点、活动场所分布等；MSM 人群艾滋病知识、态度和高危行为情况；MSM 人群性病艾滋病流行状况及其影响因素；已开展的防治工作及存在的困难和问题。

2. **行为干预** 对 MSM 人群宣传艾滋病的巨大危害，强调恶意传播艾滋病是违法行为，提高 MSM 人群对新型毒品（如冰毒）和助性剂滥用危害的认识，减少在性行为过程中的使用。宣传推广使用安全套对预防与控制艾滋病、性病的作用和意义，鼓励 MSM 人群在每次性行为中都使用安全套，提高安全套和润滑剂使用技能。鼓励 MSM 人群在交友之前相互了解性伴的检测情况并告知检测结果，从而进一步加强性行为过程中的自我防护。该方法有助于推动性伴之间互相积极引导，形成和强化检测意识，客观上有助于推动双方定期检测和安全套使用。

3. **检测和咨询** 通过艾滋病检测，MSM 人群可以及时了解自身 HIV 感染状态，从而采取预防措施，预防感染或避免二代传播和交叉感染。同时，艾滋病检测是艾滋病治疗的切入点。鼓励有性行为的 MSM 定期接受艾滋病检测，每 3～6 个月接受一次检测。艾滋病检测前后应提供必要的咨询，为检测对象提供专业的艾滋病知识解答和心理支持。

4. **性病筛查与治疗** 通过宣传、咨询、同伴教育等各种方式鼓励有性行为的 MSM 人群每隔 3 个月进行一次性传播疾病的筛查。具体筛查内容包括：性行为史、体格检查（包括肛门、直肠部位）、HIV 和梅毒的血清学检测等。

5. **HIV 感染者干预** HIV 感染者干预的目的是减少其危险行为，降低艾滋病进一步传播和重复感染艾滋病或性病的风险，促进感染者及时接受抗病毒治疗，改善生活质量。感染者干预在医学和社会心理两个层面上开展。

五、暴露前后预防

（一）暴露前预防

暴露前预防（pre-exposure prophylaxis，PrEP）是通过服用抗病毒药物来预防 HIV 感染的一种新型有效的生物学预防方法。全球多项临床试验研究结果显示，在 HIV 感染高风险人群中使用抗病毒药物进行暴露前预防，可在公共卫生层面有效遏制 HIV 传播。WHO 于 2015 年发布指南，建议在 HIV 新发感染率超过 3/100 人年的易感染 HIV 危险行为人群中开展 PrEP。

1. PrEP 适应证和启动前准备　恩曲他滨替诺福韦片（恩曲他滨 200mg/ 富马酸替诺福韦二吡呋酯 300mg，FTC/TDF）适用于有较高 HIV 感染风险人群的暴露前预防。并非所有 HIV 阴性者都适合使用 PrEP 预防 HIV 感染，只有处于 HIV 高暴露风险的人群才适合使用 PrEP。在开始 PrEP 之前需进行 HIV 暴露风险评估和医学及适应性评估。

（1）HIV 暴露风险评估：询问服务对象在过去 6 个月中的 HIV 高危行为，评估其 HIV 暴露风险。

1）是否发生过无安全套的男男同性性行为或异性性行为？

2）是否注射过违禁药品并且有过共用针具的情况？

3）性伴中是否有 HIV 感染者？

4）是否被新诊断患性传播疾病，如梅毒、淋病和衣原体感染？

5）是否多次使用过或者有意愿使用 PrEP/ 暴露后预防（PEP）措施预防通过性传播途径或静脉注射传播途径的 HIV 感染？

上述 5 个问题中性行为可以是肛交和阴道性交，只要有一个问题答案为"是"便可视为"HIV 高暴露风险行为"。如果其 HIV 阳性性伴已经开始抗病毒治疗，并且在过去 6 个月中有过病毒载量被完全抑制的记录，或者长期保持一夫一妻制异性伴侣关系，均可以不被列为"HIV 感染高暴露风险行为"。

（2）医学评估

1）年龄 18 周岁及以上。

2）HIV 抗体检测呈阴性。

3）存在 HIV 感染风险。

4）无不适宜服用替诺福韦等暴露前预防药物的情况。

5）同意按时服药，保证依从性，按时参加随访检测。

6）意识清醒，精神正常，能够自主决策。

实施 PrEP 前必须进行 HIV 检测，确保服务对象没有感染 HIV。HIV 自我检测结果不能作为启动 PrEP 的充分依据。对已经感染却从未被诊断的 HIV 阳性者进行 PrEP 可能会导致耐药发生，对其后续治疗产生严重的不良后果。此外，基线实验室检查还需排除服用 FTC/TDF 的禁忌证和相关情况。

2. PrEP 用药方式　口服 FTC/TDF（200mg/300mg）用于 PrEP 的服药方式主要有两种，分别为每日服药方案和事件驱动服药方案（event-driven，ED-PrEP），事件驱动服药方案又称按需（on-demand）服药方案。

（1）每日服药方案：每 24 小时口服 1 片 FTC/TDF。

（2）按需服药方案：指在预期性行为发生前2～24小时口服2片FTC/TDF（或富马酸替诺福韦二吡呋酯/拉米夫定，TDF/3TC），在性行为后，距上次服药24小时服用1片、48小时再服用1片FTC/TDF（或TDF/3TC），这是典型的"2+1+1" PrEP按需服药方式。

每日服药方案在各类高危人群均证实具有良好的预防HIV感染效果。而按需服药仅在MSM人群中观察到良好效果，这可能是由于MSM人群的性行为方式主要为肛交，直肠组织中的血药浓度比女性阴道分泌物的浓度达到保护效果的时间更短。因此，2019年WHO颁布的指南中，推荐在MSM人群中使用每日服药或按需服药方式，在异性恋人群及静脉注射吸毒者中仅推荐采用每日服药方式预防HIV感染。按需服药主要适用于性行为不太频繁（如平均每周性生活少于2次）且能提前至少2小时计划性生活，或可以延迟至少2小时发生性行为的MSM人群。指南特别强调，按需服药不适用于异性恋、静脉注射吸毒者等其他高危人群。

3. **用药后随访** 启动暴露前预防用药的服药者需要在第1个月内接受一次随访，之后每3个月接受一次随访。随访内容主要是判断是否感染HIV，评估药物的副作用及提出处理方法，探讨提高服药依从性的方法，提供必要的心理支持，并回答服药者关心的其他问题。

4. **依从性教育** 服药者可以在医生指导下根据自身情况制定有针对性的提高依从性计划，如将服药与日常生活中的某个固定行为联系在一起，设置闹钟或其他提醒装置，改变滥用助性剂等不良生活习惯，了解药物副作用并能够正确处理，清楚药物漏服情况下的补救措施。此外，服药者需建立信心，相信预防用药的作用。

5. **退出预防用药** 参与者可能由于各种原因而放弃接受暴露前预防服药，比如生活状态的改变使感染风险降低，无法忍受药物副作用，经过努力也无法解决依从性不好的问题，经济原因，社会歧视，或已经感染HIV等。需要对参与者退出时的状态进行详细记录，包括退出时间、退出原因、退出时的感染状态、高危行为特点等。

（二）暴露后预防

HIV暴露后预防（post-exposure prophylaxis，PEP）指尚未感染HIV的人员，在暴露于高感染风险后，如与HIV感染者或感染状态不明者发生体液交换行为，及早（不超过72小时）服用特定的抗病毒药物，降低HIV感染风险的方法。

1. **PEP适用人群** 所有与暴露源发生可能导致HIV感染行为的人，均推荐尽早使用PEP。暴露源包括明确的或潜在的HIV感染者。PEP适用人群包括男男性行为者及跨性别女性、HIV感染者的阴性性伴、静脉注射吸毒者、其他有高风险的异性性行为者、性侵受害者等。

2. **PEP纳入标准（全部符合以下5条者方可纳入）**

（1）年龄18周岁及以上，不足18周岁需监护人同意。

（2）HIV抗体检测阴性。

（3）暴露时间不超过72小时。

（4）暴露源及行为评估分析提示求询者HIV感染风险较高。

（5）同意按时服药、保证依从性、按时参加随访检测。

3. **PEP用药方案** PEP用药采用三种抗病毒药物联合使用，WHO等机构发布的指南中推荐可用于PEP的药物均可使用。目前常用的PEP方案包括：[富马酸替诺福韦二吡呋酯（TDF）或富马酸丙酚替诺福韦（TAF），二选一]+（FTC或3TC，二选一）+[多替拉韦

（DTG）或拉替拉韦（RAL），二选一）］，替诺福韦和恩曲他滨（或拉米夫定）也可以用恩曲他滨替诺福韦片或拉米夫定替诺福韦片二合一片剂代替，连续服药 28 天。阿巴卡韦（ABC）和奈韦拉平（NVP）不用于 PEP。

医务人员应根据求询者具体情况（如接受美沙酮治疗、抗结核治疗、妊娠等）及当地药物可及性，为求询者尽量选择副作用较小、适宜的用药方案。

4. **用药后随访**　暴露后预防用药后需对服药者进行定期随访和支持，监督服药依从性，对药物副作用提供相应咨询和药物治疗。服药 3 个月和 6 个月后随访 HIV 感染状态，判断药物预防效果，同时，对整个过程进行详细记录。对于反复暴露于感染危险中并寻求暴露后预防的人，在确定其没有感染 HIV 后，应推荐其使用暴露前预防，持续的暴露前服药比反复暴露后用药更具保护性。

第四节　职业暴露应急处置

HIV 职业暴露指职业工作人员，如医生、护士、护理员、实验室技术员、警察、监狱管理人员等，在从事艾滋病防治及其他有关工作中，被 HIV 感染者或艾滋病患者的血液或体液意外污染了破损的皮肤或黏膜，或被 HIV 阳性血液或体液污染的针头及其他锐器刺破皮肤，而导致有 HIV 感染风险的情况。

一、处置程序

（一）紧急局部处理

发生 HIV 职业暴露后，应立即实施紧急局部处理措施。如果暴露发生在黏膜，应立即用生理盐水或流动水冲洗干净。如果暴露发生在皮肤，应立即用肥皂液和流动水清洗污染的皮肤；如皮肤有伤口，在伤口旁轻轻挤压，尽可能挤出损伤处的血液，再用肥皂液和流动水冲洗，禁止进行伤口的局部挤压；用消毒液（如 75% 乙醇或 0.5% 碘伏）消毒后包扎伤口。

（二）及时报告

发生 HIV 职业暴露后，应在 1 小时内报告用人单位，并在其安排下配合当地职业暴露处置机构进行规范处置。用人单位应当在暴露发生后 2 小时内向辖区处置机构报告，并提供相关材料，配合处置工作。

（三）处置要点

处置机构接到报告后，应立即组织人员开展感染危险性评估、咨询、预防性治疗和实验室检测工作，收集、保存接触暴露源的相关信息。处置机构对暴露情况进行感染危险性评估时，应首先了解暴露源是否感染 HIV。对于不清楚感染状况的暴露源，应当在暴露当日尽早采集其样本进行检测，建议优先使用 HIV 快速检测方法。

（四）感染危险性评估与预防性治疗

处置机构根据暴露的级别和暴露源的 HIV 载量水平对暴露者进行感染风险性评估，确定是否需要进行预防性治疗，选用适宜的用药方案。

预防性用药方案统一采用三联用药方案。以下情况不需要进行预防性治疗：①暴露者本身为 HIV 感染者；②暴露源为 HIV 阴性者；③暴露的体液没有感染 HIV 风险（如眼泪、没有血迹的唾液、尿液、汗液）。

（五）暴露者本底血样采集和检测

处置机构应当在发生暴露24小时内采集HIV职业暴露者血样，检测HIV抗体。若抗体初筛检测无反应，需要在随访期内进行动态抗体检测；若抗体初筛检测有反应，应进行抗体确证检测，确证阳性视为暴露前感染，转介到相关医疗卫生机构按规定进行随访干预和抗病毒治疗。处置机构应妥善保存暴露源样品、暴露者暴露当日的血样和随访期HIV阳转的血样，必要时送至调查机构保存备查。

（六）随访检测

发生HIV职业暴露后，无论是否服药，暴露者都要配合职业暴露处置机构进行随访检测。分别在暴露24小时内及之后的4周、8周、12周和6个月抽血检测。优先使用第四代试剂同时检测HIV-1p24抗原和HIV抗体，需要时检测HIV核酸。如暴露者存在基础疾患或免疫功能低下、抗体产生延迟等特殊情况，随访期延长至1年。如果到随访期结束（暴露后6个月或1年）仍为HIV抗体阴性，可以排除职业暴露感染HIV。

二、暴露后感染调查

在随访期内，如果暴露者的HIV抗体发生阳转，处置机构应及时报告调查机构，并会同用人单位提供相关材料。调查机构组织专家对材料进行审核，必要时到处置机构进行核实，特殊情况下还要对血样进行病毒溯源调查和分子流行病学检测，最后出具调查结论。调查结论应当书面告知当事人和用人单位，并作为职业病诊断的重要依据。

三、暴露事件报告

针对每例HIV职业暴露事件，处置机构应在发生暴露后1周内尽早完成首次报告，之后还要及时补录随访检测结果。如果随访期内发生HIV抗体阳转，结果判定为"阳转"；如果暴露后6个月的检测结果仍为HIV抗体阴性，结果判定为"未感染"。特殊情况下随访期需延长至1年的，推迟判定结果的录入时间。

四、暴露后预防用药

对存在潜在HIV感染风险的所有暴露者，都应考虑尽早开始暴露后预防（PEP）。越早开始服药越好，最好在暴露后2小时内开始，建议不超过24小时，通常需要持续服药28天。所有选择进行PEP的暴露者，应选择耐受性好，且方便使用的方案。目前没有关于最有效PEP方案的数据，因此方案的选择取决于抗病毒治疗药物的已知疗效、副作用、患者用药是否方便（如片数和给药频率）及服药完成率。推荐使用三药方案，具体方案可根据最新指南做出调整。

（一）推荐方案

核苷/核苷酸反转录酶抑制剂（nucleoside/tide reverse transcriptase inhibitor, NRTI）加整合酶抑制剂（integrase inhibitor, INI）或增效的蛋白酶抑制剂（protease inhibitor, PI）。

（二）启动时间及疗程

对于具有潜在HIV感染风险的人员应尽快开展暴露后预防，最好在暴露后2小时内开始服药，越早越好，建议不超过24小时，有研究显示24小时后阻断效率会降低50%或更高。如果在此时间内无法获得药物，即使超过72小时也要将药物提供给暴露者。推荐服药疗程为4周。开始服药后，如果检测结果显示传染源为HIV阴性，可停止PEP。

（三）药物副作用监测

基于整合酶抑制剂的 PEP 方案通常耐受性更好，但仍普遍有较轻的胃肠道副反应，常见的反应包括恶心、乏力、头痛、腹泻和食欲不振。应监测药物毒性，在基线时和开始 PEP 后 2 周和 4 周时，监测血常规、肝功能和肾功能，服用 PI 的人员还应监测血糖。

五、暴露后心理疏导和干预

HIV 职业暴露对暴露者伤害很大，多数暴露者会产生中度或重度的悲观情绪，导致严重的心理障碍。因此需重视暴露者的心理问题，针对职业暴露后处于心理危机状态的个人及时给予适当的心理援助，使之尽快摆脱困境。心理疏导和干预的最佳时间是发生暴露后的 24～72 小时，24 小时内一般不进行危机干预。

第五节　其他性传播疾病预防控制要点

预防控制性传播疾病的基本措施包括持续开展性健康教育，避免不安全的性行为，推广使用安全套。此外，早期发现和有效治疗患者及接触者，及时搜索潜伏期患者，预防复发和晚期患者残疾，也是控制性传播疾病的重要措施。

一、梅毒

（一）经常性预防措施

1. 开展健康教育，提供健康和性指导，宣传推迟性行为直到性成熟，以及实行一夫一妻制的好处，减少性伴侣。所有性传播疾病患者都要进行梅毒血清学检测，并将其作为产前检查的常规项目。通过怀孕早期、晚期以及高危人群分娩时的血清学检测预防先天性梅毒，及时治疗阳性人群。

2. 通过预防和控制性工作者及其客户中的性传播疾病，减少多个性伴侣，减少匿名、随意的性行为，保护公众。做好暴露前、中、后可使用的个人预防方法的宣教，尤其是正确和长期坚持使用安全套。

3. 提供用于性传播疾病早期诊断和治疗的医疗设备。通过教育公众性传播疾病的症状和传播方式的知识，促进使用这些设备。建立严密的病例检索程序，包括随访患者和通知伴侣。对已知性传播疾病高发的特定人群，反复进行血清学筛检以防梅毒。对病例采用血清学检测，进行随访，以排除其他性传播疾病如 HIV 感染。

（二）出现疫情时的控制措施

1. 按要求规范报告病例。

2. 住院病例采取"血液和体液隔离"措施。患者应停止性活动，直至治疗完成、伤口痊愈。为避免再次感染，在对之前的性伴侣进行检查和治疗前，要避免与其发生性行为。

3. 随时消毒，避免接触开放性伤口产生的分泌物和污染的物品。

4. 调查患者，查找其感染来源的性接触者，以及被其感染的性伴侣。根据疾病阶段考虑伴侣通知的标准：①Ⅰ期梅毒，症状出现前 3 个月的所有性接触者；②Ⅱ期梅毒，近 6 个月的性接触者；③潜伏早期梅毒，如果Ⅰ期和Ⅱ期受感染的时间无法确定，则为近一年的所有性接触者；④晚期或潜伏晚期梅毒，配偶和受感染母亲的子女；⑤先天梅毒，直系家属。与早期梅毒确诊病例 90 天内的所有性接触者，都应接受治疗。鼓励患者及其性伴侣接受 HIV

咨询和检测。如果怀孕最后一个月之前血清学阳性的母亲无法得到足够恰当的治疗,其所生婴儿都应用青霉素治疗。

5. **特异性治疗**　长效青霉素,诊断为 I 期、II 期或潜伏早期梅毒后,当天应给予 240 万单位青霉素单剂肌内注射,这样即使患者不回来复诊也能确保得到有效治疗。青霉素过敏且非孕妇的替代疗法:多西环素口服,100mg,一天 2 次,持续 14 天;或者四环素口服,500mg,一天 4 次,持续 14 天。治疗后 3 个月和 6 个月及以后,需要时应复检。HIV 感染者,治疗后 1 个月、2 个月、3 个月各检测一次,以后每 3 个月一次。滴度升高 4 倍,表明需要重复治疗。有小部分 I 期和 II 期梅毒患者,尽管重复治疗,梅毒非密螺旋体检测会持续阳性。治疗失败、感染 HIV 和出现神经症状,应考虑进行脑脊液检测(神经梅毒危险性增加)。晚期梅毒应增加剂量和延长治疗周期(氨卞青霉素共 720 万单位,每剂 240 万单位,每隔 1 周肌内注射)。神经梅毒,用水剂青霉素每天 1 800 万～2 400 万单位,即每 4 小时一次静脉注射 300 万～400 万单位,持续 10～14 天。替代疗法是普鲁卡因青霉素每天200 万～400 万单位,肌内注射,加上口服丙磺舒,500mg,一天 4 次,均持续 10～14 天。每 6 个月进行一次血清滴度和脑脊液检测,直至脑脊液细胞计数恢复正常,治疗才算成功。

二、淋病

(一)经常性预防措施

预防措施同梅毒。主要基于安全的性活动,例如:针对所有未知感染状态的性伙伴,都要始终和正确使用安全套;避免多人性乱或匿名、随意的性活动;与未感染的性伴互相保持单配偶关系。

(二)出现疫情时的控制措施

1. 按要求规范报告病例。

2. 对所有淋球菌感染的新生儿和青春期前儿童进行隔离,直至采取有效的胃肠外给药的抗生素治疗措施 24 小时以后。足够剂量的有效抗生素可迅速使分泌物失去传染性。患者应停止性行为直至抗菌治疗结束,避免再次感染。

3. 随时消毒处理患者的病损部位排出物和被污染的物品。

4. 调查患者,并通知其性伙伴进行检测与治疗。如果接触者与病例的最后一次性接触是在 60 天之内,即使目前未出现症状或诊断患病,也应进行检查、检验和治疗。所有母亲为感染者的婴儿都必须接受预防性治疗。

5. 开展特异性治疗。治疗必须以临床表现、实验室结果或流行病学联系(如确诊病例的接触者)为依据。对于成人子宫颈、直肠和尿道的淋球菌感染,推荐的治疗方案包括:头孢曲松肌内注射(单次剂量 125mg)、头孢克肟口服(单次剂量 400mg)、环丙沙星口服(单次剂量 500mg)、诺氟沙星口服(单次剂量 400mg)或左氧氟沙星口服(单次剂量250mg)。患者也可不用头孢菌素类和喹诺酮类抗生素,而用大观霉素治疗,肌内注射(单次剂量 2g)。如果淋球菌感染者不能排除衣原体感染,还必须口服阿奇霉素(单次剂量1g)或多西环素(100mg,每天 2 次,共用 7 天)。清除咽部淋球菌感染,比尿道、子宫颈或直肠部位的感染困难得多。推荐的感染治疗用药方法包括:头孢曲松 125mg 肌内注射,或口服环丙沙星 500mg。对高危患者在 1～2 个月后应再次进行检测,以检测新发的无症状重复感染。

三、生殖道衣原体感染

（一）经常性预防措施

1. 开展健康教育与性教育,预防措施同梅毒,重点强调性交时使用安全套。

2. 对性活跃青春期女孩常规开展一年一次的筛查工作。25 岁以下的成年女性,如果有多个性伴、新性伴和 / 或未坚持使用安全套,也应该考虑进行筛查。尿液检测是生殖道沙眼衣原体感染的新检测方法,可用于对青春期和年轻成年男性的筛查。

（二）出现疫情时的控制措施

1. 按要求规范报告病例。

2. 对就诊患者适当使用抗生素治疗,以使分泌物无传染性;患者及其性伴侣痊愈前应避免性生活。

3. 随时消毒处理被尿道和阴道分泌物污染的物品。

4. 患者性伴侣预防性治疗,至少对其常规性伴侣进行相同的治疗。受感染母亲分娩的新生儿如果未接受系统治疗,可考虑 3 周龄时做一次胸部 X 线检查,12～18 周后再做一次,以排除亚临床衣原体肺炎的可能。

5. 开展特异性治疗。口服多西环素(doxycycline),100mg,每天 2 次,连服 7 天;或口服阿奇霉素(azithromycin),单次剂量 1g;也可选择四环素(tetracycline)口服替代治疗,500mg,每天 4 次,连服 7 天。新生儿、已知或疑为妊娠妇女可选择琥乙红霉素。

四、滴虫病

（一）经常性预防措施

开展健康教育,当生殖器出现异常分泌物时及时就诊,并节制性生活,直到自己和性伴侣彻底检查和治愈。提倡安全性行为,如患者与其他性伴侣有性接触,建议使用安全套。

（二）出现疫情时的控制措施

1. 按要求规范报告病例。

2. 在感染和治疗期间避免性行为。

3. 开展接触者和传染源调查,检查性伴侣是否感染其他性病并同时进行治疗。

4. 开展特异性治疗。口服甲硝唑(metronidazole)、替硝唑(tinidazole)或奥硝唑(ornidazole)对男性和女性患者均有效,但妊娠前三个月不宜使用。克霉唑(clotrimazole)可减轻症状,并可治愈 50% 的患者。同时治疗性伴侣以预防再感染。对甲硝唑耐药的患者应采取生殖道内局部用巴龙霉素(paromomycin)治疗。

五、生殖器疱疹病毒感染

（一）经常性预防措施

1. 开展健康教育,保持良好个人卫生,有针对性降低传染性物品传播程度。

2. 避免传染性物品污染湿疹患者的皮肤。

3. 直接接触可能有传染性的患处时,应戴手套。

4. 妊娠末期出现原发性生殖疱疹感染时,在胎膜破裂前应考虑剖宫产(因致死性新生儿感染危险为 30%～50%),且禁忌使用头皮电极。继发感染发生死亡风险很低(3%～5%),只有当分娩时存在活动性损伤时,才应采取剖宫产手术。

5. 性生活时使用安全套能减少感染危险。虽然预防性服用阿昔洛韦（acyclovir）可减少复发和免疫缺陷患者发病，但目前尚无抗病毒药物被证实能预防原发感染。

（二）出现疫情时的控制措施

1. 按要求规范报告病例。

2. 对新生儿和播散性或原发性严重损害者，实施"引流物和分泌物隔离"措施。有疱疹损害的患者不应接触新生儿、湿疹患者、烧伤患者、儿童及免疫缺陷患者。

3. 开展特异性治疗。急性疱疹性角膜炎和早期树状角膜溃疡可使用曲氟尿苷（trifluridine）或阿糖腺苷（adenine arabinoside）软膏或药水进行治疗。静脉使用阿昔洛韦对单纯性疱疹脑炎的疗效很好，但不能预防神经后遗症。口服、静脉注射或局部使用阿昔洛韦能够减少病毒排出，减轻疼痛，缩短原发生殖器疱疹和继发疱疹感染、直肠疱疹和疱疹性甲沟炎的治愈时间。口服药物对大范围继发感染有效，新发感染应采用静脉滴注高剂量阿昔洛韦的方式给药。

六、人乳头瘤病毒感染

（一）经常性预防措施

避免直接接触他人的破损处。

（二）出现疫情时的控制措施

1. 按要求规范报告病例。

2. 开展接触者和传染源调查，对与尖锐湿疣患者有性接触的人群进行检查和治疗。

3. 开展特异性治疗。对感染者进行治疗可减少传播病毒的总量。生殖器疣（孕妇除外）用含 10%～25% 黄色树脂剂（podophyllin）的安息香酊（benzoin）、三氯乙酸（trichloroacetic acid）或液氮；对于大面积生殖器破损，用 5-氟尿嘧啶（5-fluorouracil）有帮助。内部损害用重组干扰素 α-2b 对治疗尖锐湿疣有效。对喉乳头瘤需要进行外科手术或激光治疗。孕妇广泛生殖器乳头瘤可考虑剖宫产手术。

（柴程良）

【思考题】

1. 艾滋病防治领域"U=U（undetectable=untransmittable）"策略的依据和意义是什么？

2. 简述艾滋病自愿咨询检测（VCT）的概念、服务对象与主要服务内容。

3. 艾滋病暴露后预防（PEP）的适用人群与纳入标准是什么？

4. 简述 HIV 职业暴露应急处置程序。

第十二章　流行性感冒与呼吸道传染病

【学习要点】

1. 了解呼吸道传染病的特点和疾病负担。
2. 掌握流感样病例暴发疫情处置要点。
3. 熟悉人感染禽流感聚集性疫情调查要点。
4. 了解新冠病毒感染监测内容。
5. 熟悉肺结核病例管理流程。

第一节　概　　述

一、概念

呼吸道传染病指由多种病原体引起的,经由呼吸道感染侵入而引起的具有传染性的疾病,具有传染性强、传播速度快、传播范围广和预防控制难度大等特点。常见的呼吸道传染病包括流行性感冒(influenza,简称流感)、人感染禽流感、麻疹、水痘、流行性腮腺炎、百日咳、白喉、猩红热、严重急性呼吸综合征(severe acute respiratory syndrome,SARS)、中东呼吸综合征(Middle East respiratory syndrome,MERS)、肺结核、支原体肺炎和新冠病毒感染等。

呼吸道传染病病原体包括病毒,如流感病毒、冠状病毒、麻疹病毒、鼻病毒、呼吸道合胞病毒、腺病毒等;细菌,如结核分枝杆菌、肺炎链球菌、军团菌等;支原体,如肺炎支原体;以及衣原体,如肺炎衣原体、鹦鹉热衣原体等。病原体主要从呼吸道出入,原始寄生部位是呼吸道黏膜及肺,可引起不同部位的呼吸道炎症(鼻炎、咽炎、喉炎、气管炎、支气管炎和肺炎等),表现为咳嗽、咳痰、流涕、咯血、胸痛、呼吸困难等症状;也可导致发热、乏力、盗汗、皮肤斑疹、疼痛等全身症状,甚至引起败血症。传染源主要是患者和病原携带者,主要通过呼吸道飞沫或空气传播,也可通过接触传播,人群对多数呼吸道传染病普遍易感,部分自然感染后有一定免疫力或持久免疫力,也可通过接种疫苗获得一定的免疫力。

呼吸道传染病通常具有较明显的季节性和周期性,受外部环境和条件影响较大,对人们身体健康和社会秩序易造成广泛而严重的影响,在疫情发展阶段,若不采取有效的控制措施,疫情极易扩散蔓延导致流行,并可能引发世界大流行,如流感大流行和新冠病毒感染大流行,因此采取科学有效的预防和控制措施尤为重要。

(一)流行性感冒

流行性感冒是由流感病毒引起的急性呼吸道传染病,起病急、并发症多、超额死亡率高,传播迅速、发病率高、波及面广且容易引起暴发流行,是所有传染病中给人类造成灾难最为严重的呼吸道传染病之一。流感病毒有 4 种类型,甲(A)型、乙(B)型、丙(C)型和丁(D)型。根据病毒表面的蛋白质血凝素(HA)和神经氨酸酶(NA)的组合,甲型流感病毒进一步分为多种亚型。目前在人类中引起季节性流行的是甲型(H1N1、H3N2)和乙型流感病毒。目前,已知只有甲型流感病毒引起全球大流行。乙型流感病毒不分亚型,但可以分不同谱系。目前人间流行的乙型流感病毒属于 B/Yamagata 或 B/Victoria 谱系。丙型流感病毒的检出频率较低,通常引起轻微感染,因此公共卫生意义不大。丁型流感病毒主要影响牛,目前未导致人类感染。流感典型症状包括:急起高热、全身疼痛、显著乏力和轻度呼吸道症状。流感具有自限性,但在婴幼儿、老年人、孕妇和罹患一种或多种慢性基础疾病的患者中容易并发肺炎等严重并发症而导致死亡。流感在我国法定传染病中属于丙类传染病。

（二）人感染动物源性流感

人感染禽流感是一种由原先只感染禽类的禽流感病毒经过某些突变,在适当的条件下病毒发生抗原转化或重配,产生新亚型流感病毒,跨越种属屏障感染人类。1997 年,中国香港在禽间暴发 H5N1 型禽流感,且此亚型禽流感病毒可跨种属感染人类,造成了人感染禽流感暴发,共 18 人感染,6 人死亡。2013 年 2 月,我国上海市首先发现了人感染 H7N9 禽流感病例,随后在浙江、广东、江苏等省市均发现了人感染 H7N9 禽流感病例。禽流感病毒为甲型流感病毒的一种,属正黏病毒科甲型流感病毒属。根据其外膜血凝素(H)和神经氨酸酶(N)蛋白抗原性不同,两种蛋白以 HxNy 方式组合形成多种亚型。禽流感病毒按对禽类的致病性可以分为高致病性、低致病性和非致病性三大类。历史上高致病性禽流感都是由 H5 和 H7 亚型引起。人往往在与禽类的偶然接触中感染禽流感病毒,发生人与人传播的风险较低。人感染的禽流感病毒亚型超过 10 种,包括 H5N1、H5N6、H5N8、H7N1、H7N2、H7N3、H7N7、H7N9、H9N2、H10N3、H10N7 等。人感染禽流感的临床表现主要包括流感样症状(如发热、咳嗽、咽痛、肌肉痛)和严重的呼吸道感染症状(如肺炎),眼部感染症状(结膜炎)和胃肠道症状(如恶心、呕吐和腹泻)也可能出现。感染较严重的类型,如甲型禽流感(H5N1、H5N6、H7N9 或 H10N8)病毒可引致呼吸衰竭、多器官衰竭,甚至死亡。人感染高致病性禽流感和人感染 H7N9 禽流感在我国法定传染病中属于乙类传染病。流感病毒除感染禽外,还可感染猪、马、水貂和海洋哺乳动物。

（三）新型冠状病毒感染

2019 年 12 月,湖北省武汉市陆续发现了多例不明原因肺炎病例,证实为 2019 新型冠状病毒感染(corona virus disease 2019,COVID-19)引起的急性呼吸道传染病。2020 年 2 月 11 日,WHO 宣布将新型冠状病毒感染命名为"COVID-19";2020 年 3 月 11 日,WHO 宣布新冠病毒感染疫情全球大流行;2023 年 5 月 5 日 WHO 宣布其不再构成"国际关注的突发公共卫生事件"。COVID-19 最常见的症状是发热、干咳、疲劳,其他症状还包括味觉或嗅觉丧失、鼻塞、结膜炎、咽痛、头痛、肌肉或关节疼痛等,以及不同类型的皮疹、恶心或呕吐、腹泻、畏寒或头晕。严重 COVID-19 症状还包括呼吸急促、食欲不振、胸部持续疼痛或压迫感、高热(>38℃),部分患者可发生肺炎、呼吸衰竭等严重并发症或原有基础性疾病急性加重,甚至导致死亡。

二、流行概况与疾病负担

WHO 对 2000—2019 年全球死亡和伤残的主要原因分析显示,2019 年肺炎和其他下呼吸道感染是最致命的一组传染病,位列全球第四大死因;且在中高收入国家的前十大死因中,下呼吸道感染是唯一的传染病病种。对 204 个国家和地区 1990—2019 年的上呼吸道感染疾病负担研究结果显示,2019 年全球上呼吸道感染者数量达到 172 亿人次,占当年各种原因病例总数的 42.83%;1990—2019 年,年龄标化上呼吸道感染发病率保持稳定,而死亡率和伤残调整生命年(disability adjusted life year, DALY)则显著下降。

(一)流感

1. 流行概况 流感在世界范围内流行,可分为全球大流行和季节性流行两种形式。流感大流行指当甲型流感病毒出现新亚型或旧亚型重现,人群普遍缺乏相应免疫力,造成流感病毒在人群中快速传播,从而引起全球范围内的广泛流行,并可能造成大批患者严重症状乃至死亡。20 世纪以来,流感大流行至少有 4 次,其中 1918 年甲型 H1N1 流感大流行是人类历史上最为严重的流感大流行,被称为"最致命的瘟疫",共造成了全球范围内 2 000万~5 000 万人死亡。1918—1919 年,美国 47% 的死亡由流感及其并发症导致,死于流感和肺炎的人数约 67.5 万,最终使美国人均寿命降至 39 岁。此后,1957 年甲型 H2N2 亚型流感大流行造成 100 万~400 万人死亡,此次大流行最先在亚洲发现;1968 年甲型 H3N2 亚型流感大流行,最先在我国香港地区发现,造成全球 100 万~400 万人死亡;2009 年流感大流行病原体是新甲型 H1N1 流感病毒,病毒基因中包含猪流感、禽流感和人流感 3 种来源的流感病毒基因片段,此次是一次温和的大流行,预估的呼吸系统疾病超额死亡人数超过 28 万。

流感全年均可发生,但流感季节的高峰时间和持续时长因国家和年份而异。在北半球,流感一般在 10 月开始流行,在 1 月或 2 月达到高峰;而南半球,流感季节通常从 5 月开始,并在 6—8 月达到高峰。我国温带地区的流感流行有明显的季节性,典型的流行始于深秋、在晚冬达到高峰。而在亚热带和热带地区,流感病毒可全年循环,通常一年内会在冬季和夏季出现两次流行高峰,但高峰间期的流感病毒活动强度也较高,并且每年的流行期会有一定变化。

2. 疾病负担 季节性流感仍然是当前造成全球下呼吸道感染(lower respiratory tract infection, LRTI)病例日益增多的主要原因。全球每年有 10% 的人口罹患流感,虽然流感多为自限性,但在流行期间,仍会造成住院和死亡病例增加。WHO 估计每年有 29 万~65 万人死于季节性流感引起的呼吸道疾病,大多数死亡发生在 65 岁以上老年人中。撒哈拉以南非洲是世界上流感死亡风险最高的地区,其次是东地中海和东南亚。几乎所有流感相关下呼吸道感染的 5 岁以下儿童死亡病例都发生在发展中国家。根据 2017 全球疾病负担研究估算,全球 2017 年流感相关下呼吸道感染导致 14.5 万人死亡,70 岁以上老年人死亡率最高,达 16.4/10 万。一项利用全国门急诊流感样病例(influenza-like illness, ILI)和流感病原学监测数据估算流感相关门诊就诊负担的研究结果显示,2006—2015 年中国平均每年流感相关 ILI 超额门诊就诊负担为 2.5 人次 /1 000 人年;≤14 岁儿童 ILI 门诊就诊负担(4.5 人次 /1 000 人年)显著高于 15~59 岁人群(2.3 人次 /1 000 人年)和 60 岁及以上老年人(1.1 人次 /1 000 人年)。由于流感病毒感染与其他上呼吸道病毒感染从症状上往往很难区分,而且每年流感流行季节感染人数巨大,轻症病例众多,就医人数只是其中一部分,难以实现逐例上报,因此目前法定传染病报告系统收集的流感病例数只能反映流感活动强弱的趋势,容易低估真实的感染人数。在多项研究中,全人群因流感造成的全死因超额死亡率为(6.94~17.2)/10 万,65 岁以上人群则高达(75~186)/10 万。中国大陆一项系统综述和 meta 分析结果显示,全年龄组和 65 岁以上人群流感全因死亡率分别为 14.3/10 万和 122.8/10 万,5 岁以下儿童的流感相关住院率和 ILI 门诊就诊率最高，65 岁以上和 5 岁以下年龄组人群流感死亡率和发病率最高。在经济负担方面，Yang 等的一项研究显示，门诊流感患者的平均医疗费用为 155 美元，其中直接医疗费用为 70 美元，直接非医疗费用为 26 美元，间接费用为 59 美元；流感住院病例的平均费用为 1 512 美元，其中直接医疗费用为 1 038 美元，直接非医疗费用为 277 美元，间接费用 197 美元；门诊病例中 5 岁以下年龄组的费用最高，而住院病例中则以 60 岁以上年龄组最高，其中合并有基础疾病者费用明显高于无基础疾病者；乙型流感的总经济负担略低于甲型流感，但其临床相关费用显著高于甲型流感。

（二）人感染动物源性流感

1. 流行概况 1878 年，禽流感首次在意大利被发现。1902 年，科学家首次分离出鸡流感病毒；1933 年，英国科学家首次分离出人流感病毒；1980 年，欧洲暴发猪流感，病毒抗原性和遗传学特性与传统的猪流感病毒（H1N1）有明显区别，类似于鸭体内 H1N1 型病毒，说明禽流感病毒已传染给猪。人们长期认为人流感与禽流感之间存在明显的宿主界限，自 1996 年英国报道一名养鸭妇女感染 H7N7 亚型禽流感和 1997 年香港报道人感染 H5N1 亚型禽流感后，证实禽流感病毒可感染人。2003 年香港再次出现人感染 H5N1 禽流感病毒后发病和死亡的报道，提示禽流感可跨越种属屏障直接感染人。2003 年荷兰暴发人感染 H7N7 亚型高致病性禽流感，造成 84 人感染，1 名兽医死亡。

2013 年 3 月，我国首次报告人感染 H7N9 禽流感病例。2018 年后，中国大陆地区人感染 H7N9 禽流感发病数大幅下降，最后 1 例于 2019 年 4 月 5 日报告，累计报告了 1 537 例人感染 H7N9 禽流感病例，其中 612 例死亡，病死率高达 39.8%。2020 年至今整体处于低活动水平。2013 年 6 月 21 日，中国台湾报告全球首例人感染 H6N1 禽流感病例。2013 年 12 月 17 日，江西省南昌市报告 1 例人感染 H10N8 禽流感病例，随后 2014 年 1 月 8 日和 2014 年 2 月 4 日，南昌市又分别发现了 2 例 H10N8 禽流感病例。2014 年 5 月 6 日，四川省报告了 1 例人感染 H5N6 禽流感病例。2014—2022 年，全球共报告 80 例人感染 H5N6 禽流感病例，其中 79 例来自中国内地。2014 年至今，我国累计报告人感染 H5N6 禽流感病例 79 例。此外，自 2013—2022 年，我国累计报告人感染 H9N2 禽流感病例 86 例。2021 年江苏省报告了全球首例人感染 H10N3 禽流感病例。2022 年，全国累计报告人感染 H3N8 禽流感病例 2 例。

人感染禽流感四季均有发生，但主要集中在冬春季，男女均有报告，无明显性别差异。人感染 H5N1 禽流感病例主要为青年人，人感染 H7N9 禽流感病例主要为中老年人，而人感染 H9N2 禽流感病例和人感染 H10N7 禽流感病例主要是婴幼儿和儿童。目前全球人感染禽流感主要以散发为主，部分地区出现聚集性疫情，如人感染 H5N1 禽流感、人感染 H7N9 禽流感和人感染 H7N7 禽流感。

2. 疾病负担 自 1959 年以来，全球共报告 21 次禽流感暴发流行，主要发生在欧洲和美洲。1983 年，美国禽流感暴发，并在 2 年后才得以控制，其间共销毁 1 700 万只鸡，直接经济损失 6 200 万美元，间接经济损失估计超过 2.5 亿美元。1999—2000 年，意大利发生禽流感暴发流行，导致 1 400 万只鸡被销毁，补偿农民 6 300 万美元，家畜及相关产业损失估计达 6.2 亿美元。

2013 年 3 月底，我国上海和安徽两地首先报告人感染 H7N9 禽流感病例，短时间内迅速蔓延，发病率和病死率较高。截至 2018 年 5 月底，已报道五波暴发疫情，全球累计报告 1 564 例实验室确诊病例，病死率高达 39.3%。一项来自江苏省人感染 H7N9 禽流感疾病负担的研究显示,截至 2017 年 9 月,江苏省共报告人感染 H7N9 禽流感病例 250 例,总伤残调整生命年(DALYs)为 1 401.5 年,平均每例 5.6 年,其中 45～59 岁年龄组的病例 DALYs 最多,共 529.85 年,占总数的 37.8%,但每例患者的平均 DALYs 在 15～29 岁年龄组中最高(14.7 年),男性病例 DALYs(908.5 年)显著高于女性病例(490.0 年)。2013 年 3 月—2017 年 9 月,江苏省共报告 250 例人感染 H7N9 病例,其直接医疗费用总额为 1.9 亿元,每年 4 242.8 万元,每人 6.5 万元;间接总费用为 7 229.8 万元。

(三)新型冠状病毒感染

1. 流行概况　COVID-19 作为呼吸道传染病,具有一定季节性流行特征,但因受到病毒变异、各国防疫不同政策和措施等因素影响,全球范围内季节性流行特征并不明显。截至 2022 年年底,全球 197 个国家、39 个地区累计报告确诊病例 655 541 566 例、死亡 6 670 205 例。2020—2022 年报告发病率分别为 10.67‰、26.04‰ 和 46.98‰,呈明显上升趋势,同期死亡率则先升后降,病死率呈下降趋势。美洲、欧洲地区的累计发病率、累计死亡率明显高于其他地区;累计病死率非洲地区高于其他地区。新冠病毒不断变异,传播力和致病力不断变化,对疫苗和治疗药物的研发与应用、其他公共卫生和社会措施的实施都具有一定影响。

2. 疾病负担　COVID-19 大流行给人类健康和全球经济带来巨大、持久而深远的影响。2022 年 3 月《柳叶刀》发表的一项对 COVID-19 超额死亡的研究估计,大流行导致超额死亡人数达 1 820 万,是官方报告死亡人数的三倍以上。超额死亡是指已记录的因各种原因死亡人数与根据过去趋势预计的死亡人数之间的差额,是衡量大流行真正死亡人数的一个关键指标,这一差额包括直接归因于 COVID-19 死亡和间接死亡,减去正常情况下会发生但相关社会条件和个人行为因 COVID-19 大流行而改变所避免的任何死亡。全球因 COVID-19 大流行而导致的超额死亡率为 120.3/10 万,21 个国家超额死亡率超过 300/10 万。在南亚、北非和中东以及东欧地区,COVID-19 超额死亡人数最多。各国的 COVID-19 超额死亡人数差异较大,估计因 COVID-19 导致的累计超额死亡人数最多的前七位国家是印度(407 万)、美国(113 万)、俄罗斯(107 万)、墨西哥(79.8 万)、巴西(79.2 万)、印度尼西亚(73.6 万)和巴基斯坦(66.4 万);其中超额死亡率最高的是俄罗斯(374.6/10 万)和墨西哥(325.1/10 万)。

第二节　流行性感冒监测与防控

一、监测

开展流感监测是预防控制流感的关键措施,也是早期预测预警流感疫情、及时采取防控措施、疫苗毒株筛选的重要基础。在 WHO 的推动下,流感成为第一个实施全球监测的传染病。我国的流感监测是全球监测和应对系统的重要组成部分,也为我国其他呼吸道传染病监测和防控提供了平台。

(一)全球流感监测

全球流感监测已经经历了 60 余年的历史。1947 年英国科学家发现当年接种的流感疫苗不能对接种者提供有效保护,其原因是 1947 年流行的甲型 H1N1 流感病毒抗原性已经发生了很大改变,不同于疫苗株。因此,科学家建议建立一个全球的流感监测网络来应对流感病毒的变异。1948年4月7日WHO成立以后，在其协调下，38个国家参与，成立国家流感中心（National Influenza Center，NIC）及区域分中心，在1949年召开的第二届世界卫生大会上公布了流感病毒的分离结果，并建议将分离的病毒作为流感疫苗株。1950年第三届世界卫生大会正式批准流感监测项目及其预算，并且成立流感专家委员会。1951年WHO制定了成立国家流感中心的相关程序，并且不再使用区域流感分中心。全球流感监测网络就是以国家流感中心作为基础而发展起来的，WHO在1952年开始建立全球流感监测网络（Global Influenza Surveillance Network，GISN），流感成为第一个实行全球监测的传染病。此后流感监测网络成员不断扩大，2011年5月该网络更名为全球流感监测与应对系统（Global Influenza Surveillance and Response System，GISRS）。截至2018年6月，GISRS包括114国家的144个国家流感中心、4个疫苗监管核心实验室、5个全球流感参比和研究合作中心、1个WHO动物流感生态学研究合作中心。5个全球流感参比和研究合作中心分别位于美国疾病预防控制中心、英国国立医学研究所、日本国立传染病研究所、澳大利亚维多利亚州传染病参比实验室以及中国疾病预防控制中心病毒病预防控制所。

各国家流感中心负责流感病毒的分离鉴定、流行病学信息的收集以及将分离的流感病毒送往各WHO流感参比和研究合作中心进一步分析。全球流感参比和研究合作中心主要对分离自全球的流感毒株进行抗原性等方面的深入分析，结合流行病学信息，提出流感疫苗株推荐意见。

（二）我国的流感监测

早在1952年，我国内地开始流感病毒研究工作，第一个流感实验室成立于1954年，即中国医学科学院病毒系流感组。1957年2月甲型H2N2亚型流感病毒引起全球流感大流行，此次疫情首先发现于我国贵州省，这是中华人民共和国成立后经历的第一次流感大流行，我国政府果断决定成立了中国国家流感中心（Chinese National Influenza Center，CNIC）。CNIC致力于流感监测和研究工作，但早期流感监测处于自愿、分散、不系统状态。1989年在我国南方、北方各选3个监测点（哈尔滨、北京、青岛、上海、深圳和武汉）开始启动长期流感监测，随后厦门、宁波和大连也成为监测点，但由于缺乏经费支持等多方面的原因，进展较慢。2000年通过WHO和美国疾控中心合作项目，在全国建立了8家网络实验室和31家流感监测哨点医院，初步建立了中国流感监测网络的雏形。2004年我国在卫生部的统一领导下，开始系统建立流感监测网络，到2005年，监测网络扩大到覆盖全国31个省（自治区、直辖市）63家网络实验室和197家哨点医院，2008年底增加至84家网络实验室。2009年甲型H1N1流感大流行发生后，网络进一步扩大到所有的地市级和部分区县级，共有411家流感网络实验室和556家哨点医院，后因行政区划调整，目前为554家哨点医院和407家网络实验室。以流感样病例报告和病毒分离为主的流感监测网络，全面提高了我国流感监测的整体能力；同时流感监测网络实验室的设备条件明显改善，专业人员的流行病学和病原学监测能力显著提高，为我国流感监测的全面发展奠定了坚实基础。CNIC通过多年的努力，2010年10月被WHO正式任命为第5个全球流感参比和研究合作中心，充分体现了我国流感监测网络的发展和能力的提高。

2009年甲型H1N1流感大流行以来，我国流感监测不断完善，监测能力得到了进一步提高。目前我国流感监测包括：流感样病例监测、病原学监测、流感样病例暴发疫情监测、不明原因肺炎监测、住院严重急性呼吸道感染（SARI）监测等。此外，流感、人感染高致病性禽流感属于国家法定传染病，纳入法定传染病报告监测系统。其中，重点开展的主动监测是流感样病例监测和流感样病例暴发疫情监测。

（三）流感样病例暴发疫情监测

1. 流感样病例 流感样病例（ILI）指发热（体温≥38℃），伴咳嗽或咽痛之一者。出现发热的时间应在本次急性发热病程内，体温认定包括患者自测体温和医疗机构检测体温。

2. 流感样病例暴发 流感样病例暴发指同一地区或单位内在较短时间出现异常增多的流感样病例。

3. 暴发疫情的发现与报告 一周内，在同一学校、幼托机构或其他集体单位出现 10 例及以上流感样病例，及时以电话或传真等方式向所属地县（区）级疾病预防控制机构报告。县（区）级疾病预防控制机构接到报告后，应立即进行疫情核实。经核实确认的暴发疫情，通过"中国流感监测信息系统"报告疫情事件的相关信息。

一周内，在同一学校、幼托机构或其他集体单位出现 30 例及以上流感样病例，或发生 5 例及以上因流感样疾病住院的病例（不包括门诊留观病例），或发生 2 例以上流感样病例死亡，经县（区）级疾病预防控制机构核实确认后，应在 2 小时内通过"突发公共卫生事件管理信息系统"进行报告。

4. 暴发疫情的调查

（1）流行病学调查：接到疫情报告后，属地疾病预防控制机构应立即根据流感样病例定义进行诊断，核实是否为流感样病例暴发，已核实的暴发疫情应开展流行病学调查。

1）疫情发生单位基本信息与相关因素调查：调查内容包括疫情发生的集体单位名称、地址、报告人、联系方式、疫情波及人数；单位部门（学校班级）分布情况、卫生条件以及生产活动形式（教学方式，如全日制、夜校和寄宿等）；近 2 周因病缺勤（缺课）情况；事件发生前一周及事件发生后集体活动情况；环境状况（通风、清洁状况，宿舍情况）等。必要时可开展专项调查，收集影响疾病传播的相关因素，评估疫情的严重程度和发展趋势。

2）病例搜索：通过查阅晨（午）检记录、缺勤（缺课）记录、医务室或医疗机构就诊记录以逐个部门或班级调查等方式主动搜索流感样病例。

3）个案调查：疾病预防控制机构可参照"流感样病例调查一览表"和"流感重症和死亡病例个案调查表"［具体参考《流感样病例暴发疫情处置指南（2018 年版）》］，对流感样病例进行个案调查。

4）疫情追踪：疫情处理期间，疫情暴发单位向属地疾病预防控制机构报告本单位每日新增病例数。必要时，疾病预防控制机构对新发病例进行调查核实，及时、准确掌握和评估疫情趋势，调整防控措施。

（2）样本采集：对于达到报告标准的流感样病例暴发疫情，疫情发生地疾病预防控制机构须采集暴发疫情病例样本。

1）采样种类：采集流感样病例的咽拭子、鼻拭子或鼻咽拭子，必要时，可同时采集急性期和恢复期双份血清样本。

2）采样要求：应采集发病 3 天内的呼吸道标本，优先采集新发病例的呼吸道标本；根据病例分布特征，均衡选择采样对象，避免集中在同一部门或班级、宿舍。重症病例和死亡病例标本尽量全部采集。若符合流感样病例诊断标准的标本较少，为明确疫情性质，可适当扩大采样范围，采集体温为 37.5℃以上伴咳嗽、头痛或肌肉酸痛等症状的新发病例。

每起暴发疫情应采集至少 10 份呼吸道标本（如果现症病例不足 10 例，应全部采样）。不能明确病原学诊断的疫情，可酌情增加采样批次和采样数量。

急性期血清采集对象：发病后 7 天内的流感样病例。

恢复期血清采集对象：发病后 2～4 周的流感样病例。

3）样本的保存和运送：标本采集后应在 2～8℃的条件下，48 小时内运送至对应的流感监测网络实验室。如未能 48 小时内送至实验室，应置于 –70℃或以下保存，并保证采集的标本一周内送到对应的网络实验室。标本应避免反复冻融。

（3）样本检测：流感监测网络实验室收到暴发疫情标本后，要求在 24 小时内利用核酸检测方法进行流感病毒亚型鉴定，具备流感病毒分离能力的网络实验室要进一步对流感病毒核酸检测阳性标本进行病毒分离。

（4）疫情性质判断原则：暴发疫情的性质应结合病例的临床表现、流行病学和实验室检测结果进行综合分析、判断。

二、防控策略和措施

我国政府高度重视流感预防控制工作，坚持党政主导、部门协作、动员社会、全民参与的工作机制，坚持预防为主、防治结合、中西医协同、依法科学、联防联控的策略，实施"强化监测预警、免疫重点人群、规范疫情处置、落实医疗救治、广泛宣传动员"的举措，全面开展流感防控，保护群众身体健康，推进健康中国建设。

（一）疫苗接种

流感疫苗预防接种是预防流感病毒感染及其严重并发症的最有效手段，是流感防治的第一道防线。由于流感病毒发生突变的频率高，且不同变异株所诱导的抗体对不同毒株交叉保护弱甚至无交叉保护，人体感染流感病毒或接种流感疫苗后获得的免疫力会随时间衰减，接种疫苗一年后血清抗体水平显著降低。因此，流感疫苗需要每年接种。WHO 根据全球每年最新的监测结果，一般在 2 月和 9 月分别针对北半球和南半球下一个流感季节的疫苗候选株进行预测性推荐。

除个别地区对特定人群实施免费接种外，流感疫苗在我国属于自愿自费接种的非免疫规划疫苗。我国的流感疫苗采用 WHO 推荐的北半球流感疫苗株。目前供应的流感疫苗包括三价和四价疫苗，三价流感疫苗组分含有 A（H3N2）亚型、A（H1N1）亚型和 B 型毒株的一个系；四价流感疫苗组分含 A（H3N2）亚型、A（H1N1）亚型，B 型 Victoria 系、Yamagata 系。目前我国批注上市的有基于鸡胚生产的三价和四价流感灭活疫苗（inactivated influenza vaccine，IIV）以及三价流感减毒活疫苗（live attenuated influenza vaccine，LAIV），其中灭活疫苗包括裂解疫苗、亚单位疫苗。原则上，6 月龄以上无禁忌证的人群均可接种流感疫苗；为降低高危人群罹患流感及感染后发生严重临床结局的风险，《中国流感疫苗预防接种技术指南》推荐医务人员，≥60 岁老年人，慢性病患者，养老机构、长期护理机构、福利院等人群聚集场所脆弱人群及员工，孕妇，6～59 月龄儿童，6 月龄以下婴儿的家庭成员和看护人员，托幼机构、中小学校、监管场所等容易发生流感等呼吸道传染病暴发疫情的重点场所人群为优先接种对象。在每年冬春流感流行季来临前，各地具有疫苗接种资质的预防接种单位会提供流感疫苗接种服务。我国流感疫苗接种率相对低，近年人群接种率为 2%～4%。

2019 年 7 月，健康中国行动推进委员会制定印发了《健康中国行动（2019—2030 年）》，列出 15 项重大行动，包括全方位干预健康影响因素、维护全生命周期健康和防控重大疾病 3 个领域。其中"慢性呼吸系统疾病防治行动"中，建议慢性呼吸系统疾病患者和老年人等高危人群主动接种流感疫苗和肺炎球菌疫苗；"传染病及地方病防控行动"中，明确提出儿童、老年人、慢性病患者的免疫力低、抵抗力弱,是流感的高危人群,建议每年流感流行季节前在医生指导下接种流感疫苗,并鼓励有条件地区为 60 岁及以上老年人、托幼机构幼儿、在校中小学生和中等专业学校学生免费接种流感疫苗,同时,要求保障流感疫苗供应。上述行动计划为未来推进流感疫苗预防接种提供了指导意见和工作要求。

(二)抗流感病毒药物

流感病毒感染高危人群容易引发重症流感,尽早抗病毒治疗,阻断流感病毒在人体内的复制和传播,可减轻症状,减少并发症,缩短病程,降低病死率。发病 48 小时内进行抗病毒治疗可减少并发症、降低病死率、缩短住院时间;发病时间超过 48 小时的重症患者依然可从抗病毒治疗中获益。

我国目前上市的抗流感病毒药物主要有神经氨酸酶抑制剂、核酸内切酶抑制剂、血凝素抑制剂和 M2 离子通道阻滞剂。神经氨酸酶抑制剂对甲型、乙型流感均有效,包括奥司他韦(胶囊/颗粒)、扎那米韦(吸入喷雾剂)、帕拉米韦。玛巴洛沙韦是 cap 依赖型核酸内切酶抑制剂,对甲型、乙型流感均有效。血凝素抑制剂阿比多尔,可用于成人甲型、乙型流感的治疗,我国临床应用数据有限,需密切观察疗效和不良反应。M2 离子通道阻滞剂包括金刚烷胺和金刚乙胺,针对甲型流感病毒,但对目前流行的流感病毒株耐药,不建议使用。国家卫生健康委推荐,在流感医疗救治中充分发挥中医药特色优势,辨证论治,科学应用中医药技术方法开展治疗,努力提高临床疗效。此外,建议对有重症流感高危因素的密切接触者(且未接种疫苗或接种疫苗后尚未获得免疫力),可使用抗流感病毒药物进行暴露后药物预防,建议不迟于暴露后 48 小时用药,但药物预防不能代替疫苗接种。

(三)非药物干预措施

非药物干预措施(non-pharmaceutical intervention, NPI)是流感疫苗和抗流感病毒药物以外的其他公共卫生手段,以减缓流感大流行或季节性流感等传染病的传播。NPI 通常包括:通过个人卫生或环境保护措施减少传播,比如勤洗手、呼吸道礼仪等;减少社区人群的传播,比如隔离和治疗患者、对密切接触者进行医学观察、停课/关闭学校、取消集会等;限制旅行以延缓国际传播,比如边境筛查、旅行限制等;公众宣传和健康教育。

鉴于在流感大流行最初几个月中无法获得针对新型大流行毒株的疫苗,并且许多地方缺乏抗流感病毒药物,因此 NPI 通常是流感大流行初期减轻社区感染的最容易获得的干预措施。NPI 对于缓解季节性流感的流行也发挥着重要作用,通过降低个人的感染风险,延缓流行高峰的到来,降低流行高峰的"高度",避免短时间内发生大量病例传播以减轻对社会经济和医疗机构的冲击。

我国在流感季通常建议公众采取日常防护措施,可以有效减少流感的感染和传播,如勤洗手;咳嗽或打喷嚏时用纸巾、毛巾等遮住口鼻;出现流感样症状后,居家隔离观察;避免近距离接触流感样症状患者;尽量避免用手触摸眼睛、鼻或口;去医院就诊时,流感样症状患者及陪护人员应戴口罩,避免交叉感染等。

三、暴发疫情处置

接到疫情报告后,属地疾病预防控制机构应立即根据流感样病例定义进行诊断,核实是否为流感样病例暴发,对已核实的疫情开展流行病学调查,并采取相应的预防控制措施。

(一)病例管理

1. 发热(体温≥38℃),或体温≥37.5℃伴畏寒、咳嗽、头痛、肌肉酸痛者应及时就医,根据医嘱采取居家或住院治疗。休息期间避免参加集体活动和进入公共场所。

患者所在单位指派人员负责追踪记录住院或重症病例的转归情况并报告当地疾病预防控制机构。

2. 体温恢复正常、其他流感样症状消失 48 小时后或根据医生建议，患者可正常上课或上班。

（二）强化监测

疾病预防控制机构应指导辖区内医疗机构做好流感样病例监测报告；指导发生流感样病例暴发疫情的学校及托幼机构强化每日检查制度、因病缺勤登记制度，发现流感样病例短期内异常增多，应向教育行政部门报告，同时向当地卫生健康部门报告。根据医疗机构、学校、托幼机构及其他信息来源的报告情况，进行综合分析，评估疫情趋势，发现流感暴发苗头时及时预警。

（三）环境和个人卫生

注意保持教室、宿舍、食堂等场所的空气流通，经常开窗通风，保持空气新鲜。集体单位和公共场所应定期打扫卫生，保持环境清洁。

注意个人卫生，勤晾晒被褥，勤换衣，勤洗手，不共用毛巾手帕等。咳嗽和打喷嚏时用纸巾或袖子遮住口、鼻，出现流感样症状后或接触患者时应戴口罩。

（四）健康教育

开展健康教育，在疫情发生单位可采用宣传画、板报、折页和告知信等形式宣传卫生防病知识。

（五）药物治疗

对于实验室确诊的流感重症病例和出现流感样症状的慢性病患者、老年人等流感高危人群，应进行抗病毒药物治疗，可首选奥司他韦等神经氨酸酶抑制剂。是否进行预防性服药，需由卫生行政部门组织专家论证。

（六）其他措施

流感样病例暴发期间，慢性病患者、老年人、婴幼儿等高危人群要减少或避免参加集体活动。根据实际情况，可减少或停止学校和单位的集体活动，尽可能减少和避免与发病学生、员工接触，避免全体或较多人员集会。必要情况下可根据专家建议采取停课、放假等措施。

原则上，停课的范围应根据疫情波及的范围和发展趋势，由小到大，如由班级到年级，由年级到全校，由一个学校到多所学校等。停课复课标准建议如下。

1. **班级停课**　达到以下标准之一者，经评估疫情存在进一步扩散可能，班级可实施停课，并立即报告当地疾病预防控制机构。停课期限一般为 4 天。

（1）该班级当天新发现流感样病例达 5 例及以上。

（2）该班级现症流感样病例达 30% 及以上。

（3）一周内发生 2 例及以上实验室确诊流感住院或死亡病例（不包括门诊留观病例）。

复课标准：停课期限届满可复课。仍有流感样症状的学生，需体温恢复正常、其他流感样症状消失 48 小时后或根据医生建议方可恢复上课。

2. **年级 / 学校停课**　疫情如持续发展影响学校正常教学活动时，教育部门应组织专家对疫情风险进行评估，可逐级实施停课措施。停课期限一般为 4 天。停课期限届满后，经评估确定是否复课。

第三节 其他呼吸道传染病预防控制要点

一、人感染动物(禽)源性流感

(一)病例定义

1. **疑似病例** 通过流感监测、住院严重急性呼吸道感染(SARI)监测、不明原因肺炎监测、发热呼吸道症候群监测等监测系统,以及临床医生日常诊疗活动或科研机构科研活动时,从患者呼吸道分泌物或其他相关标本中检测到甲型流感病毒通用引物阳性,但季节性流感病毒核酸阴性的,均应视为人感染动物(主要为禽类)源性流感疑似病例。

2. **确诊病例** 从疑似病例呼吸道分泌物或其他相关标本中分离出动物源性流感病毒或动物源性流感病毒核酸检测阳性,或深度测序鉴定为动物源性流感病毒;或双份血清动物源性流感病毒特异性抗体滴度呈4倍及以上升高。

3. **聚集性病例** 疑似聚集性病例是指连续2周在一个场所(如家庭、工作单位、医疗机构)或一个社区内发现1例确诊病例,并同时发现1例及以上出现相似症状的病例,且有证据提示病例间有接触传播或共同的环境暴露等流行病学关联。在上述情形中,如发现2例及以上确诊病例,则可判定为聚集性病例。

(二)发现与报告

医疗机构医生接诊流感样病例或肺炎病例后,要有意识地询问病例是否有动物、农贸市场等暴露史。

发现人感染动物源性流感病例(含疑似病例)或聚集性病例(含疑似聚集性病例)时,应进行病例个案报告,并根据风险评估情况,进行突发公共卫生事件报告。其中,人感染H5N1和H7N9禽流感仍按照乙类传染病以及相应疾病的防控方案和指南等,进行病例个案和突发公共卫生事件的报告。

(三)病例流行病学调查

疾病预防控制机构接到辖区内医疗机构报告的人感染动物源性流感确诊病例后,应按《人感染动物源性流感预防控制技术指南》进行调查。

1. **单病例调查** 对于单例病例开展个案调查,调查内容主要包括:病例基本情况、发病就诊经过、临床表现、实验室检查、诊断和转归情况、病例家庭、家居和工作环境情况、暴露史、密切接触者情况等。对病例可能暴露的禽类饲养或交易等场所,应采集禽类粪便、笼具涂拭标本等环境标本开展病原学检测。必要时根据调查情况组织开展病例主动搜索。

2. **聚集性疫情调查**

(1)明确诊断:采集可疑病例的呼吸道标本(咽/鼻拭子、气管抽取物等)、血清标本等,并收集现存病例标本,进行实验室检测和诊断。

(2)暴露史调查:详细调查病例发病前10天各自和/或共同的动物相关暴露史以及相互之间的接触史,按照时间顺序,记录和分析暴露(接触)的时间、方式、频次和强度,判断其可能的感染来源。

(3)血清学调查:对密切接触者尽可能采集其接触病例后7天内的第一份和接触后2～4周的第二份血清;对可疑暴露者在怀疑聚集性病例可能有共同暴露史时,应尽可能采集其他可疑暴露者在共同暴露后7天内的血清,并在2～4周后采集第二份血清(或采集共同暴露后4周的单份血清）。

（4）溯源调查：采集所有病例的呼吸道标本等，以及可疑传染来源如禽、畜等动物粪便和环境相关标本等进行病毒分离，将分离到的病毒进行基因测序和同源性分析，以帮助判断是否存在人际传播或因共同暴露而感染。

（四）标本采集、运送与实验室检测

1. 标本采集

（1）病例标本：应尽早采集病例发病早期的上呼吸道标本（如咽拭子、鼻拭子、鼻咽抽取物、咽漱液和鼻洗液）、下呼吸道标本（如气管吸取物、肺泡灌洗液、肺组织标本）、发病7天内急性期血清以及间隔2~4周的恢复期血清等标本。

（2）环境标本：病例确诊后，结合流行病学调查信息，应在病例发病前可能暴露的动物饲养或交易等场所，采集动物粪便、笼具、食槽、宰杀用具涂拭标本等环境标本开展实验室检测，以进一步明确病例的感染来源。环境标本的采集需在开展清洁消杀工作前进行。

2. 标本包装、运送等应符合生物安全相关规定。对呼吸道标本开展人感染禽流感病毒核酸检测，进行病例诊断；对外环境标本开展流感病毒检测，了解感染来源。

（五）病例管理和感染防控

1. 病例隔离　对有临床症状的疑似病例和确诊病例应尽早隔离治疗。对于轻症病例，若确诊时仍有临床症状者，也需按规定进行隔离治疗。

2. 解除隔离条件　病例体温恢复正常，临床症状基本消失，呼吸道或其他排毒部位标本中，动物源性流感病毒核酸检测连续2次阴性者，可以出院。因基础疾病或并发症较重，需较长时间住院治疗的病例，待动物源性流感病毒核酸检测连续2次阴性后，可转出隔离病房进一步治疗。两次采样检测的时间间隔应超过24小时。

3. 感染防控　医疗机构应当参照《医院隔离技术规范》，落实患者隔离、医院感染预防与控制和医务人员防护等措施。

在开展现场流行病学调查和样品采集时，应做好个人防护，并指导涉禽从业人员和染疫禽类处置人员做好个人防护。

（六）可疑暴露者和密切接触者的管理

1. 可疑暴露者的管理　可疑暴露者指，当某地出现人感染动物源性流感病例或动物流感疫情时，暴露于动物源性流感病毒检测阳性的动物、环境，且暴露时未采取有效防护的养殖、屠宰、贩卖、运输、加工等人员。对可疑暴露者进行健康防护知识的宣传和提示，嘱其出现发热（腋下体温≥37.5℃）及咳嗽等急性呼吸道感染症状时要及时就医，并主动告知其禽、畜等动物及相关环境的接触和暴露情况。

2. 密切接触者管理　密切接触者指诊治疑似、临床诊断或确诊病例过程中未采取有效防护措施的医护人员或曾照料病例的其他人员；在疑似、临床诊断或确诊病例发病前1天至隔离治疗或死亡前，与病例有过共同生活或其他近距离接触情形的人员；或经现场调查人员判断需作为密切接触者管理的其他人员。若确诊病例感染的动物源性流感病毒既往已出现过人感染动物源性流感疫情且病毒未发生明显变异，对其密切接触者应进行健康告知，嘱其进行自我医学观察，医学观察期限为自最后一次暴露或与病例发生无有效防护的接触后，至少10天；若确诊病例感染的动物源性流感病毒为首次发现，对其密切接触者应进行隔离医学观察，医学观察期限为自最后一次暴露或与病例发生无有效防护的接触后，至少10天；若观察期间出现发热（腋下体温≥37.5℃）等异常临床表现时，应立即进行报告，并由

辖区疾病预防控制机构采集其咽拭子等相关标本,送当地流感监测网络实验室检测,阳性标本送上级疾控中心检测复核。

(七)健康教育

做好信息发布和舆论引导,及时回应社会关切,引导公众科学、理性地应对疫情,并做好疫情防控知识宣传,促进公众养成良好的卫生习惯,重视对从事禽、猪等动物养殖、屠宰、贩卖、运输等行业人群的健康教育和风险沟通工作。

二、新型冠状病毒感染

我国自 2023 年 1 月 8 日起对新冠病毒感染实施"乙类乙管",以"保健康、防重症"为目标,坚持"预防为主、防治结合、依法科学、分级分类"的原则,坚持常态化防控和疫情流行期间应急处置相结合,提高监测预警灵敏性,强化重点人群保护。

(一)监测

采取常规与应急监测、哨点与人群监测、输入与本土疫情监测相结合的策略。应急监测适用于疫情流行期,常规监测在零星散发期和疫情流行期均开展。疫情流行期是指人群感染达到一定水平,即每周哨点医院门(急)诊流感样病例数占就诊人数百分比>2.5%、连续 3 日发热门诊(诊室)患者新冠病毒阳性检出率>10%,且呈上升趋势,对社会运行和医疗服务体系造成一定程度冲击的时期。零星散发是指上一波疫情流行基本结束,但在局部地区仍有零星散发的感染者,疫情对正常医疗秩序和社会运行不会造成冲击的时期。

1. 常规监测

(1)病例报告:医疗机构对发现的新冠病毒感染病例,在 24 小时内通过中国疾病预防控制信息系统进行网络直报,及时对重症、危重症和死亡病例进行订正。用于分析疫情变化趋势和时间、地区、人群等流行病学特征。

(2)发热门诊(诊室)监测:医疗机构每日统计前一日发热门诊(诊室)就诊人数、新冠病毒核酸检测人数及阳性数、抗原检测人数及阳性数,通过中国疾病预防控制信息系统进行网络直报。用于及时发现疫情、分析变化趋势、评估医疗系统负荷。

(3)哨点医院监测:依托流感监测网络哨点医院进行新冠病毒哨点监测,哨点医院覆盖所有县级以上城市。哨点医院每周报告门(急)诊和新收入院患者人数,门(急)诊流感样病例数,住院严重急性呼吸道感染病例数及新冠病毒检测数和阳性数,重症监护室收治的新冠病毒感染的严重急性呼吸道感染病例数和死亡数。全国流感监测网络实验室每周报告流感样病例新冠病毒和流感病毒核酸检测数及阳性数。用于监测新冠病毒感染变化趋势及与流感疫情叠加风险,评估医疗系统负荷。

(4)病毒变异监测:分为输入病例监测和本土病例监测两部分。输入病例监测,由海关部门对入境申报和检疫异常人员进行核酸检测,对入境旅客按 2%~5% 的比例进行新冠病毒监测,对水运、陆路口岸除旅客外其他入境人员结合工作实际开展新冠病毒监测,对符合测序要求的核酸阳性样本进行基因组测序。本土病例的病毒变异监测覆盖所有哨点医院,及有陆路、海港口岸县区的县级医疗机构。对病毒基因组序列进行分析和评价,了解变异株传播力、致病力、免疫逃逸力变化情况。用于动态监测评估病毒株构成和变异情况,及时发现新变异株。

(5)城市污水监测:在主要城市和主要航空口岸城市开展生活污水和入境航空器污水

新冠病毒监测。对覆盖监测城市主城区人口的全部污水处理厂每周采集进水样本,每周抽取部分航班,采集入境航空器污水和下客通道环境样本。对样本进行新冠病毒核酸检测,对符合条件的阳性样本进行基因组测序。用于及时发现重点关注变异株,跟踪病毒变异构成情况,预测疫情变化趋势。

（6）聚集性疫情监测:聚集性疫情指一个单位或机构内在较短时间出现异常增多感染者,其中,1周内在同一养老机构、社会福利机构等重点机构出现5例及以上感染者,1周内在同一学校、托幼机构或其他集体单位出现10例及以上感染者。当发现聚集性疫情时,按照相应比例、频次和范围进行核酸或抗原检测,及时发现传播风险;对符合条件的样本,要及时送当地疾控机构进行病毒基因组测序。

2. **应急监测**

（1）人群核酸及抗原监测:利用新冠病毒核酸检测信息系统和居民自行测定抗原信息收集渠道(平台),用于监测疫情变化趋势、评估人群感染水平。

（2）医疗机构在院患者监测:二级及以上医疗机构通过中国疾病预防控制信息系统,每日报告前一日新增新冠病毒感染重症(含危重症)数,以及现有新冠病毒感染住院人数、新冠病毒感染重症(含危重症)数和重症空床数,用于评估疫情的临床严重程度、变化趋势和医疗系统负荷。

（3）社区人群哨点监测:可开展社区哨点人群队列监测,应包括城镇和农村人群。每周对队列人群进行新冠病毒核酸或抗原检测,对临床症状、就医行为和住院情况等开展调查,用于评估人群感染水平、监测疫情变化趋势。

（4）网络专项调查:通过互联网开展问卷调查,调查内容包括核酸和抗原检测结果、阳性持续时间、临床症状、用药及就医行为等,用于评估人群感染水平、症状发生率和疫情传播情况。根据需要,开展互联网关键词搜索监测,包括对疾病名称、症状、药品等相关信息的搜索趋势变化。

（二）防控措施

1. **疫苗接种** 坚持知情、同意、自愿原则,鼓励3岁以上适龄无接种禁忌人群应接尽接。倡导公众特别是老年人积极主动全程接种疫苗并进行加强免疫接种。

2. **传染源管理** 未合并严重基础疾病的无症状感染者、轻型病例可采取居家自我照护,其他病例应及时到医疗机构就诊。感染者居家期间,尽可能在通风较好、相对独立的房间,减少与同住人员近距离接触。感染者非必要不外出,避免前往人群密集的公共场所,不参加聚集性活动;如需外出,应全程佩戴N95或KN95口罩。

3. **个人防护与宣传教育** 强调"每个人都是自己健康的第一责任人",倡导公众遵守防疫基本行为准则,坚持勤洗手、戴口罩、常通风、公筷制、保持社交距离、咳嗽礼仪、清洁消毒等良好卫生习惯和合理膳食、适量运动等健康生活方式,自觉提高健康素养和自我防护能力;疫情严重期间减少聚集,患有基础疾病的老年人及孕妇、3岁以下婴幼儿等尽量减少前往人员密集场所。

充分发挥广播、电视、报纸、宣传品和网站、微博、微信、客户端等互联网平台的作用,全方位、多渠道开展新冠病毒感染防控知识宣传教育。

深入开展爱国卫生运动,突出农村、城乡接合部等重点地区和薄弱环节,创新方式方法,持续推进城乡环境整治,不断完善公共卫生设施。充分发挥村(居)民委员会公共卫生委员会作用,发动群众广泛参与,推动爱国卫生运动进社区、进村镇、进家庭、进学校、进企业、进机关,推动将健康融入所有政策。

4. 流行期间紧急防控措施　在疫情流行期间,结合病毒变异情况、疫情流行强度、医疗资源负荷和社会运转情况综合评估,可根据人群感染率和医疗资源紧张程度,适时依法采取临时性的防控措施,减少人员聚集,降低人员流动,减轻感染者短时期剧增对社会运行和医疗资源等的冲击。可以选择的措施包括:暂缓非必要的大型活动(会展、赛事、演出、大型会议等);暂停大型娱乐场所营业活动;博物馆、艺术馆等室内公共场所采取限流措施;严格管理养老机构、社会福利机构、精神病院等脆弱人群集中场所;企事业单位、工厂等实行错时上下班、弹性工作制或采取居家办公措施;幼儿园、中小学和高等教育机构采取临时性线上教学;其他紧急防控措施。

三、肺结核

结核病是由结核分枝杆菌引起的一种传染病,以肺结核为主。结核病是严重危害公众健康的全球性公共卫生问题,全世界约 1/4 的人口感染结核分枝杆菌,每年新发结核病患者约 1 000 万。我国结核病疫情仍然十分严重,是全球 30 个结核病高负担国家之一,同时也是全球 30 个耐多药 / 利福平耐药结核病(MDR/RR-TB)高负担国家之一。WHO《全球结核病报告》显示,2021 年我国结核病新发患者估算数约为 78 万,结核病估算发病率为 55/10 万,在 30 个结核病高负担国家中我国估算结核病发病数排第 3 位,我国 MDR/RR-TB 患者数居全球第 4 位。

结核病主要通过呼吸道传播,当活动性肺结核患者咳嗽、打喷嚏时,会将带有结核分枝杆菌的飞沫传播到空气中,健康个体通过吸入这些飞沫而被感染。一旦吸入结核分枝杆菌,人体免疫系统会立即反应,通过包围菌体形成结核结节(肉芽肿)来控制感染。在大多数情况下,免疫系统可以阻止病变扩散,此时的状态称为结核潜伏感染,此阶段的患者不会出现症状也不具传染性。如果免疫系统无法控制结核分枝杆菌,或当免疫系统因其他原因(如HIV 感染、营养不良或年老等)变弱时,结核分枝杆菌可能会繁殖并引起活动性结核病,此时患者会出现症状并具有传染性。

(一)常规监测

1. 报告　肺结核是《中华人民共和国传染病防治法》规定的乙类传染病,医疗机构对确诊或疑似肺结核病例应在 24 小时内进行报告。肺结核患者信息主要通过国家疾病预防控制信息系统,并由各级审核排除后,形成最终的报告信息。

2. 病案登记　由于结核病诊疗涉及 6 个月以上的疗程,在报告肺结核患者基本信息后,其治疗信息需要在国家疾病预防控制信息系统结核病子系统中登记其全疗程信息。对于无法通过结核病监测系统个案信息直接获得的防治工作信息,按季度报表或年度报表的形式进行记录和报告,如经费投入、药品管理、培训、督导和健康促进等。

3. 分析利用　各级机构对收集的结核病信息,按照年度和季度开展分析,产出监测报告。同时,对重点地区、重点人群以及重点时段开展专题分析或风险研判。

(二)结核病耐药监测

1. 监测点　按照不同的监测目标设置监测点,一般监测每五年进行 1 次,每次监测周期为 1 年。

2. 监测方法　在监测周期纳入符合标准的结核病患者,同时按照标准信息采集内容收集患者信息并进行后续结核分枝杆菌耐药性的检测。当年监测工作完成后,将信息表录入数据库、药敏结果记录表,对菌株进行收集,产出耐药监测分析报告。

3. **病例管理**　结核病病例管理可由基层社区卫生服务机构具体实施。

（1）第一次入户随访:接到肺结核患者信息后,应在 72 小时内访视患者,具体访视内容如下。

1）确定督导人员:督导人员优先为医务人员,也可为患者家属。若选择家属,则必须对家属进行培训。同时与患者确定服药地点和服药时间。按照化疗方案,告知督导人员"肺结核患者治疗记录卡"或"耐多药肺结核患者服药卡"的填写方法、取药时间和地点,提醒患者按时取药和复诊。

2）对患者的居住环境进行评估:告诉患者及家属做好防护工作,预防家庭内传染。

3）对患者及家属开展结核病防治知识宣传教育和技能培训。

4）告诉患者出现病情加重、严重不良反应、并发症等异常情况时,应及时就诊。

（2）督导服药和随访管理

1）督导服药:①医务人员督导:患者服药日,医务人员对患者进行直接面视下督导服药。②家庭成员督导:患者每次服药要在家属的面视下进行。

2）随访评估:由医务人员督导的患者,医务人员至少每月记录 1 次对患者的随访评估结果;由家庭成员督导的患者,基层医疗卫生机构要在患者的强化期或注射期内每 10 天随访 1 次,继续期或非注射期内每个月随访 1 次。随访内容:①评估是否存在危急情况,如有则紧急转诊,2 周内主动随访转诊情况。②对无需紧急转诊的,了解患者服药情况(包括服药是否规律,是否有不良反应),询问上次随访至此次随访期间的症状。询问其他疾病状况、用药史和生活方式。

4. **分类干预**

（1）对能够按时服药,无不良反应的患者,则继续督导服药,并预约下一次随访时间。

（2）患者未按定点医疗机构的医嘱服药时,应查明原因。若是不良反应引起,则转诊;若是其他原因,则要对患者强化健康教育。若患者漏服药次数超过 1 周及以上,应及时向上级专业机构进行报告。

（3）对出现药物不良反应、并发症的患者,要立即转诊,2 周内随访。

（4）提醒并督促患者按时到定点医疗机构进行复诊。

5. **结案评估**　当患者停止抗结核治疗后,应对其进行结案评估,包括:记录患者停止治疗的时间及原因;对其全程服药管理情况进行评估;收集和上报患者的"肺结核患者治疗记录卡"或"耐多药肺结核患者服药卡"。同时,将患者转诊至结核病定点医疗机构进行治疗转归评估,2 周内进行电话随访,查看是否就诊及确诊结果。

（三）聚集性疫情处置

1. **聚集性疫情定义**　指特定群体或团体(包括学校、幼托机构、社会福利机构、羁押场所等,一般以一所学校、一家幼儿园等为单位),半年内发现 2 例及以上存在流行病学关联的肺结核病例。

2. **调查前准备**　接到疫情报告后,需迅速进行调查前准备。组建由多学科(流行病学、临床、影像学、实验室检测等)专业人员组成的应急处置小组,并明确职责。同时与疫情发生机构协调,确保配合调查与处置。根据初步信息,制定调查方案和准备所需材料与设备。调查前,与疫情发生单位协作开展卫生宣传工作,确保相关人员配合调查、消除恐慌并维持正常工作生活秩序。

3. 开展现场流行病学调查

（1）现场基本情况调查：调查疫情发生机构的基本情况，通过询问和查询资料了解该机构的部门组成及人数，工作人员数、需照护人员数，宿舍容量和分布，卫生人员配置、常规开展的结核病防控工作等；通过现场走访，实地考察结核病患者所在宿舍、办公室等场所的环境卫生情况。

（2）患者个案调查：对所有活动性肺结核病例开展详细的流行病学个案调查，调查内容包括病例的基本信息以及发病、就诊、诊断和治疗管理过程，发病后的活动情况和密切接触者线索，目前的治疗管理情况等。通过调查患者出现症状后的生活经历，确定与其发生密切接触的人员范围及人员名单，对患者和密切接触者采样开展结核分枝杆菌检测。

（3）疫情发生情况调查：开展病例搜索，全面收集目标区域、特定人群以及相关医疗机构发现的所有结核病患者信息，逐例核实已发现病例的诊断，描述分析疫情流行特征，并汇总整理所有活动性肺结核患者的详细信息。

（4）开展疫情处置：遵循边调查、边处置、边完善的原则，在进行现场流行病学调查的同时，落实疫情控制措施。

（5）密切接触者筛查：通过个案调查，结合病例的生活工作环境，判定密切接触者，对不同重点场所采取不同的方式，开展密切接触者筛查。

（6）健康教育和心理疏导：在疫情处置过程中强化全体人员结核病防治知识的健康教育和心理疏导工作，及时消除其恐慌心理，稳定情绪，维持正常的生活和工作秩序。

（7）环境消毒：加强环境卫生管理，做好相关场所的消毒工作。对肺结核患者和疑似肺结核患者生活和工作环境进行消毒，可采用紫外线照射或化学消毒法进行空气消毒和物表消毒；同时要加强宿舍、办公室、车间和其他公共场所场所的开窗通风换气，保持空气流通。

（8）事件研判和报告撰写：根据患者个案调查表信息、菌株的基因分型信息，确定病例之间有无流行病学关联。疫情的发展过程及调查处置的不同阶段，需分别撰写初始报告、进程报告和结案报告。

（冯录召　凌锋　陈彬）

【思考题】

1. 流感样病例暴发疫情现场应急处置包括哪些步骤？
2. 人感染禽流感疫情报告和信息发布有哪些要求？
3. 新冠病毒感染监测的目的和内容是什么？
4. 新冠病毒感染流行期间紧急防控措施有哪些？
5. 肺结核聚集性疫情现场处置要点有哪些？

第十三章 登革热与虫媒传染病

【学习要点】

1. 虫媒传染病的概念。
2. 登革热监测方法。
3. 登革热应急处置技术要点。
4. 发热伴血小板减少综合征防控要点。

虫媒传染病是由媒介生物传播引起的一类重要疾病。气候变化、生态环境改变、跨境人口流动、全球化、城市化等自然和社会经济因素均可驱动媒介生物传染病的发生和传播。我国媒介生物传染病多样性极高,近40年来,出现了莱姆病、人粒细胞无形体病(无形体病)、发热伴血小板减少综合征等新发媒介生物传染病,登革热等蚊媒传染病多次出现暴发流行,这些新发突发传染病构成严重的公共卫生风险,可影响我国的社会稳定、经济发展、民众健康,造成了严重的疾病、经济和社会负担。

第一节 概 述

一、概念

虫媒传染病(vector-borne diseases, VBDs)是由蚊、蚤、蜱等媒介生物传播的一类具有传染性的细菌、病毒或寄生虫病。我国蚊虫约21属400余种,蜱100余种,螨、钉螺等类群也有大量物种分布,这些都是传播疾病的重要媒介生物。蚊传疾病主要包括伊蚊传播的登革热、基孔肯雅热、黄热病、寨卡病毒病和裂谷热等,按蚊传播的疟疾和淋巴丝虫病,以及库蚊传播的流行性乙型脑炎(乙脑)、西尼罗热和淋巴丝虫病;蜱传疾病主要包括克里米亚-刚果出血热、蜱传脑炎、发热伴血小板减少综合征(SFTS)、莱姆病、蜱媒回归热、立克次体病(斑疹热和Q热)和兔热病等。近年来,白蛉传播的利什曼病、锥蝽传播的美洲锥虫病、舌蝇传播的非洲锥虫病(昏睡病)和恙螨传播的恙虫病等,已成为新的公共卫生关注热点。

气候变化、生态环境改变、跨境人口流动、全球化、城市化等自然和社会经济因素均可驱动媒介生物传染病的发生和传播。我国媒介生物传染病多样性极高,包括10种法定报告传染病(甲类传染病中的鼠疫,乙类传染病中的肾综合征出血热、乙脑、登革热、钩端螺旋体病、血吸虫病、疟疾,丙类传染病中的流行性和地方性斑疹伤寒、黑热病、丝虫病),10种常见非法定报告传染病(恙虫病、发热伴血小板减少综合征、森林脑炎、新疆出血热、莱姆病、巴尔通体病、土拉菌病、埃立克体病、无形体病、基孔肯雅热),及其他大量被忽视、新发和未知媒介生物传染病。

登革热(dengue fever)是登革病毒(dengue virus,DENV)感染引起的主要由埃及伊蚊和白纹伊蚊叮咬传播的一种急性虫媒传染病,临床特征为急性高热,剧烈头痛,全身肌肉、骨髓及关节痛,极度疲乏,部分患者可有皮疹、淋巴结肿大和出血倾向,并可引起重症登革热(严重出血、休克、严重脏器损伤等)。

登革病毒归为黄病毒科(flaviviridae)黄病毒属(flavivirus)。成熟病毒颗粒由核衣壳蛋白和脂质膜蛋白形成一个立体结构,呈哑铃状、棒状或球形,直径约为50nm。基因组为单股正链RNA,长约11kb,包括编码3个结构蛋白(核衣壳蛋白C、包膜蛋白E及膜相关蛋白M)和7个非结构蛋白(NS1~NS7)的基因,基因组与核心蛋白一起装配成20面对称体的核衣壳。3种结构蛋白功能各不相同,除构成病毒的包膜外,包膜蛋白E还与病毒的血凝活性及中和活性有关,涉及病毒的吸附及诱导包括免疫增强抗体在内的中和抗体产生。根据不同型别登革病毒的E蛋白抗原表位不同,可将登革病毒分为4种血清型:登革Ⅰ型(DEN-1)、登革Ⅱ型(DEN-2)、登革Ⅲ型(DEN-3)及登革Ⅳ型(DEN-4),4种血清型登革病毒均可引起登革热的发生和流行。

登革病毒在伊蚊胸肌细胞、猴肾细胞及新生小白鼠脑中生长良好,病毒在细胞质中增殖,可产生恒定的细胞病变。目前最常用C6/36细胞株来分离病毒。登革病毒对外环境抵抗力较低,不耐热,50℃ 30分钟或54℃ 10分钟即可灭活,登革病毒对酸、洗涤剂、乙醚、紫外线、甲醛敏感。病毒在pH 7~9环境中最稳定,耐低温,在4℃条件下,患者急性期血清的感染性可保持数周之久,人血清中保存于-20℃可存活5年,-70℃或冷冻干燥状态下可长期存活。

二、疾病负担

根据世界卫生组织(WHO)"全球病媒控制对策2017—2030",全球80%的人口处于1种或多种媒介生物传染病的风险中,17%的全球传染病负担是由媒介生物传染病造成的,每年有超过70万人死于媒介生物传染病。作为传染病的重要组成部分,媒介生物传染病的总体风险和负担构成了严重的公共卫生挑战,引起全球的广泛关注。

(一)登革热

登革热是分布广、发病多、危害较大的一种虫媒病毒性疾病。19世纪50年代之前,登革热在跨地区传播上相对受限,也是易被大多数国家忽略的一种疾病,然而在过去的50年里,登革热在全球范围内迅速流行,发病率增长了30倍左右,主要肆虐于热带和亚热带地区,包括美洲、东南亚、西太平洋地区、非洲等国家和地区。据WHO资料显示,1990—2015年累计报告登革热病例约2 817万;病例数从2010年的220万人增加至2015年的320万人;2010—2016年,报告病例数较多的地区为美洲、东南亚和澳大利亚等。美洲地区一般3~5年发生一次登革热大流行。1635年,拉丁美洲首次报告了疑似登革热流行;19—20世纪,登革热在美洲范围内逐渐流行开来,尤其是南美洲地区,已成为登革热疫情高发区。东南亚是登革热流行较早且疫情比较严重的地区,东南亚的雨林被认为是登革病毒的起源地之一。非洲虽然地处热带,但是登革热报告较少,可能与该地区监测系统不完善、诊断技术落后或该地区人群对登革病毒抵抗力较强有关。

我国登革热主要流行于东南沿海地区,存在输入性病例和本地感染病例两种流行形式,输入性病例常年存在,病例主要来源地为缅甸、老挝、泰国等地。我国最早于1873年报道有登革热发生；20 世纪 20—40 年代，我国南方包括台湾地区发生登革热流行，此后数十年，我国几乎未发现登革热流行的足迹。1978 年广东省佛山市暴发登革热流行以来，广东、海南、云南、福建、广西和浙江等省份不断发生暴发或流行。1989 年我国将登革热纳入乙类传染病管理，2013 年云南西双版纳登革热暴发，2014 年广东等地暴发大规模的登革热疫情，全国报告病例 4.6 万余例。2017 年登革热疫情波及全国 26 个省（自治区、直辖市），山东省发生本地病例流行。近年来，我国登革热疫情逐渐从热带亚热带的东南沿海向温带北方内陆地区蔓延，广州、杭州等大城市先后发生过千例以上的局部暴发。目前，我国约有 2.42 亿人居住在曾经暴发登革热的地区，随着影响范围的扩大，预估会有超过 10 亿中国居民受到影响。未来我国将有更多区域和人群面临登革热暴发的风险。

（二）基孔肯雅热

基孔肯雅热的分布与其传播媒介伊蚊的分布密切相关，主要集中于非洲及东南亚的热带及亚热带地区。1953 年首次在坦桑尼亚登革热样疾病流行期间，从 1 例发热患者血液中分离出基孔肯雅病毒（CHIKV）。虽然开始认为是登革热流行，但随后的血清学和病毒学研究证实该病毒是一种新发现的病毒，被命名为基孔肯雅病毒。回顾性案例分析认为，该病毒最早流行可能在 1779 年，但过去的记载往往认为是登革热。之后陆续在非洲、印度、东南亚和欧洲南部地区发现 CHIKV 流行的迹象，CHIKV 的流行主要分布在冬季温度 > 18℃的地区。20 世纪 60 年代以后，CHIKV 流行区域不断扩大，向东推移至东南亚地区，且流行强度不断上升，如 1962—1964 年 CHIKV 在泰国流行、1963—1965 年及 1973 年 CHIKV 在印度暴发和流行。其中，1965 年印度金奈的 CHIKV 流行，发病率高达 1.5/10 万。早在 20 世纪 50 年代末和 60 年代初，基孔肯雅热就已经在东南亚形成了地方性流行区，至今仍不断流行。

我国的基孔肯雅热疫情一直以散在的输入性病例为主。1987 年，云南省西双版纳地区，从 1 例急性期发热患者的血清中分离出 CHIKV。1986—2001 年，陆续从云南省和海南省的蝙蝠、蚊虫体内分离到 CHIKV；1983—2007 年，相继从发热患者、健康人及动物（蝙蝠等）血清中检测到 CHIKV 抗体。2008 年起，我国广东省、浙江省等地陆续出现散在的基孔肯雅热输入性病例。2010 年 10 月，广东省东莞市发生了我国首起基孔肯雅热社区聚集性疫情，打破了其长期以来以散在输入性病例为特征的流行现状。2010—2019 年，我国大陆地区报告基孔肯雅热病例 519 例，其中输入性病例 94 例，本地感染病例 425 例，共有云南、广东、浙江、福建、贵州、湖北、湖南、山东、山西、上海、四川、天津 12 个省（直辖市）报告了基孔肯雅热病例，其中云南、广东及浙江 3 省报告了本地病例，均为输入性病例引发的继发病例。

（三）寨卡病毒病

寨卡病毒是一种蚊媒病毒，1947 年首次在乌干达寨卡森林的恒河猴体内分离得到；1948 年在寨卡森林的蚊子（Aedes africanus）体内再次发现该病毒。1952 年首次在乌干达和坦桑尼亚发现人感染寨卡病毒病例。2007 年以前，寨卡病毒病只在非洲和亚洲部分国家引发极少数散发的轻症病例，因此未引起重视。2007 年首次在西太平洋国家密克罗尼西亚的雅普岛发生大规模暴发疫情。2013—2014 年南太平洋的法属波利尼西亚发生暴发疫情，报告病例约 10 000 例。2015 年蔓延至拉丁美洲及加勒比多个国家；同年 5 月，巴西宣布全国寨卡病毒病流行，截至 2016 年 2 月巴西估计感染人数 150 万。巴西、法属波利尼西亚、萨尔瓦多、委内瑞拉、哥伦比亚、苏里南等国报告新生儿小头畸形和 / 或吉兰 - 巴雷综合征（GBS）发病率增高，WHO认为寨卡病毒感染可能与新生儿小头畸形、GBS有关。2015—2016年，美洲的美国、加拿大，亚洲的以色列、中国，欧洲的丹麦、芬兰、德国、意大利、葡萄牙、荷兰、西班牙、瑞典、英国、斯洛文尼亚、瑞士和奥地利，大洋洲的澳大利亚等多个国家和地区报告了自境外输入的寨卡病毒病病例。2017年后，全球寨卡病毒病疫情有所下降，但仍在美洲部分国家和其他地方性流行区域保持低水平流行状态。迄今为止，共有89个国家和地区报告过媒介传播导致的寨卡病毒感染，但目前全球针对寨卡病毒病的监测仍较为局限。

我国与寨卡病毒病高发地区交流频繁，病例及感染性媒介输入的可能性较大。江西省于2016年2月报告内地首例输入性寨卡病毒病病例，随后广东、浙江报告多例输入性病例，近年有散在输入性病例报告。

（四）发热伴血小板减少综合征

发热伴血小板减少综合征（SFTS）于2009年在我国中部地区首次发现。2011年以来，日本、韩国、泰国、越南、柬埔寨等亚洲国家和地区也陆续报告了SFTS病例。2011—2021年，中国大陆累计报告SFTS病例18 902例，年均发病率为0.125/10万，发病率整体呈逐年上升趋势。全国共有27个省（自治区、直辖市）报告SFTS病例，但99.23%的病例集中在河南、山东、湖北、安徽、江苏、浙江和辽宁7个省。2011年以来，病例地理分布范围呈现从中部向东北、西部和南部扩散的趋势，波及县（区、市）由2011年的108个增加至2021年的277个。国际上，日本、韩国、越南、泰国、缅甸等地存在本地传播SFTS病例。

SFTS全年均可发病，多发于春、夏季。一般3月份报告病例逐步增多，5—7月达到高峰，之后呈现下降趋势，9—10月多出现小高峰，11月后下降，12月至次年2月仅有少数病例报告。各地发病高峰可因气候、地理位置等因素影响而有所差异。

各年龄组均可发病，主要集中在40岁以上年龄组，病死率随年龄增长相应增高。患者性别差别不明显，职业以农民为主，多为农业、林业从业者。

三、流行因素

（一）传染源

患者、隐性感染者及宿主动物是主要传染源。部分虫媒传染病患者在潜伏期末及发热期内有传染性。在流行期间，一些轻型患者和隐性感染者可能是更重要的传染源。

（二）传播途径

传播途径主要为蚊、蜱、蚤等的叮咬传播。埃及伊蚊和白纹伊蚊是登革热的主要传播媒介，长角血蜱是SFTS的主要传播媒介。寨卡病毒病除了可经蚊虫叮咬传播外，还可以通过母婴传播、性传播和血液传播。

（三）人群易感性

人群对虫媒传染病普遍易感。感染登革病毒后，人体会对同型病毒产生持久的免疫；对不同型病毒有部分免疫力，感染后不能形成有效保护；对其他黄病毒属成员，如乙型脑炎病毒和圣路易脑炎病毒，有一定的交叉免疫力。此外，再次感染不同型别登革病毒会引发非中和性交叉反应抗体增加，引起抗体依赖性增强感染（antibody-dependent enhancement，ADE），这是引起重症登革热机制的一个重要假设。

（四）自然和社会因素

1. **自然因素**　自然因素主要包括气候变化、生态和环境改变、自然灾害和土地利用改变等。气候变化是全球重大的环境问题，可影响蚊媒传染病的发生及传播，引起我国登革热及媒介伊蚊分布区向西、北扩展，可能会引起未来风险人群的大幅增加。尖音库蚊组蚊虫在西藏自治区拉萨市建立稳定种群可能与气候变暖有关，增加了以西尼罗热为代表的媒介生物传染病风险。值得重视的是，气候变化和环境改变的双重作用引起媒介生物传染病的流行范围发生跳跃式改变，在远离原分布区的地方出现。

2. **社会因素** 社会因素主要包括全球化、城市化、人群行为改变、部分地区专业媒介控制队伍缺乏以及杀虫剂抗性增加等。全球化造成的人口流动可引起疟疾、锥虫病、利什曼病、登革热、黄热病和鼠疫等扩散风险增加。疟疾是旅行中致死率最高的传染病，其次是登革热。利什曼病在 20 世纪最后 20 年中快速传播的重要影响因素是国际旅游激增。据统计，发展中国家的激增城市人口中近 40% 来自农村流动人口，往往伴随较差的医疗卫生环境、较高的人口居住密度，极易造成媒介生物传染病暴发和疫情进一步扩散。巴西多个城市曾暴发利什曼病是由大量农村人口流入城市引起。土地利用变化包括农业侵占、森林砍伐、道路修建、建坝拦水、湿地改造、采矿和城市扩大等。土地利用变化引发了一系列媒介生物传染病传播及暴发模式。边境贸易的增加也可促进新的媒介生物传染病，如云南省输入性登革热等。此外，全球性的人群聚集，如奥运会、世界博览会和世界杯等，对旅行的人数、目的地存在巨大影响，增加了主办国媒介生物传染病风险。

第二节 登革热监测

登革热监测包括登革热病例监测和媒介伊蚊监测。

一、病例监测

（一）监测目的
一是早期发现登革热疫情，及时采取控制措施，防止疫情扩散；二是进一步了解登革热疾病负担和流行特征。

（二）监测对象
监测对象包括登革热疑似、临床诊断和实验室诊断病例及重症登革热病例，主要依据《登革热诊断》（WS 216—2018）标准进行诊断。

（三）监测内容和方法
1. **疫情报告** 各级各类医疗机构、疾病预防控制机构、卫生检疫机构执行职务的医务人员在诊断登革热病例（疑似、临床诊断或实验室诊断病例）后 24 小时内填写报告卡进行网络直报。不具备网络直报条件的应在诊断后 24 小时内寄出传染病报告卡，县级疾病预防控制机构收到传染病报告卡后立即进行网络直报。医疗机构若诊断重症登革热，或病例后续进展为重症登革热，则应在传染病报告信息管理系统（网络直报系统）传染病报告卡的备注栏注明"重症"。辖区疾病预防控制机构负责对病例的分型诊断报告进行督促和审核。以县（市、区）为单位，近 5 年首次发现病例，应通过突发公共卫生事件信息报告管理系统进行报告。

2. **实验室核实诊断** 县级疾病预防控制机构应对散发病例、暴发疫情早期不少于 5 例的疑似或临床诊断病例、重症病例、死亡病例以及为查明疫情性质和波及范围而确定的病例开展实验室核实诊断。若县级疾病预防控制机构不具备相应的实验室检测能力，应将标本送往上级疾病预防控制机构进行检测。县级疾病预防控制机构获得检测结果后应及时反馈医疗机构，督促其在网络直报系统传染病报告卡中对"病例分类（疑似病例、临床诊断病例和实验室诊断病例）"进行订正报告。

3. **输入病例监测**　根据感染地病例可分为输入病例和本地病例：输入病例包括境外输入病例和境内输入病例两类。境外输入病例指发病前 14 天内到过登革热流行的国家或地区的病例。境内输入病例是指发病前 14 天内离开本县区（现住址），到过本县区外的境内登革热流行地区的病例。本地病例指发病前 14 天内未离开本县区（现住址）的登革热病例。县级疾病预防控制机构在接到登革热病例报告后，应尽快调查了解病例是否为输入病例，若为输入病例，应在网络直报系统传染病报告卡的备注栏注明"境外输入 / 境内输入"和感染地（国家或地区）。

4. **暴发监测**　登革热暴发指在一个最长潜伏期（14 天）内，在人口相对集中的地点（例如一个社区、居委会、村庄、学校或其他集体单位等），发生 3 例及以上本地感染的登革热实验室诊断病例。县级疾病预防控制机构需实时关注是否发生暴发疫情，若发现暴发疫情需通过突发公共卫生事件信息报告管理系统报告。

二、媒介伊蚊监测

（一）监测目的

一是掌握登革热媒介伊蚊种类构成、密度、分布及季节变化和长期趋势；二是为登革热风险评估、预测预警、控制规划提供科学依据；三是动态监测疫点、疫区媒介伊蚊密度，评估疫情传播风险和伊蚊控制效果。

（二）监测方法

1. 布雷图指数法

（1）器具：手电筒、捞勺、吸管、蚊虫收集装置、标签纸等。

（2）方法：每个监测点按不同地理方位选 4 个街道 / 村的居民区调查不少于 100 户，检查记录室内外所有小型积水容器及其幼虫孳生情况，收集阳性容器中的蚊幼进行种类鉴定，或带回实验室饲养至成蚊进行种类鉴定，计算布雷图指数。为避免连续监测对蚊虫密度造成影响，相邻两次监测应在不同户次进行。户的定义：每个家庭、集体宿舍 / 单位办公室 / 酒店的 2 个房间、农贸市场 / 花房 / 外环境 / 室内公共场所等每 $30m^2$ 定义为一户。

（3）密度指标：布雷图指数（BI），计算公式为：

$$布雷图指数（BI）= 阳性容器数 / 调查户数 \times 100$$

2. 诱蚊诱卵器法

（1）器具：诱蚊诱卵器、白色滤纸、隔夜自来水、标签纸等。

（2）方法：每个监测点按不同地理方位选 4 个街道 / 村的居民区共布放不少于 100 个诱蚊诱卵器，一般每 25～30m 距离布放一个诱蚊诱卵器，主要布放在居民区、单位、学校等楼顶天台、工地、空中花园或外环境的树木、花草、灌木丛等公共绿化带等，连续布放 4 天，第 4 天检查，收集诱捕成蚊，蚊卵需饲养至高龄幼虫或成蚊后进行种类鉴定，计算诱蚊诱卵器指数。

（3）密度指标：诱蚊诱卵器指数，计算公式为：

诱蚊诱卵器指数＝阳性诱蚊诱卵器数／有效诱蚊诱卵器数 ×100

3. 双层叠帐法

（1）器具：双层叠帐［外层：长（1.8m）× 宽（1.8m）× 高（1.5m），内层：长（1.2m）× 宽（1.2m）× 高（2.0m）］、计数器、手电筒、电动吸蚊器等。

（2）方法：选择居民区附近的外环境作为监测地点，在上午或下午媒介伊蚊活动高峰时段内，诱集者位于内部封闭蚊帐中暴露两条小腿，收集者利用电动吸蚊器收集停落在蚊帐上的伊蚊持续 30 分钟，分类鉴定，记录诱蚊开始与结束的时间、地点、温度、湿度和风速。个人防护：收集者需涂抹蚊虫驱避剂，诱集者工作结束时涂抹蚊虫驱避剂。

（3）密度指标：叮咬指数，计算公式为：

$$叮咬指数（只／人·小时）＝捕获蚊虫数（只）/30min×60min$$

（三）常规监测

1. **监测方法**　监测点根据本地实际情况，选择布雷图指数法或诱蚊诱卵器法，并原则上长期使用同一种方法。

2. **监测季节和频次**　Ⅰ类地区登革热高风险区域的蚊虫活动季节，每月 2 次，间隔 10～15 天；Ⅱ类地区蚊虫活动高峰季节（5—10 月），每月 1 次；Ⅲ类地区于 6—9 月，每月 1 次。

（四）应急监测

在流行季节发现输入或本地感染登革热病例时启动登革热媒介伊蚊的应急监测，主要内容如下。

1. **核心区、警戒区及监控区的确定**　根据登革热流行特点与范围，确定核心区、警戒区及监控区的范围，并在地图上标示。

（1）核心区：以报告病例或感染者住所或工作地点等活动场所为中心，半径不少于 200 米的范围。1 例感染者可划定多个核心区。

（2）警戒区：以报告病例或感染者住所或工作地点等活动场所为中心，半径 400 米除核心区外的范围（在核心区外扩展半径 200 米范围为警戒区）。农村一般以核心区周围自然村、屯，必要时以行政村甚至乡、镇为警戒区。城市一般以核心区周围若干街巷、居委会或街道为警戒区。

（3）监控区：根据登革热风险等级和流行季节等因素，在本地警戒区外围划定一定范围为监控区。

2. **监测内容**

（1）幼虫密度监测：按照 GB/T 23797—2020《病媒生物密度监测方法　蚊虫》的要求，幼虫（蛹）采用幼虫吸管法和路径法监测，计算布雷图指数和路径指数，监测要求如下。

1）幼虫吸管法：按照随机抽样原则，调查不少于 100 户。收集阳性容器中的蚊幼虫进行种类鉴定，填写登革热媒介伊蚊幼虫密度监测记录表 - 幼虫吸管法。

2）路径法：监测 2 000～3 000 米外环境路径，检查沿途可能存在的幼虫（蛹）容器与小型积水，及时记录发现的幼虫（蛹）阳性容器数和小型积水处数，填写登革热媒介伊蚊幼虫密度监测记录表 - 路径法。

3）监测频次：疫情发生 2 天内，核心区进行 1 次布雷图指数和路径指数监测，随后每

3天重复一次;警戒区每周监测1次;监控区每2周监测1次。

（2）成蚊密度监测:按照GB/T 23797—2020《病媒生物密度监测方法 蚊虫》的要求,成蚊采用诱蚊诱卵器法和双层叠帐法,要求如下。

1）诱蚊诱卵器法:每3～5户或每50～100米距离布放一个诱蚊诱卵器,主要布放于家庭环境的庭院、阳台、天台的花草树荫下,或室外环境的树木、花草、灌木篱笆或灌木丛下。连续布放4天,第4天收集诱到的成蚊及蚊卵,并分类鉴定,填写登革热媒介伊蚊成虫密度监测记录表-诱蚊诱卵器法。

2）双层叠帐法:选择避风遮阴处放置蚊帐,选择当地媒介伊蚊成蚊活动高峰时段进行监测。监测时,一人作为诱集者坐或站立于封闭的内蚊帐中,暴露两条小腿,另一人作为收集者,做好个人物理防护后,在双层帐间隔空间内利用电动吸蚊器或手持式蚊虫采样器收集蚊虫。监测每次持续30分钟,对蚊虫进行收集、分类和计数,填写登革热媒介伊蚊成虫密度监测记录表-双层叠帐法。

3）监测频次:核心区每周1次,警戒区和监控区每2周1次。

3. 结束条件 布雷图指数或诱蚊诱卵器指数在5以下,成蚊密度不高于2只/(帐·小时),25天内无新发病例,疫情得到有效控制,可结束应急监测工作。

第三节 登革热预防控制

一、策略

登革热是我国重要的公共卫生问题之一,当前我国登革热预防控制策略为政府主导、多部门合作、联防联控、属地管理和全社会参与。开展健康教育,以强化监测预警为重点,实施媒介伊蚊可持续控制,严防输入病例引起的本地传播暴发,提高诊治水平,加强病例管理,减少发病和死亡。

二、措施

（一）建立多部门合作机制

各级政府负责登革热防控的领导,街道办事处和乡镇政府主要负责组织和执行,居委会和村委会广泛发动群众参与防蚊、灭蚊。形成多部门合作机制,协助各级政府开展工作。

（二）严防登革热病例输入引起的本地传播

我国登革热疫情是由输入病例引起本地病例的暴发及流行。因此,应密切关注国际登革热疫情变化,开展动态风险评估,及时发布旅行健康提示。检验检疫部门应做好入境人员检疫监测、排查,一旦发现发热等可疑症状,应将具体信息告知卫生健康部门,做好疑似病例及密切接触者的后续跟踪处置,严防登革热病例输入。

（三）开展媒介伊蚊可持续控制

做好日常及应急情景下的媒介伊蚊监测和控制。开展日常媒介伊蚊监测,发现布雷图指数（BI）>20或诱蚊诱卵器指数（MOI）>10时,当地政府组织开展爱国卫生运动,清除室内外各种孳生地,开展预防性灭蚊,降低或消除登革热暴发风险。登革热媒介伊蚊活动季节发现输入或本地病例,立即启动应急监测。当登革热病例出现,以疫点为圆心200米半径范围内BI或MOI>5、警戒区（核心区外展200米半径范围）BI或MOI>10时,或BI或

MOI>20 时,启动媒介伊蚊应急控制。选取敏感卫生杀虫剂开展精确的疫点成蚊杀灭;广泛动员群众,开展爱国卫生运动,清理蚊虫孳生地;教育居民做好个人防护。通过综合性的媒介伊蚊控制措施,尽快将 BI 或 MOI 控制在 5 以下。

（四）加强疫情处置能力建设

各级疾病控制机构应加强登革热流行病学调查、疫点处置、媒介监测和控制及实验室检测等能力建设,确保登革热疫情处置能力提升,一旦发生登革热聚集性病例,各地政府应按照突发公共卫生事件应急响应机制,成立登革热处置工作指挥部,迅速启动相应级别的应急响应。

（五）开展登革热防控知识宣传教育

宣传部门应在卫生健康部门的支持下,采用电视、广播、报纸、宣传画等,及新媒体如微信公众号等形式,开展登革热防控健康教育。各地政府应及时发布登革热疫情进展,宣传部门应做好登革热舆情追踪与引导、疫情报道、风险沟通和群众动员等,避免引起居民恐慌情绪。赴登革热流行国家或地区旅行、生活时,应严格做好个人防护措施,防止蚊虫叮咬;若怀疑感染登革病毒时,应及时就医,主动报告旅行史,并接受医学随访。

第四节　登革热疫情应急处置

一、处置原则

登革热疫情发生时,首要任务是控制疫情,降低发病率和病死率,阻止疫情暴发和扩散,防止疫情反复发生而形成地方性流行病。蚊媒控制应采取快速杀灭成蚊和清除伊蚊孳生地为重点的综合防治原则。

二、处置步骤

（一）组织实施

发生登革热疫情时,按照传染病属地管理原则,在当地政府直接领导下组织实施调查处置工作。

（二）病例管理

急性期患者是主要传染源,要求做到早诊断、早报告、早隔离、早就地治疗。疑似、临床诊断或实验室确诊登革热病例救治同时要做好防蚊、灭蚊工作,病例防蚊隔离期限从发病之日起不少于 5 天并热退。

（三）流行病学调查

1. **初步核实疫情**　根据上报的信息,电话询问或者派人前往现场核实病例的基本情况和分布特征,判定疫情严重程度。

2. **调查准备**　确定调查组人员,明确调查任务、内容和方法;准备调查表格、采样器材、个人防护和蚊媒控制用品。

3. **个案调查**　利用"登革热病例个案调查表"调查病例发病前两周至发病后 5 天的活动情况、蚊虫叮咬史、就诊经过等。对散发病例(含输入病例)、暴发疫情早期不少于 5 例病例、重症登革热病例、死亡病例以及为查明疫情性质和波及范围而确定的病例进行详细的流行病学调查。对于输入病例,调查其一个最长潜伏期内的旅行史,判断可能的感染来源;

重点查明病例病毒血症期在境内(辖区内)停留地点。对于本地病例,详细调查病例发病前一个最长潜伏期内及病毒血症期内的活动地点、活动时间、活动方式、蚊虫叮咬史、诊疗情况等。同时调查病例活动范围的自然条件、人群居住条件、流动人口特点和环境卫生情况等,分析流行的自然因素和社会因素。

4. **采样送检** 及时采集病例(疑似病例)急性期血清标本检测登革病毒抗原、核酸,分离病毒。采集双份血清检测登革病毒特异性抗体。捕捉伊蚊成蚊和幼虫送实验室检测蚊虫带毒情况。

5. **建立病例定义** 根据登革热诊断标准,迅速建立在一定时间、地点和人群范围内搜索病例、疑似病例、临床诊断病例、确诊病例的定义。

6. **病例搜索和核实病例** 各地出现本地病例和流行季出现输入病例时必须开展病例搜索,也可根据风险评估和疫情控制需要适时开展,针对不同来源的病例采用不同的搜索策略。

对于输入病例,应详细追查旅行史,重点在与其共同出行的人员中搜索。如病例发病前1天至发病后5天(病毒血症期)曾在辖区活动,还应在其生活、工作区域搜索可疑病例。

对于本地感染病例,以其住所、工作地等活动场所为中心划定核心区,在核心区内搜索病例,调查了解病例在发病期间活动地点的接触者或共同暴露者,并进行医学观察14天。对疫点、疫区的医疗机构搜索近期发病的可疑病例。本地病例的病例搜索要追踪可能的传染源,必要时在疫区内开展人群血清学调查,以判定可能的感染范围和隐性感染情况。

若出现暴发疫情,则根据疫情调查结果,开展风险评估,确定搜索范围。

(四)蚊媒控制

1. **健康宣教** 通过各种公共宣传媒体,宣传登革热的危害,媒介伊蚊的危害、孳生特点和栖息习性等;宣传社区环境、公共场所和家居清除伊蚊孳生地的重要性和方法;宣传如何做好个人防护措施和家居灭蚊等相关知识,广泛动员群众参与防蚊灭蚊工作。

2. **防蚊措施**

(1)个人防护:登革热疫区的人员,应做好个人防护,如穿长袖衣裤、使用蚊虫驱避剂避免蚊虫叮咬。

(2)医院和家庭防护:收治登革热患者的医院病房应使用蚊帐、安装纱门纱窗等防蚊设施,并适时灭蚊。家庭提倡使用蚊帐、安装纱门纱窗等防蚊措施;可使用蚊香、气雾剂等家用卫生杀虫剂进行驱蚊、灭蚊。

3. **孳生地处理** 基本要求:按照 GB/T 31717—2015《病媒生物综合管理技术规范环境治理 蚊虫》的要求,在核心区、警戒区和监控区广泛清除蚊虫孳生地。无法清除的积水可使用灭蚊幼剂。要求核心区1周内布雷图指数小于5或路径指数小于0.8,警戒区和监控区2周内布雷图指数小于5或路径指数小于0.8。若未达到要求,应继续开展孳生地处理工作。

(1)翻盆倒罐:室内外环境清除闲置无用积水,清除废弃的容器,暂时闲置未用的容器应当逐一翻转倒放,确保不会形成积水;清除卫生死角和绿化带、绿篱、灌木丛等杂物、垃圾和废弃容器。

(2)管理容器饮用水:将饮用水容器、储水池、屋顶二次供水的水箱和其他功能性容器积水严密加盖。每3~5天彻底清洗1次家用饮用水容器、储水池;有伊蚊孳生的饮用水容器、饮用储水池应先杀灭幼虫,再彻底清洗。

（3）管理水生植物：疫情流行期间倡导不种养水生植物；种养水生植物时宜采用防蚊方式；种养水生植物的花瓶，每3～5天换水1次，并冲洗植物根部，彻底洗刷容器内壁；大型莲花缸、池，可放养食蚊鱼等，也可投放灭蚊幼剂。

（4）处理市政管网的管道井：密闭管道井盖，必要时使用灭蚊幼剂或防蚊油处理积水。

（5）管理轮胎：轮胎要求存于放室内或避雨的场所。室外放置的轮胎，要用防雨布严密遮盖或作打孔处理，并防止积水，必要时使用灭蚊幼剂或防蚊油等。

（6）治理竹筒、树洞：竹筒、树洞要用灰沙等堵塞，或对留根的竹筒，采用"+"字或"*"砍刀法，使其有裂缝不再积水。

（7）治理建筑物凹陷积水：在建筑物的反梁结构和平顶屋设置排水槽，排水槽每周疏通和清除淤积1次；雨棚改建成斜坡，防止积水。

（8）处理地下车库的排水沟、集水井：疏通排水沟，排清积水，排水沟汇入集水井入口处安装防蚊装置；集水井密闭。如发现有蚊幼虫孳生，可采用灭蚊幼剂，也可倒入适量的防蚊油覆盖水体表面。

（9）管理其他无法清除的积水：生产洁具、陶器、厨具、瓶罐的场所和建筑工地等，应完善管理，避免积水。对于无法清除的积水，可投放灭蚊幼剂处理。

4. 成蚊的化学防制 采用化学防制方法杀灭成蚊，应遵循以下基本要求：药物应具有有效期内的农药登记证；根据日常抗药性监测和现场药效评估结果，选用敏感有效药物，确定药物使用浓度和剂量因地制宜，根据不同场所选用空间喷雾（超低容量、烟雾）、绿篱喷洒和室内重点滞留喷洒；要求核心区1周内诱蚊诱卵器指数小于5或双层叠帐法帐诱指数小于0.9，警戒区和监控区2周内诱蚊诱卵器指数小于5或双层叠帐法帐诱指数小于0.9。若未达到要求，应继续开展综合灭蚊措施。

（1）空间喷雾：在核心区、警戒区迅速开展空间喷雾杀灭成蚊。采用超低容量喷雾机或烟雾机，参考药物产品说明书将药物稀释一定倍数，在确定的区域内实施喷洒，具体操作方法应按照GB/T 31714—2015《病媒生物化学防治技术指南 空间喷雾》的要求。最佳用药时间为早上7～10时和下午16～19时（或当地蚊媒活动高峰时间段）。核心区每3天处理1次，连续3次，之后每周1次，直至应急状态结束；警戒区和监控区开始与核心区同步处理1次后，再根据蚊虫监测结果考虑是否再进行处理。

（2）绿篱喷洒：主要以低容量喷洒方式，将持效性药物覆盖在灌木篱笆或植被上，以维持其持久药效的药剂喷洒方式。在核心区和警戒区范围内的媒介伊蚊孳生栖息灌木篱笆、灌木丛和竹林等进行喷洒。采用低容量喷雾器（雾粒中径100～200μm），参考药物说明书将药物稀释一定倍数，重点喷洒在社区建筑物周围的2米以下灌木篱笆和灌木丛等绿化带，公园2米以下竹林、灌木篱笆、灌木丛，马路两侧绿篱。将药物施于植被枝叶背面，喷头斜向上30°均匀喷雾，以灌木叶片湿而不滴为宜。

（3）滞留喷洒：主要以粉粒或药膜的方式覆盖在靶体表面上，以维持其持久药效的药剂喷洒方式。在核心区和警戒区范围内媒介伊蚊孳生栖息场所，如地下室、楼梯间、室内阴暗角落、收治病例医院病房的纱门纱窗等进行重点滞留喷洒。采用常量喷雾器，参考药物产品说明书将药物稀释一定倍数，喷洒于蚊虫孳生栖息场所，具体操作方法见GB/T 31715—2015《病媒生物化学防治技术指南 滞留喷洒》。

（五）健康教育

病例搜索时同时开展居民健康教育工作。

（六）调查报告与疫情分析

对所有病例（包括现症病例和既往病例）均进行个案调查并按要求及时完成个案调查表及相应调查报告。按要求撰写初始报告、进程报告，暴发疫情处理结束后，及时收集、整理、统计分析调查资料，撰写全面的结案报告。

第五节　其他蚊媒传染病预防控制要点

基孔肯雅热和寨卡病毒病的防控与登革热类似，但寨卡病毒病在采取登革热防控措施的基础上还要注意母婴传播、性传播和血液传播。

发热伴血小板减少综合征主要通过蜱虫叮咬传播，也可以通过接触病例血液、体液等传播，其主要防控要点如下：

一、加强疾病监测，评估发病风险

常年有病例报告的地区，应定期开展病例监测以及蜱虫等媒介生物监测，明确病原流行特征、人群感染状况、蜱虫消长及携带病毒情况，及时发布发病风险评估报告，指导防控措施落实。

二、加强病例管理，降低传播风险

1. 疑似病例就医后，应及时开展病原学检测，做到早诊断、早治疗。
2. 临床诊断和确诊病例均应住院治疗。医院应在标准预防的基础上做好接触传播的隔离与预防。
3. 接触患者血液、血性分泌物、排泄物等的人，14天内如出现发热、乏力、肌肉酸痛以及胃肠消化道症状等，应及时就医。
4. 在救治或护理危重患者时，尤其是患者有咯血、呕血等出血现象时，医务人员及陪护人员应加强个人防护。
5. 患者的血液、分泌物、排泄物及被其污染的环境和物品等均具有传染性，应对患者及患者家属进行健康宣教。

三、加强检测能力建设，提高实验室诊断率

流行区各级疾控机构和收治医院应建立疾病的实验室检测能力。

四、做好聚集性疫情处置，及时控制疫情

聚集性疫情发生后，应及时开展流行病学调查和卫生风险评估，阐明疾病传播主要方式，及时切断传播途径。规范疫情报告、发布的方式和形式，结合本地重点传染病防控机制，推动多部门、多领域合作，保障防控措施落实。

五、做好媒介控制工作，降低传播媒介密度

各级政府应在防控工作中发挥主导作用，做好村镇、社区以及相关部门的动员，因地制宜全面落实综合防治措施。进入流行期前，积极发动广大群众，开展爱国卫生运动，进行环境清理与治理，必要时采取灭杀蜱虫等措施，降低生产、生活环境中蜱虫等传播媒介的密

度。加强牛、羊等家养牲畜和猫、狗等宠物管理,科学清除动物体表蜱虫。

六、做好公众健康教育,提高防病知识水平

积极、广泛地宣传疾病防治和蜱等媒介生物防制的知识,使群众了解病毒感染途径和发病风险,有意识地采取有效的预防手段,发病后及时就医。

（孙继民 刘营）

【思考题】

1. 我国登革热疫情防控形势如何?

2. 登革热疫情处置时,一般核心区、警戒区及监控区的范围如何确定?

3. 登革热流行季节,不同蚊媒的孳生地如何处理?

4. 针对发热伴血小板减少综合征的传播媒介控制措施有哪些?

第十四章 病毒性肝炎

【学习要点】

1. 了解病毒性肝炎的流行概况。
2. 了解病毒性肝炎血清流行病学调查内容和结果。
3. 掌握甲肝、乙肝疫苗免疫接种程序。
4. 掌握病毒性肝炎的预防控制措施。

病毒性肝炎（viral hepatitis）是严重危害人民群众身体健康的重大传染病，病毒性肝炎的防控也是当前全球重要的公共卫生问题。在我国，病毒性肝炎属于乙类传染病。病毒性肝炎主要包括甲型病毒性肝炎、乙型病毒性肝炎、丙型病毒性肝炎、丁型病毒性肝炎和戊型病毒性肝炎等，当前尤以乙型病毒性肝炎（乙肝）疾病负担重、危害大，本章重点介绍乙肝等病毒性肝炎的预防控制情况。

第一节 概 述

一、概念

病毒性肝炎是由多种肝炎病毒引起的，以肝脏损害为主的一组全身性传染病。病毒性肝炎的病原体是肝炎病毒，目前已证实甲、乙、丙、丁、戊五型肝炎病毒是病毒性肝炎的主要致病因子。各型病毒性肝炎临床表现相似，以疲乏、食欲减退、厌油、肝功能异常为主，部分患者出现黄疸。甲型和戊型病毒性肝炎主要表现为急性感染，经粪 - 口途径传播；乙型、丙型和丁型病毒性肝炎多呈慢性感染，少数病例可发展为肝硬化或肝细胞癌，主要经血液、体液等途径传播。

二、流行概况

根据 WHO 公布的数据，2015 年全球约有 3.5 亿人为病毒性肝炎慢性感染者，其中 2.57 亿人为慢性乙型病毒性肝炎感染者，7 100 万人为慢性丙型病毒性肝炎感染者。在西太平洋地区，由病毒性肝炎导致的死亡人数已超过艾滋病、结核病和疟疾三种传染病导致的死亡人数总和。我国病毒性肝炎造成的疾病负担远高于西太平洋地区的其他国家，仅慢性乙型肝炎病毒（hepatitis B virus, HBV）携带者就占全球约 1/3，每年因原发性肝癌死亡的人数占全球的 55%。

（一）甲型病毒性肝炎

甲型病毒性肝炎（甲肝）是甲型肝炎病毒（hepatitis A virus, HAV）引起的一种急性传染病,在世界范围内零星流行,并有周期性复发的趋势。与受污染的食物或水有关的传播流行可能会导致大暴发,例如1988年在上海发生的甲肝暴发影响了大约30万人。HAV在环境中持续存在,灭活细菌或控制细菌生长的食物制作程序往往无法将其杀灭,所以容易引起持续的传播扩散。

HAV感染呈全球分布,全球每年HAV感染者约40万人,WHO估计,2016年全球有7 134人死于甲肝(占病毒性肝炎死亡人数的0.5%)。不同地区HAV感染流行特征差异较大,全球根据人群HAV感染率分为HAV感染高流行地区、中流行地区和低流行地区。①HAV感染高流行地区:主要见于不发达国家,如非洲、亚洲、中美洲和南美洲的部分地区。儿童HAV感染率高,临床症状较轻或无症状。②HAV感染中流行地区:主要见于卫生状况和生活条件较好的国家或地区,HAV不易传播,HAV感染的主要年龄组大于高流行地区,年龄较大的儿童、青少年和青年人HAV感染率高,幼儿感染率较低,但其报告总发病率通常高于高发病地区。③HAV低流行地区:主要见于美国、加拿大、西欧和其他发达国家或地区,儿童感染HAV概率非常低,发病率普遍很低,甲肝暴发通常发生在社区和儿童保育中心等人群或特定风险的人群,如从高或中等地方性流行地区返回的旅行者和注射毒品者。

我国曾是甲肝的高流行国家,1988年1月,上海地区曾暴发大规模甲肝流行,持续了三个月,感染者31万余例,死亡11人。在广泛使用疫苗前,1992年全国病毒性肝炎血清流行病学调查结果显示,全人群HAV感染率近80.9%,5岁及以下儿童感染率>60%,6~10岁儿童感染率达80%。我国自1990年开始对病毒性肝炎分型报告,甲肝报告发病率从1991年的55.69/10万下降到2020年的1.05/10万,≤15岁儿童报告病例数和发病率下降最明显。近几年,我国局部地区仍有甲肝暴发的突发公共卫生事件报道,主要发生在中、西部偏远地区的中、小学校,病例以未接种疫苗者为主。

自1992年起,我国实行接种甲肝疫苗、改善卫生条件和增强民众防病意识等措施,全国甲肝发病率总体呈下降趋势,其患病、死亡和疾病负担也迅速下降,但成人和在校学生,特别是边远贫困地区的学校偶尔发生聚集性发病或暴发。

(二)乙型病毒性肝炎

乙型病毒性肝炎(乙肝)是由HBV导致的可能危及生命的肝脏感染,是一个全球重大公共卫生问题。全球大约有30%的人口有血清学证据证实为现症或既往HBV感染者。世界各国乙肝患病率也存在差异,45%的HBV感染者生活在疾病高发地区,包括:中国,南亚,非洲大部分地区,太平洋岛大部分地区,中东部分地区及亚马逊盆地,这些地区主要是新生儿或儿童时期感染。

自1990年我国法定传染病报告系统(National Notifiable Disease Reporting System,NNDRS)对病毒性肝炎分型报告以来,乙肝报告发病数呈逐年上升趋势,从1990年的24万例(21.93/10万)上升到2003年的70万例(53.32/10万)。2004年实施网络直报后,乙肝报告发病又从2004年的91万例(70.50/10万)上升至2007年的117万例(89.00/10万),至2012年发病率下降至80.68/10万。根据WHO的分类标准,中国现为HBV中度流行区国家。中国2016年人群乙肝表面抗原(hepatitis B surface antigen,HBsAg)流行率估计为6.1%,慢性HBV感染者约为8 600万人,占全球慢性感染者总数的30%,其中约2 800万为慢性乙肝患者。

1. **乙肝疾病负担** 目前,乙肝仍给人群健康造成严重危害,同时给居民和社会造成严重的疾病负担,是全球公认的重大公共卫生问题。全球1990—2015年肝癌的发病率增加了 75%,其中 42% 的病例是继发于乙肝的肝细胞癌。我国是全球乙肝流行较高的国家,也是因慢性乙肝、乙肝后肝硬化和原发性肝癌付出社会成本最高的国家。2014 年全国 1~29 岁人群乙肝血清流行病学调查结果显示,我国 5 岁以下人群 HBsAg 阳性率(0.32%)较 2006 年(0.96%)下降 66.67%。已经提前达到了 WHO 西太平洋地区制定的 1% 控制目标,成效显著。但根据 2016 年发表的数据显示,我国现阶段肝癌依然是造成严重疾病负担的恶性肿瘤之一,而其中以继发于乙肝的肝癌造成的伤残调整寿命年(disability adjusted life year,DALY)排在第一位。

2. 乙肝防控的经济成效 根据最新研究成果,1992—2019 年我国实施新生儿乙肝疫苗接种和 HBV 母婴阻断策略,国家共投入直接成本和社会成本分别约 374.30 亿元和 476.10 亿元,有效保护了约 5 000 万人免于成为慢性乙肝患者,减少了 1 250 万人因 HBV 感染相关疾病而发生的早死;节约乙肝相关疾病治疗的直接医疗负担和社会医疗负担分别约 2.89 万亿元和 6.92 万亿元,实现直接净效益 2.85 万亿元和社会净效益 6.87 万亿元。1992—2019 年我国实施乙肝疫苗免疫及母婴阻断策略的直接效益成本比为 77.21,社会效益成本比为 145.29,即从社会的角度,国家每投入 1 元钱,可节省约 145 元医疗成本,可见我国实施的乙肝疫苗免疫及母婴阻断策略成本 - 效益显著。

(三)丙型病毒性肝炎

丙型病毒性肝炎(丙肝)是由丙型肝炎病毒(hepatitis C virus,HCV)引起的一种肝脏炎症。丙肝呈全球性流行,不同性别、年龄和种族人群均对 HCV 易感。根据 2015 年 WHO 估计,全球每年有超过 7 100 万丙肝感染者,目前丙肝是引起肝硬化和肝癌的主要原因之一,每年约有 40 万人因丙肝引起的肝硬化和原发性肝细胞癌而死亡。因此 WHO 提出了在 2030 年实现消除病毒性肝炎威胁的目标。虽然中国在全球范围内属于低流行地区,但由于人口基数大,依然是 HCV 感染的大国。2006 年我国结合全国乙型病毒性肝炎血清流行病学调查,对剩余的血清标本检测了抗 -HCV 抗体,结果显示 1~59 岁人群抗 -HCV 阳性率为 0.43%,在全球范围内属低流行地区。

HCV 主要经血液传播,包括:①经输血和血制品、单采血浆回输血细胞传播。②经破损的皮肤和黏膜传播:包括使用非一次性注射器和针头、未经严格消毒的牙科器械、内镜、侵袭性操作和针刺等。共用剃须刀、共用牙刷、修足、文身和穿耳环孔等也是 HCV 潜在的经血传播方式。静脉药瘾者共用注射器和不安全注射是目前新发感染最主要的传播方式。③经性接触传播:与 HCV 感染者性接触和有多名性伴侣者,感染 HCV 的危险性较高。同时伴有其他性传播疾病者,特别是感染 HIV 者,感染 HCV 的危险性更高。

(四)丁型病毒性肝炎

丁型病毒性肝炎(丁肝)是一种由丁型肝炎病毒(hepatitis D virus,HDV)引起的肝脏炎症,该病毒依靠 HBV 进行自身复制。没有 HBV 就不会发生丁肝感染。HDV 与 HBV 合并感染被认为是慢性病毒性肝炎的最严重形式,70% 的 HDV 感染者将在 5~10 年内发展为肝硬化,60% 的患者会在 10 年内死亡。

据估计,全球 HDV 感染者有 1 500 万~2 000 万例,相当于全球近 5% 的慢性 HBV 感染者同时感染 HDV,HDV 合并感染可以解释乙肝感染者中约 1/5 的肝病和肝癌病例。自 20 世纪 80 年代以来,HDV 感染人数在世界范围内已出现下降,这主要归功于全球乙肝疫苗接种规划。通过接种乙肝疫苗可使丁肝感染得到预防,但 HDV 患者治疗成功率较低。

目前,我国仍未获得可靠的抗 -HDV 流行率,推测 HDV 感染率可能被低估。据文献报道,我国西南地区某医院近 10 年的 HBsAg 阳性患者中丁肝(HDV-IgG 或 HDV 抗原)筛查阳性率为 1.17%,与 1992 年全国病毒性肝炎血清流行病学调查 1.15% 的流行率相仿。根据我国约 7 000 万 HBV 慢性感染者估计,我国约有 82 万例 HDV 感染者,而近 10 年在我国 NNDRS 系统报告的丁肝病例仅有 1 681 例,可见丁肝是被严重低估的传染病。

(五)戊型病毒性肝炎

戊型病毒性肝炎(戊肝)呈世界性流行。据 WHO 估计,全球每年发生 2 000 万例戊型肝炎病毒(hepatitis E virus,HEV)感染,其中临床型戊肝病例 300 万例以上,HEV 相关死亡 5.5 万余例。在发展中国家,常发生戊肝水型流行并导致大量临床型戊肝及死亡病例;在发达国家,戊肝多为散发,但发病呈上升趋势,主要通过摄入未煮熟的肉类(以猪肉为主)传播。感染人和其他哺乳动物的 HEV 基因型有 4 种,即Ⅰ、Ⅱ、Ⅲ和Ⅳ型,Ⅰ型和Ⅱ型通常只感染人,而Ⅲ型和Ⅳ型既可感染人,也可感染猪等动物,多引起急性散发性戊肝。

我国属戊肝高地方性流行地区。在 2000 年之前,我国 HEV 感染主要以Ⅰ型为主,常发生戊肝暴发或较大规模流行,如 1986—1989 年新疆南部地区暴发有史以来最大的戊肝流行,发病近 12 万例,死亡 707 例。2000 年以后,随着我国经济水平和卫生设施的改善,戊肝流行得到控制,Ⅲ型和Ⅳ型 HEV 感染已成为我国 HEV 优势基因型。但各省(自治区、直辖市)仍有散发病例发生,时有戊肝小型暴发。近年来,我国报告的散发性戊肝病例有上升趋势,2004—2016 年我国报告戊肝病例数增加 70%,2016 年报告 27 922 例。在某些地区 HEV 感染已成为急性散发性肝炎的主要病因。

第二节 乙型病毒性肝炎监测

一、报告原则

我国自 1990 年病毒性肝炎分型报告以来,乙肝报告发病率一直居甲、乙类法定传染病前列。2004 年中国实行传染病报告管理系统(NNDRS)网络直报,每年报告的乙肝发病数均在 100 万例左右。

乙肝报告病例分类包括:疑似病例、临床诊断病例、实验室确诊病例,病原携带者不需要报告。报告遵循原则:医疗卫生机构在作出乙肝诊断时,如已知该患者本次病程曾经作出诊断并被报告过,则可不再进行报告;如对该患者的报告情况不清楚,仅对首次就诊进行一次性报告,再次就诊时诊断结果未发生变更则不再进行报告;跨年度的既往病例,如诊断变更或该病死亡时应再次报告。

医疗卫生机构在开展健康体检、术前检查、孕产妇产前检查及住院常规检查等时,筛查出的乙肝实验室血清抗原阳性结果者,但未经医生明确诊断或经医生诊断不符合传染病诊断标准的病例,不需要报告。

二、急性病例监测

在我国,因 HBV 感染人数基数较大,同时疾病本身复杂,临床转归多样化,导致 NNDRS 乙肝报告发病情况不能反映疾病的真实发病状态。因此,为了解真实的乙肝报告发病情况,对急性乙肝进行监测工作,全国于 2013 年在 31 个省(自治区、直辖市)和新疆生产建设兵团建立了 200 个乙肝监测试点县(区),在 NNDRS 乙肝病例报告卡中增加附卡,旨在规范乙肝病例报告。

（一）监测目的

提高试点监测地区乙肝病例分类诊断的准确性，了解监测地区急性乙肝发病情况，以及探讨急性乙肝发病的危险因素，指导各地开展乙肝病例监测。

（二）监测内容

对辖区内报告的所有监测对象按照 WS 299—2008《乙型病毒性肝炎诊断标准》进行诊断，并通过传染病网络直报系统上报（工作流程见图 14-1）。

在辖区内各级医疗机构实施抗 -HBc IgM 1∶1 000 检测，作为急性乙肝病例实验室诊断指标之一。

对辖区内报告的现住址为本辖区的急性乙肝病例开展流行病学个案调查。

（三）监测方法

1. **病例信息收集**　临床医生接诊乙肝病例，完成诊断后应填写传染病报告卡，同时在传染病报告卡的"附卡"内填写相应核心信息，包括 HBsAg 阳性时间、首次出现乙肝症状和体征的时间、谷丙转氨酶（ALT）检测值、抗 -HBc IgM 1∶1 000 检测值、肝穿刺结果、恢复期是否发生 HBsAg 血清学转换六项必填信息。

2. **实验室检测**

（1）所有乙肝报告病例均开展 ALT 检测。

（2）所有医疗机构对未能明确诊断为慢性乙肝的病例开展抗 -HBc IgM 1∶1 000 检测。

（3）对于不具备开展抗 -HBc IgM 1∶1 000 检测条件的医疗机构，由县级疾病预防控制中心统一开展抗 -HBc IgM 1∶1 000 检测。

3. **病例订正报告**　医院收到抗 -HBc IgM 1∶1 000 检测结果后，应在 3 天内完成传染病网络直报系统乙肝报告卡的订正工作，并将检测结果的相关数据补充至"附卡"栏内，订正报告病例的急、慢性分类。

4. **急性乙肝病例流行病学调查**　对本辖区医疗机构报告的、现住址为本辖区的、未能明确诊断为慢性乙肝的所有病例，均开展流行病学调查。

（四）监测效果实施评价

急性乙肝病例报告的准确性，即利用监测点中急性乙肝病例血样的抗 -HBc IgM 检测结果及附卡信息，按照 WS 299—2008《乙型病毒性肝炎诊断标准》进行复核诊断，评价 NNDRS 中急性乙肝病例报告的准确性。

准确有效的监测能评估传染病的现状和变化趋势，为制定和调整预防措施提供依据。中国疾病预防控制中心于 2013 年开始乙肝监测工作，通过对监测试点地区进行干预，以提高监测试点地区乙肝监测质量。自开展监测以来，试点地区报告的未分类乙肝病例比例为 4.19%，较试点之前有明显降低，提高了乙肝分类诊断能力。此外，附卡信息填写一致性较好，但有效性有待提高。乙肝虽无专病系统，但可以在 NNDRS 系统中填写附卡信息，为规范乙肝诊断报告创造了条件，有利于提高全国乙肝病例报告质量。

三、血清流行病学调查

血清流行病学是应用血清学技术，调查分析人群血清中特异性抗体、抗原分布规律及其影响因素，以研究疾病的流行病学问题。由于乙肝的监测数据无法全面反映疫情流行概况，定期组织开展血清流行病学调查了解乙肝流行率，评估防控策略效果十分必要。

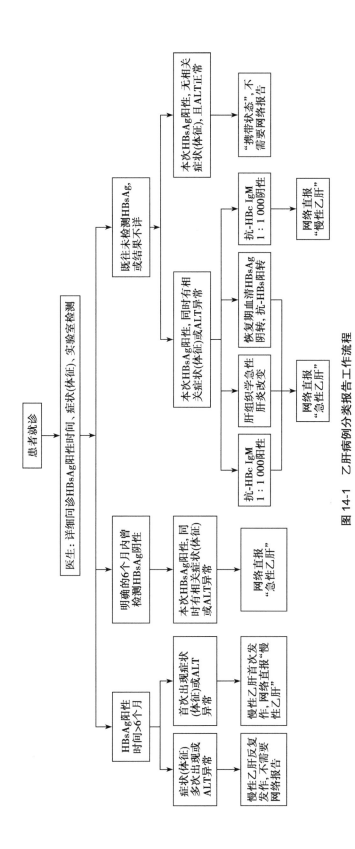

图 14-1 乙肝病例分类报告工作流程

（一）我国病毒性肝炎血清流行病学调查概况

我国分别在 1979 年、1992 年、2006 年、2014 年和 2020 年开展了 5 次全国范围内的病毒性肝炎血清流行病学调查，主要以乙肝血清流行病学调查为主（表 14-1）。

表 14-1 我国 5 次病毒性肝炎血清流行病学调查基本情况

项目	第 1 次调查	第 2 次调查	第 3 次调查	第 4 次调查	第 5 次调查
调查时间	1979 年	1992 年	2006 年	2014 年	2020 年
调查地区	29 个省份 209 个县（市）	30 个省份 145 个疾病监测点	31 个省份 160 个疾病监测点	31 个省份 160 个疾病监测点	31 个省份 160 个疾病监测点
抽样方法	分散选点，整群抽样	不等比例，多阶段整群系统随机抽样	多阶段随机抽样	分层两阶段整群抽样	分层多阶段整群随机抽样
调查人数	277 186 人	67 124 人	81 775 人	31 713 人	90 200 人
年龄范围	全人群	1～59 岁	1～59 岁	1～29 岁	1～69 岁
调查内容	甲型和乙型肝炎	甲、乙、丙、丁、戊型肝炎	乙、丙、戊型肝炎	乙型肝炎	乙型和丙型肝炎

资料来源：徐爱强，张丽. 中国病毒性肝炎血清流行病学调查的回顾与意义[J]. 中华预防医学杂志，2017，51（6）：457.

从调查地区范围和抽样方法来看，这 5 次现场调查均覆盖我国内地所有省份，除 1979 年外，其余 4 次调查均在全国已建立的疾病监测点开展；所有 5 次调查对象的确定均按照严格的抽样设计，每次样本量均达到数万人，其中 1979 年调查样本量高达 27 万，确保了调查样本的代表性，其结果具有较高的科学价值。

从调查对象的年龄范围来看，1979 年调查对象年龄范围最宽泛（全人群），1992 年和 2006 年调查对象均为 1～59 岁常住人口；而 2014 年调查的主要目的是分析实施扩大免疫规划和乙肝疫苗查漏补种国家重大公共卫生项目后的效果，故仅包含了 1～29 岁人口；2020 年的调查对象为 1～69 岁常住人口。

在调查内容方面，1992 年调查内容最全面，包含了甲、乙、丙、丁、戊等各型病毒性肝炎；1979 年调查主要包含了甲型和乙型肝炎；2006 年和 2014 年调查均以乙型肝炎为主；2020 年包含乙型和丙型肝炎。

在调查的组织实施方面，5 次调查均在国家卫生健康委员会（原国家卫生部）领导下开展，由国家、省、市、县各级疾病预防控制机构具体实施，得到人力、物力和财力方面的保障。

（二）我国病毒性肝炎血清流行病学调查结果

1979 年全国第一次病毒性肝炎流行病学调查，利用反向被动血凝反应（reversed passive hemagglutination, RPHA）法检测，结果显示我国人群 HBsAg 阳性率为 8.83%，经放射免疫测定，校正为 10.3%。年龄分布上有两个高峰，为 10 岁组和 30～40 岁组，现患病例为 2 800 万。提示我国人群存在较高的病毒性肝炎疾病负担，这是我国被冠以 "肝炎大国" 的直接证据，也是我国开始将病毒性肝炎列为重点控制疾病的重要依据。

1992 年全国第二次病毒性肝炎流行病学调查显示，我国 HBsAg 总流行率为 9.75%，农村高于城市，长江以南地区明显高于长江以北地区，东部沿海地区高于西部边疆地区，此次病毒性肝炎流行病学特征与 1979 年相似，无明显改变。此次流行病学调查确定了我国病毒性肝炎感染的年龄、人群和地区分布特征，摸清了我国病毒性肝炎的感染率和患病的基本情况，为国家制定控制病毒性肝炎的防治策略提供了关键决策依据。

2006 年全国人群乙型病毒性肝炎血清流行病学调查采用多阶段随机抽样方法，抽取 1～59 岁常住人口，调查结果显示我国 1～59 岁人群 HBsAg 流行率为 7.18%。根据调查 HBsAg 流行率和 HBV 流行率计算，自 1992 年以来我国 HBsAg 携带者减少了 2 000 万人，乙肝病毒感染者减少 2 亿人，乙肝控制工作取得了非常显著的成效。通过此次调查，表明我国已经从乙肝高流行区过渡到乙肝中流行区。

2014 年全国 1～29 岁人群乙肝血清流行病学调查采用分层两阶段整群随机抽样方法。结果显示，1～4 岁、5～14 岁和 15～29 岁人群 HBsAg 流行率分别为 0.32%、0.94% 和 4.38%，提示我国儿童 HBV 感染率持续下降，但 HBV 母婴阻断工作仍面临巨大挑战。

2020 年全国病毒性肝炎免疫效果评价工作结果显示，我国 1～69 岁人群 HBsAg 阳性率为 5.86%。

中国疾病预防控制中心 1992 年、2006 年、2014 年三次乙肝血清流行病学调查数据显示，1～4 岁、5～14 岁、15～29 岁人群 HBsAg 阳性率分别下降 96.69%、91.25%、55.12%。我国乙肝防治采取免疫预防为主、防治兼顾的综合措施。接种疫苗仍是目前预防乙肝最有效、简便的手段，新生儿和重点人群属优先保护对象。按照 WHO 乙肝流行强度的划分标准，目前中国正处于从乙肝高流行区向中、低流行区转化的时期；北方部分地区人群 HBsAg 携带率已降至 3% 以下，接近低流行区水平。我国乙肝防控工作已取得显著成果，并提前实现了 2012 年 5 岁以下儿童 HBsAg 流行率小于 2% 的 WHO 西太平洋地区乙肝防控目标。

第三节　乙型病毒性肝炎预防控制

一、防控策略

乙肝曾经给患者、家庭、社会造成沉重的经济负担，给社会经济发展带来不容忽视的影响，是许多家庭因病致贫、因病返贫的重要原因，同时也引发一系列社会问题，是我国现阶段最为突出的公共卫生问题之一。我国采取免疫预防为主、防治兼顾的综合措施，优先保护新生儿和重点人群，有效遏制乙肝的高流行状态，使我国人群乙肝发病率和 HBsAg 携带率显著下降，由乙肝引发的肝硬化和肝癌的死亡也显著降低。

我国在预防接种、血液筛查、诊疗服务的监管方面都采取了有力措施，其中，预防接种的效果尤为显著。目前，我国新生儿乙肝疫苗出生 24 小时内的及时接种率、乙肝疫苗 3 针全程接种率均在 95% 以上，5 岁以下儿童 HBsAg 阳性率在 1% 以下（0.32%）。然而，由于中国 HBV 感染者存量巨大，诊断及治疗覆盖率不高，我国在继续保持乙肝疫苗接种及母婴阻断的高覆盖率、保障用血安全和注射安全的基础上，优先加大 HBV 的筛查、诊断和治疗力度。此外，还需要加强对乙肝发病监测以实时掌握疾病的流行特征变化，同时还需重视对群众乙肝防治知识的宣传教育促使其改变 HBV 感染的高风险行为。

二、安全注射与血液筛查

（一）安全注射

疫苗接种中的安全注射问题于 1992 年首次被提出。WHO 西太平洋地区计划免疫和消除脊髓灰质炎技术顾问组第三次会议上，提出了预防接种不安全注射和消毒的提案，会议认为免疫接种的消毒行为仍不尽人意，尤其使用不规范消毒的针头和注射器增加了艾滋病和乙肝传播的风险。1995 年，WHO 和联合国儿童基金会（UNICEF）联合发表了关于安全注射的亚穆苏克罗宣言。宣言中将安全注射定义为：当疫苗或药品用安全处理过的灭菌器材进行注射时称为安全注射。

在我国，儿童免疫覆盖率已超过 90%，儿童从出生到学龄期接受 10 余次的接种注射，可见我国的免疫注射次数是巨大的。然而在 20 世纪 90 年代，由于当时经济条件、卫生条件和知识的匮乏，我国各级预防接种点能做到一人一针一管的仅占 30.54%，其中包括使用一次性注射器的接种点（只占 50% 左右）。特别在农村地区，不换针管接种的比例达 71.9%。

在注射器消毒方面，城市多采用高压消毒方式，农村多采用煮沸消毒方式，且消毒合格率仅 30%～40%，可见当时疫苗接种过程存在诸多隐患，不安全注射问题频发，特别是不安全注射导致的乙肝传播。有文献报道，1992 年在河北某县对注射器高压蒸汽消毒后进行接种，2 岁以下儿童 HBsAg 感染率下降 82.2%。2000 年全国范围内实现预防接种安全注射。医疗和预防性注射必须使用一次性注射器具，有条件的地区逐步推广使用具有安全、自毁性能的注射器具。禁止重复使用一次性医疗器具。使用后的一次性医疗器具要严格按照相关条例及有关消毒工作技术规范的规定，做好消毒和回收处理工作。

疫苗接种注射安全性的规定：①对重复使用的注射器材要用压力蒸汽灭菌；②用过的一次性注射器材必须焚毁，以破坏注射器及针头，防止再利用；③设一个分发系统，以保证将合格的注射器材、灭菌及处理过的器材，分发到所有门诊；④每级都应有注射、灭菌、处理器材的维修点，并应避免器材短缺。

（二）血液筛查

我国政府从 20 世纪 80 年代开始实施对献血源筛查 HBsAg，我国目前的血液供应均来自无偿献血者。100% 的捐献血液都经过了艾滋病、乙肝、丙肝和梅毒等血液传播疾病的筛查，大大减少了血液途径的传播风险。2015 年以后，对 HBsAg 阴性献血员进行乙肝病毒核酸筛查，大大降低了因输血和血制品引起 HBV 感染的风险。此外，从 2003 年开始对孕妇进行 HIV、梅毒和 HBsAg 的筛查，对所有孕妇进行免费筛查，建议对 HBsAg 阳性母亲所生的新生儿同时接种乙肝免疫球蛋白和乙肝疫苗联合免疫，从而进一步提高 HBV 母婴传播的阻断成功率。

三、免疫策略

（一）乙肝疫苗

目前，预防 HBV 感染最安全最有效的手段是接种乙肝疫苗（hepatitis B vaccine，HepB），接种 HepB 后，可刺激免疫系统产生保护性抗体和一系列细胞免疫反应。全球首个安全、有效的 HepB 于 1982 年上市。1986 年中国自行生产的血源乙肝疫苗正式批准上市。1992 年国产乙肝中国仓鼠卵巢细胞（CHO）基因重组疫苗被批准中试生产，并于 1996 年正式生产。1997 年从美国默克公司引进的、由北京生物制品研究所和深圳康泰公司生产的重组（酵母）

乙肝疫苗被正式批准生产。由于血源乙肝疫苗有一定的潜在危险性，且中国重组（酵母）乙肝疫苗的生产量已能满足需要，自 1998 年 6 月 30 日起停止生产血源乙肝疫苗，并于 2000 年起停止使用该疫苗。我国目前使用的均为基因工程疫苗，有酿酒酵母、汉逊酵母和 CHO 细胞 3 种重组乙肝疫苗。

（二）乙肝免疫策略历史变迁

自 1992 年起，我国开始实施新生儿乙肝疫苗的计划免疫管理（疫苗接种费用由家长负担），2002 年起正式纳入计划免疫（疫苗免费，但需收取一定的手续费），自 2005 年 6 月 1 日起，新生儿接种乙肝疫苗完全免费。2009 年 6 月 18 日起，对 15 岁以下的人群实施乙肝疫苗补种。2011 年，提出 HBsAg 阳性孕产妇所生儿童在出生后 24 小时内免费注射 100IU 乙肝免疫球蛋白。《国家免疫规划疫苗儿童免疫程序及说明（2016 年版）》中首次建议对 HBsAg 阳性母亲所生儿童接种第 3 剂乙肝疫苗 1~2 个月后进行 HBsAg 和抗 -HBs 检测。若发现 HBsAg 阴性、抗 -HBs ＜10mIU/ml，可按照 0、1、6 月免疫程序再接种 3 剂乙肝疫苗。《国家免疫规划疫苗儿童免疫程序及说明（2021 年版）》提出 HBsAg 阳性或不详产妇所生新生儿建议在出生后 12 小时内尽早接种第 1 剂 HepB，完成疫苗接种后进行免疫效果检测，若发现 HBsAg 阴性、抗 -HBs 阴性或小于 10mIU/ml，可再按程序免费接种 3 剂次 HepB。

（三）乙肝免疫规划程序

1. **接种对象及剂次** 免疫程序为 0、1、6 月龄 3 剂次，即婴儿出生后 24 小时内尽早接种第 1 剂 HpB，1 月龄时接种第 2 剂，6 月龄时接种第 3 剂。

2. **接种途径** 肌内注射。

3. **接种剂量** ①重组（酵母）HepB：每剂次 10μg，无论产妇 HBsAg 阳性或阴性，新生儿均接种 10μg HepB。②重组［中国仓鼠卵巢（CHO）细胞］HepB：每剂次 10μg 或 20μg，HBsAg 阴性产妇所生新生儿接种 10μg HepB，HBsAg 阳性产妇所生新生儿接种 20μg HepB。

4. **补种原则** ①若出生 24 小时内未及时接种，应尽早接种。②对于未完成全程免疫程序者，需尽早补种，补齐未接种剂次。③第 2 剂与第 1 剂间隔应不少于 28 天，第 3 剂与第 2 剂间隔应不少于 60 天，第 3 剂与第 1 剂间隔不少于 4 个月。

（四）特殊人群乙肝疫苗接种

1. HBsAg 阳性产妇所生新生儿，可按医嘱肌内注射 100IU 乙肝免疫球蛋白（HBIG），同时在不同（肢体）部位接种第 1 剂 HepB。HepB、HBIG 和卡介苗（BCG）可在不同部位同时接种。

2. HBsAg 阳性或不详产妇所生新生儿建议在出生后 12 小时内尽早接种第 1 剂 HepB；HBsAg 阳性或不详产妇所生新生儿体重小于 2 000g 者，也应在出生后尽早接种第 1 剂 HepB，并在婴儿满 1 月龄、2 月龄、7 月龄时按程序再完成 3 剂次 HepB 接种。

3. 危重症新生儿，如极低出生体重儿（出生体重小于 1 500g）、严重出生缺陷、重度窒息、呼吸窘迫综合征等，应在生命体征平稳后尽早接种第 1 剂 HepB。

4. 母亲为 HBsAg 阳性的儿童接种最后一剂 HepB 后 1~2 个月进行 HBsAg 和抗 -HBs 检测，若发现 HBsAg 阴性、抗 -HBs 阴性或小于 10mIU/ml，可再按程序免费接种 3 剂次 HepB。

四、疫苗免疫效果

（一）乙肝疫苗

完成 HepB 3 剂次接种后 1~3 个月，如果体内抗 -HBs ≥10mIU/ml，说明机体对 HBV 具备了抵御能力。全程接种 HepB 3 剂次后,可在＞95% 的新生儿、儿童和成人中诱导产生保护性抗体水平,保护性可持续 20 年或终身。所以一般人群不需要进行抗体监测或加强免疫。除了新生儿和儿童外,具有感染 HBV 风险的成人也应接种 HepB。接种 HepB 的成人高危人群包括:医务人员、经常接触血液的人员、托幼机构工作人员、器官移植患者、经常接受输血或血液制品者、免疫功能低下者、易发生外伤者、HBsAg 阳性者的家庭成员、男男同性恋或有多个性伴侣者和静脉注射毒品者等。

(二)母婴阻断效果评价

1. 免疫后血清学效果监测的由来   2017 年 WHO 西太平洋地区将 2030 年＜5 岁儿童 HBsAg 流行率控制在 0.1% 作为目标,以消除 HBV 母婴垂直传播。目前我国＜5 岁儿童 HBsAg 流行率为 0.32%,在我国现有新生儿乙肝疫苗首针及时接种率已达 95% 的高水平状态,如果实现儿童 HBsAg 流行率 0.1% 的目标,需要针对高危儿童进一步完善免疫策略。

免疫后血清学检测(post-vaccination serologic testing, PVST)是验证疫苗是否产生保护的直接证据。因 HepB 具有良好的免疫原性,因此一般人群接种疫苗后不建议常规开展 PVST。但对于某些 HBV 暴露高风险人群,例如 HBsAg 阳性母亲所生儿童、慢性血液透析患者、HIV 阳性者、其他免疫力低下者等,可考虑开展 PVST。

建议对 HBsAg 阳性母亲所生儿童完成第 3 剂乙肝疫苗接种 1~2 个月后进行 HBsAg 和抗-HBs 检测。若发现 HBsAg 阴性、抗-HBs＜10mIU/ml,可按照 0、1、6 月免疫程序再接种 3 剂乙肝疫苗。

2. PVST 组织实施   开展 PVST 研究可以有效评价现有的母婴阻断策略,并对监测发现的疫苗免疫后仍对 HBV 易感的儿童,尽早实施乙肝疫苗再次免疫,进一步降低新生儿 HBV 感染风险,最大范围提高乙肝疫苗保护效果。同时,对于母婴阻断失败而感染 HBV 的儿童,可进一步提供关爱、检测和治疗方面的干预。PVST 策略的研究和推广,是对完善我国现有儿童乙肝疫苗免疫策略的积极探索。

3. PVST 评价   目前我国采取的乙肝母婴阻断措施主要是主-被动联合免疫策略,总体阻断率超过 90%,有效降低了新生儿 HBV 感染率,但仍有 5%~10% 的新生儿会因阻断失败而存在感染风险,免疫接种失败是 HBV 母婴传播的重要原因,良好的健康管理和追踪随访对评估乙肝阳性产妇新生儿母婴阻断效果具有重要意义。

PVST 能加强慢性 HBV 感染孕妇及其所分娩婴儿的规范化管理,提早发现原发无应答婴儿并及时加强免疫,对更好地阻断 HBV 母婴传播至关重要。研究显示,在高疫苗覆盖率的情况下,通过 PVST 策略寻找到初次免疫无应答新生儿进行再免疫是一项经济可行的提高乙肝母婴阻断效果的策略。

第四节   其他病毒性肝炎预防控制要点

病毒性肝炎是影响我国人群健康的主要疾病,也是确定的优先需要控制的重大传染病。通过实施甲肝和乙肝疫苗免疫策略,降低了甲肝和乙肝的发病率和感染率;通过加强饮水和食品卫生,减少了甲肝和戊肝的发病;通过控制医源性感染和加强血液及血制品监管,遏制乙肝、丙肝传播;通过健康教育,提升了公众对病毒性肝炎的防控意识。除了乙肝以外,其他几种常见病毒性肝炎的防控措施概述如下。

一、甲型病毒性肝炎

（一）预防控制

1. 管理传染源 甲肝患者应隔离治疗至病毒消失。凡现症感染者不能从事食品加工、饮食服务、托幼保育等工作。

2. 切断传播途径 做好环境卫生和个人卫生，加强粪便、水源管理，做好食品卫生、食具消毒等工作，防止"病从口入"。

3. 保护易感人群 主要是接种甲肝疫苗。甲肝疫苗包含甲肝减毒活疫苗（HepA-L）和甲肝灭活疫苗（HepA-I）两种。HepA-L 于 18 月龄接种 1 剂，皮下注射；HepA-I 于 18 月龄和24 月龄各接种 1 剂，肌内注射。出生后未及时接种甲肝疫苗的适龄儿童，如果使用 HepA-I进行补种，应补齐 2 剂 HepA-I，接种间隔不少于 6 个月。如已接种过 1 剂次 HepA-I，但无条件接种第 2 剂 HepA-I 时，可接种 1 剂 HepA-L 完成补种，间隔不少于 6 个月。对近期有与甲肝患者密切接触的易感者，可用免疫球蛋白进行免疫预防，时间越早越好，免疫期 2~3个月。

（二）甲肝暴发调查处置

引起甲肝暴发的主要原因包括水源性、食源性和人 - 人传播。尽管我国当前甲肝暴发疫情数量较以前明显减少，但近 5 年也时有报道，说明仍存在甲肝暴发的风险。在每起甲肝疫情中，及时找到导致疫情发生的原因、科学处置对控制疫情非常重要。

1. 甲肝的报告和识别 通过对法定传染病报告信息系统报告的病例个案定期进行分析，发现甲肝聚集性病例和暴发疫情。根据各种媒体报道的信息以及学校发现的聚集性病例或暴发疫情，及时识别和报告。达到突发公共卫生事件标准的甲肝暴发，需要按相关规定进行突发公共卫生事件的报告。建议各地在判定甲肝暴发疫情时，根据当地的甲肝流行基线水平，从严进行判断，以及早发现甲肝暴发疫情。在开展甲肝暴发调查时，可从流行病学调查、卫生学调查、实验室检测三个方面开展，根据调查结果，进行综合判断。

2. 甲肝暴发疫情应急接种 甲肝暴发时，为及时有效地控制疫情蔓延，依法组织实施应急接种工作。根据甲肝暴发疫情的流行病学特征、当地目标人群的既往甲肝疫苗接种情况以及甲肝抗体 IgG 水平等，制定相应的应急接种实施方案。方案应包括应急接种范围、接种对象、使用疫苗种类、选择接种服务形式等内容。并尽快规范开展接种工作。无论甲肝疫苗还是免疫球蛋白，应急接种时间均应在暴露后 2 周内，越早接种，效果越好，并需达到高水平免疫覆盖率。

二、丙型病毒性肝炎

丙肝是由 HCV 感染导致的慢性疾病，病情持续进展，可发展为肝硬化、肝癌。丙肝属于经血液传播的疾病，其传播路径包括经输血和血液制品传播，经破损的皮肤和黏膜传播，经性接触传播以及母婴传播。2018 年中国一般人群抗 -HCV 流行率为 0.6%，全国大约有1 000 万 HCV 感染者，但这些感染者被发现的人极少，因此丙肝一直被称为"沉默的杀手"。2014 年研究结果显示，70% 的丙肝患者是在出现明显的症状后才就诊。丙肝的主动筛查和就诊率很低延误了治疗，很多患者在首次筛查和诊断时已经发展为肝纤维化、肝硬化，甚至肝癌。

丙肝是可以治愈的传染病，目前存在的问题是主动发现不足，治疗不足。及时发现

HCV 感染者,并进行规范的治疗和管理,是消除丙肝的关键所在。

1. 重点任务

(1)加强宣传教育,普及防治知识:提高公众防治意识;开展形式多样的宣传教育活动。

(2)加强综合干预,阻断疾病传播:加强重点人群综合干预;强化院内感染防控;强化血液安全;开展流行病学调查。

(3)加大检测力度,提高检测发现率:实施医疗机构"应检尽检"策略;实施重点人群"应检尽检"策略;实施大众人群"愿检尽检"策略;实施抗体阳性者"核酸检测全覆盖"策略。

(4)加强转介和规范治疗,提高治疗覆盖率和治愈率:建立定点医疗服务模式;动员患者"应治尽治";规范诊疗服务。

(5)落实医保政策,提高诊疗可负担性:推动国家医保谈判药品政策落地;减轻患者诊疗经济负担。

(6)加强药品供给,提高治疗可及性:配备抗病毒治疗药品;推动建立药品"双通道"机制;加强药品可持续供应。

(7)加强信息管理,提高监测评估科学性:提高疫情报告质量;建立和完善信息管理系统;加强数据分析与利用;建立和完善丙肝聚集性疫情预警机制。

2. 具体措施   实施大众人群"愿检尽检"策略;医疗卫生机构探索动员 40 岁以上人群进行检测,鼓励将丙肝抗体检测纳入健康体检、婚前医学检查;医疗保障部门将符合条件的丙肝抗病毒治疗药品按规定纳入集中采购范围;卫生健康部门按照程序将更多符合遴选原则的丙肝抗病毒治疗药品纳入国家基本药物目录等。

三、丁型病毒性肝炎

虽然 WHO 没有针对丁肝的具体防控措施建议,但通过乙肝疫苗预防接种、对符合慢性乙肝治疗标准的孕妇进一步采取抗病毒药物预防治疗、血液安全筛查、安全注射等方法预防 HBV 传播,可有效预防 HDV 感染。乙肝疫苗接种对于已经感染 HBV 者无法预防 HDV 感染。

四、戊型病毒性肝炎

我国仍属戊肝高度地方性流行地区,各省(自治区、直辖市)仍有戊肝发生。近年来,我国报告的散发性戊肝病例有上升趋势,全国每年报告戊肝病例 2 万～3 万例。在某些地区 HEV 感染已成为急性散发性肝炎的主要原因。因此,进一步加强戊肝的防治仍是控制传染病的重要任务之一。

戊肝是可防可治的。关键是要提高对疾病的认识,注意饮食卫生、个人卫生和环境卫生,对高危人群接种戊肝疫苗,及时隔离戊肝患者,对其所在场所、个人用品、排泄物等进行消毒和规范的治疗。

(一)传染源管理

1. 加强戊肝患者的隔离和接触者的医学观察   戊肝患者要隔离至发病后 3 周,对患者居住的环境、活动区、个人用品、排泄物(包括尿、便及其器皿)均要进行消毒。对密切接触者应观察 40～45 天,尽量减少外出活动,出现乏力、恶心、呕吐等症状后要及时就医。

2. 做好疫情报告   任何单位和个人发现戊肝病例或疑似病例时,应及时向附近的疾病预防控制机构或医疗机构报告。

（二）切断传播途径

1. 搞好环境卫生,加强水源和粪便管理,改善供水条件。

2. 加强宿主动物及相关肉类产品管理。饲养场、屠宰场要加强猪粪便等排泄物的处理,防止其污染水源及周围环境;加工猪肉食品时要做到生熟厨具分开使用,避免加工好的猪肉受到污染。

3. 养成良好的个人卫生习惯。注意饮食卫生,尤其注意不要生食或半生食猪肝、海产品、水产品,食物要彻底煮熟、煮透;注意饮水卫生,不饮用生水,不与他人共用水杯;搞好个人卫生,做饭尤其是处理生肉或家禽后、大小便后、进食前、接触动物后均应洗手。

（三）保护易感人群

目前已有戊肝疫苗可供预防。戊肝疫苗用于 HEV 感染的高危人群,如慢性肝病患者、育龄期妇女、老年人、学生或部队官兵、餐饮业人员、畜牧养殖者及去疫区旅行者等。戊肝疫苗为非国家免疫规划疫苗,免疫程序为 0、1、6 月程序,即接种第 1 剂戊肝疫苗后,间隔 1 个月及 6 个月注射第 2 剂及第 3 剂疫苗。接种部位为上臂三角肌肌内注射。为了获得最佳保护效果,建议按规定程序完成 3 剂戊肝疫苗免疫接种。

（何寒青　杨仕贵　周洋）

【思考题】

1. 如何实现 WHO 提出的到 2030 年实现消除病毒性肝炎公共卫生威胁的目标?

2. 病毒性肝炎疾病负担测算有哪些指标?

3. 乙肝疫苗免疫程序和保护效果如何?

附录

附录 1　外科口罩佩戴与摘除方法

1. 外科口罩佩戴方法

（1）将口罩罩住鼻、口及下巴，口罩下方带系于颈后，上方带系于头顶中部。

（2）将双手指尖放在鼻夹上，从中间位置开始，用手指向内按压，并逐步向两侧移动，根据鼻梁形状塑造鼻夹。

（3）调整系带松紧度。

2. 外科口罩摘除方法

（1）实施手卫生。

（2）解开系于颈后方的系带，解开系于头顶中部的上方系带（如是挂耳式口罩，可依次解开固定带）。

（3）用手捏住口罩的系带，不要接触污染面。

（4）丢弃于医疗废弃物容器中。

附录 2　医用防护口罩佩戴与摘除方法

1. 医用防护口罩佩戴方法

（1）一手托住防护口罩，有鼻夹的一面背向外。

（2）将防护口罩罩住鼻、口及下巴，鼻夹部位向上紧贴面部。

（3）用另一只手将下方系带拉过头顶，放在颈后双耳下。

（4）再将上方系带拉至头顶中部。

（5）将双手指尖放在金属鼻夹上，从中间位置开始，用手指向内按鼻夹，并分别向两侧移动和按压，根据鼻梁的形状塑造鼻夹。

2. 佩戴气密性检查方法　双手捂住口罩快速呼气（正压检查方法）或吸气（负压检查方法），应感觉口罩略微鼓起或塌陷；若感觉有气体从鼻梁处泄漏，应重新调整鼻夹，若感觉气体从口罩两侧泄漏，进一步调整头带位置。若无法密合，不要佩戴口罩进入危险区域。

3. 医用防护口罩摘除方法

（1）手不要触及口罩前面（污染面），用手慢慢地将颈部的下头带从脑后拉过头顶。

（2）拉上头带摘除口罩，不要触及口罩前面。

（3）用手仅捏住口罩的系带丢至医疗废弃物容器内。

主要参考文献

［1］王陇德. 现场流行病学理论与实践［M］. 北京：人民卫生出版社，2005.

［2］GREGG M B. 现场流行病学［M］. 3 版. 张顺祥，译. 北京：人民卫生出版社，2011.

［3］冯子健. 传染病突发事件处置［M］. 北京：人民卫生出版社，2013.

［4］李兰娟，任红. 传染病学［M］. 9 版. 北京：人民卫生出版社，2018.

［5］詹思延. 流行病学［M］. 8 版. 北京：人民卫生出版社，2017.

［6］刁连东，孙晓东. 实用疫苗学［M］. 上海：上海科学技术出版社，2015.

［7］赵铠. 疫苗研究与应用［M］. 北京：人民卫生出版社，2013.

［8］杨晓明. 当代新疫苗［M］. 2 版. 北京：高等教育出版社，2020.

［9］World Health Organization. 疫苗可预防疾病监测标准［M］. 2 版. 周祖木，译. 北京：人民卫生出版社，2021.

［10］PLOTKIN S A，ORENSTEIN W A，OFFIT P A. 疫苗［M］. 6 版. 罗凤基，杨晓明，王军志，等译. 北京：人民卫生出版社，2017.

［11］方海. 中国五种非免疫规划疫苗的经济学评价［M］. 北京：人民卫生出版社，2021.

［12］孟庆跃. 卫生经济学［M］. 北京：人民卫生出版社，2013.

［13］傅传喜. 疫苗与免疫［M］. 北京：人民卫生出版社，2020.

［14］国家药品监督管理局. 疫苗临床试验技术指导原则［EB/OL］.（2004-12-03）［2023-11-30］. https：//www.nmpa.gov.cn/xxgk/fgwj/gzwj/gzwjyp/20041203010101968.html.

［15］许安标. 中华人民共和国生物安全法释义［M］. 北京：中国民主法制出版社，2021.

［16］浙江卫生健康委. 实验室生物安全文件汇编［M］. 杭州：军事医学出版社，2021.

［17］World Health Organization. Laboratory Biosafety Manual［M］. 4th ed. Geneva：World Health Organization，2020.

［18］全国认证认可标准化技术委员会. 实验室生物安全通用要求：GB 19489—2008［S］. 中华人民共和国国家质量监督检验检疫总局，中国国家标准化管理委员会，2008.

［19］中华人民共和国住房和城乡建设部. 生物安全实验室建筑技术规范：GB 50346—2011［S］. 北京：中国建筑工业出版社，2011.

［20］中华人民共和国国家卫生和计划生育委员会. 病原微生物实验室生物安全通用准则：WS 233—2017［S］. 2017.

［21］中华人民共和国国家卫生和计划生育委员会. 病原微生物实验室生物安全标识：WS 589—2018［S］. 2018.

［22］许国章. 实用病媒生物防制技术［M］. 上海：复旦大学出版社，2010.

［23］徐涛. 实验室生物安全［M］. 北京：高等教育出版社，2010.

［24］赵德明. 实验室生物安全教程［M］. 北京：中国农业大学出版社，2010.

［25］中国动物疫病预防控制中心. 生物安全：原理与准则［M］. 4 版. 北京：中国轻工业出版社，2010.

［26］蒋健敏. 实验室安全管理手册［M］. 杭州：浙江人民出版社，2015.

［27］高福. 加拿大生物安全标准与指南［M］. 北京：科学出版社，2017.

［28］武桂珍. 实验室生物安全法律法规汇编［M］. 北京：军事医学出版社，2016.

［29］叶真. 病媒生物综合防制技术指南［M］. 杭州：浙江大学出版社，2012.

［30］吴群红. 卫生应急演练的理论与实践指南［M］. 北京：人民卫生出版社，2014.

［31］钟南山. 传染性非典型肺炎［M］. 杭州：浙江科学技术出版社，2003.

［32］王陇德. 突发公共卫生事件应急管理：理论与实践［M］. 北京：人民卫生出版社，2008.

［33］吴群红. 卫生应急管理［M］. 北京：人民卫生出版社，2017.

［34］王宝明. 政府应急管理教程［M］. 北京：国家行政学院出版社，2013.

［35］丛黎明. 公共卫生监测概论［M］. 北京：人民卫生出版社，2014.

［36］夏时畅. 疾病预防控制管理理论与实践［M］. 杭州：浙江人民出版社，2017.

［37］俞东征. 人兽共患传染病学［M］. 北京：科学出版社，2009.

［38］卫生部传染病标准专业委员会. 鼠疫诊断标准：WS 279—2008［S］. 中华人民共和国卫生部，2008.

［39］纪树立. 鼠疫［M］. 北京：人民卫生出版社，1988.

［40］卫生部应急办公室. 鼠疫防控应急手册［M］. 北京：北京大学医学出版社，2009.

［41］肖东楼. 霍乱防治手册［M］. 6 版，北京：人民卫生出版社，2013.

［42］卫生部应急办公室，中国疾病预防控制中心. 伤寒、副伤寒防治手册［M］. 2 版. 北京：人民卫生出版社，2006.

［43］World Health Organization. Global health sector strategy on Sexually Transmitted Infections, 2016-2021［EB/OL］. （2016-10-03）［2023-11-30］. https：//www.who.int/publications/i/item/WHO-RHR-16.09.

［44］World Health Organization. Global health sector strategies on, respectively, HIV, viral hepatitis and sexually transmitted infections for the period 2022-2030［EB/OL］. （2022-07-18）［2023-11-30］. https：//www.who.int/publications/i/item/9789240053779.

［45］World Health Organization. Consolidated guidelines on HIV, viral hepatitis and STI prevention, diagnosis, treatment and care for key populations［EB/OL］. （2022-07-29）［2023-11-30］. https：//www.who.int/publications/i/item/9789240052390.

［46］World Health Organization. Consolidated guidelines on HIV prevention, testing, treatment, service delivery and monitoring：recommendations for a public health approach［EB/OL］. （2021-07-16）［2023-11-30］. https：//www.who.int/publications/i/item/9789240031593.

［47］王陇德. 艾滋病学［M］. 北京：北京出版社，2009.

［48］国家卫生计生委办公厅. 职业暴露感染艾滋病病毒处理程序规定［EB/OL］. （2015-07-23）［2023-10-30］. http：//www.nhc.gov.cn/zyjks/zcwj2/201507/9d25cde0dbbc4d3db59af5bc6d47ae79.shtml.

［49］张玲霞. 现代传染病学［M］. 2 版. 北京：人民军医出版社，2010.

［50］中华人民共和国国家卫生计划生育委员会. 登革热诊断：WS 216—2018［S］. 2018.

［51］卫生部疾病预防控制局. 登革热防治手册［M］. 北京：人民卫生出版社，2008.

［52］中华人民共和国国家卫生健康委员会. 登革热病媒生物应急监测与控制标准：WS/T 784—2021［S］. 2022.

［53］国家卫生计生委，国家发展改革委，教育部，等. 中国病毒性肝炎防治规划（2017—2020 年）［EB/OL］. （2017-11-10）［2023-10-30］. http：//www.nhc.gov.cn/jkj/s3581/201711/aea94a8c1d9d4110a13e2b4d8418c173.shtml.

［54］国家卫生健康委，科技部，工业和信息化部，等. 消除丙型肝炎公共卫生危害行动工作方案（2021—2030 年）［EB/OL］. （2021-09-15）［2023-10-30］. http：//www.nhc.gov.cn/jkj/s3586/202109/c462ec94e6d14d8291c5309406603153.shtml.